国家精品资源共享课程配套教材

供基础、临床、口腔、预防医学类、生物科学专业用

分子生物学

实验指导

A Guide for Molecular Biology Experiments

主编 刘 静

中南大学出版社
www.csupress.com.cn

《分子生物学实验指导》
编写人员名单

主　编　刘　静
副主编　吴坤陆　朱　敏　曾海涛　陈慧勇
编写人员　（以汉语拼音为序）

陈慧勇　刘　静　罗赛群　罗志勇
孙曙明　汤立军　吴坤陆　萧小鹃
熊德慧　曾海涛　曾赵军　张　儒
周卫华　朱　敏

前言

　　分子生物学是生命科学的一个重要分支，并已渗透到生命科学的各个领域，为许多相关学科提供重要的理论和技术支持。近年来，分子生物学技术发展飞速，新方法和新技术不断涌现，很多实验操作变得越来越便捷；检测的灵敏性和特异性不断提高；实验检测验证的内容越来越丰富；实验的效率也不断提升。为了适应这些技术发展，加强生命科学、基础医学和临床医学专业本科生和研究生的分子生物学实验技术教学，并为广大生命科学领域教学和研究人员提供方便，我们在之前胡维新教授主编的《分子生物学常用实验操作》基础上，保留或改进了部分经典实验，补充引入一些新兴的并已被广泛应用的实验技术。

　　本书围绕基因结构、表达和功能分析这条主线，主要涵盖了核酸蛋白的分离与检测、基因克隆、基因功能细胞水平验证和生物信息学分析 4 大方面。具体内容上，除了分子生物学实验室安全规则和常规设备的介绍外，共囊括了 47 项实验，且部分实验又包括了数个分实验。对于每项实验，本教材以着重介绍基本原理、材料准备、操作步骤和注意事项等环节，深入浅出，图文并茂。在编写风格上，很多编者融入了自身的工作经验和体会，注重实用性、通用性和可行性。

　　我们企望这本实验指导教材能够帮助读者更快更全面地了解掌握分子生物学相关实验技术，用于科研课题的设计和开展。由于篇幅的限制，我们不可能收集所有的分子生物学实验和各种理论操作细节，读者可以根据自身的需要再查阅其他专业书籍。由于编者水平有限，书中难免会有疏漏和不当之处，衷心希望读者指正。

编者

2015.6.28

目　录

分子生物学实验室安全规则

　　分子生物学实验室安全运行，必须先了解分子生物学实验所涉及的潜在安全隐患和安全问题产生的源头。分子生物学实验室安全规则主要涉及实验室常见药品的使用，生物类废弃物的基本处理方法，实验室废弃排放净化措施以及易制毒化学药品监管等。以下简要介绍分子生物学实验室安全规则相关内容。

1. 实验室药品试剂使用的注意事项

　　常见实验药品使用注意事项归纳如表 1−1。

表 1−1　分子生物学实验室常见实验药品使用注意事项

药物、试剂品名	注意事项及安全防范方法
溴乙锭 （Ethidium Bromide，EB）	EB 是一种强诱变剂（可能造成遗传性危害），直接接触有中等毒性。EB 可以通过皮肤吸收，因此应当避免一切与 EB 的直接接触。EB 对皮肤、眼睛、口腔和上呼吸道系统有刺激性作用。应将 EB 安全密封，并密闭存放于干燥避光处
Trizol RNA 抽提试剂	提取组织和细胞 RNA 的一种重要试剂，在提取 RNA 时一定要在通风橱进行。如皮肤接触 Trizol，请立即用大量去垢剂和水冲洗，废液埋入地下
二乙基焦碳酸酯 （Diethylprocarbonate，DEPC）	RNA 酶的强抑制剂，一种潜在的致癌物质。操作时戴口罩，在通风橱中进行。沾到手上立即冲洗，废液通过废液道排泄
氯仿（Chloroform，CHCl₃）	常用于 DNA 和 RNA 提取，对皮肤、眼睛、黏膜和呼吸道有强烈的刺激作用和腐蚀性，易损害肝和肾。操作时戴手套在通风橱里进行，废液收集后埋入地下

药物、试剂品名	注意事项及安全防范方法
丙烯酰胺（Acrylamide）	DNA 测序、SSR 及蛋白质分离等技术中作电泳支持物，具神经毒性，聚合后毒性消失。操作时戴手套在通风橱内进行，聚合后的聚丙烯酰胺凝胶没有毒性，可随普通垃圾一起扔掉，但千万不要倒入下水道
二甲亚砜（DMSO）	是一种既溶于水又溶于有机溶剂的非质子极性溶剂，常用作细胞的冻存液和配制 AS。皮肤沾上之后用大量的水洗及 1% ~5% 稀氨水洗涤
十二烷基硫酸钠（SDS）	有毒，易损害眼睛。质粒提取时作裂解液破坏细胞膜和 Southern 杂交时的洗膜液中的去垢剂。戴合适的手套和安全护目镜，不要吸入其粉末
四甲基乙二胺（TEMED）	强神经毒性，防止误吸，操作时快速，存放时密封
二硫苏糖醇（DTT）	很强的还原剂，散发难闻的气味。可因吸入、咽下或皮肤吸收而危害健康。当使用固体或高浓度储存液时，戴手套和护目镜，在通风橱中操作
苯甲基磺酰氟（PMSF）	一种高强度毒性的胆碱酯酶抑制剂。它对呼吸道黏膜、眼睛和皮肤有非常大的破坏性。可因吸入、咽下或皮肤吸收而致命。戴合适的手套和安全眼镜，始终在化学通风橱里使用。在接触到的情况下，要立即用大量的水冲洗眼睛或皮肤，已污染的工作服作为有害废物处理
曲拉通（Triton X-100）	引起严重的眼睛刺激和灼伤。可因吸入、咽下或皮肤吸收而受害。戴合适的手套和护目镜
过硫酸铵（NH$_4$）$_2$S$_2$O$_8$	对黏膜和上呼吸道组织、眼睛和皮肤有极大危害性。吸入可致命。操作时戴合适的手套、安全眼镜和防护服。始终在通风橱里操作，操作完后彻底洗手
叠氮钠（NaN$_3$）	毒性非常大。它阻断细胞色素电子运送系统。含有叠氮钠的溶液要标记清楚。可因吸入、咽下或皮肤吸收而损害健康。戴合适的手套和安全护目镜，操作时要格外小心

药物试剂品名	注意事项及安全防范方法
吉姆萨(Giemsa)染料	咽下可致命或引起眼睛失明,通过吸入和皮肤吸收是有毒的。其可能的危险是不可逆的效应。戴合适的手套和安全护目镜。在化学通风橱里操作,不要吸入其粉末
β – 巯基乙醇	如果吸入或通过皮肤吸收可以致命,如果咽下会是有害的。高浓度的巯基乙醇对黏膜、上呼吸道、皮肤和眼睛有非常严重的损伤作用
3′3 – 氨基联苯胺(DAB)	致癌剂,要非常小心地在化学通风橱内操作
环磷酰胺	诱变剂及致癌剂,吸入、吞食或经皮肤吸收可能致命,同时有刺激性,戴手套及护目镜,在化学通风橱内操作

另附紫外线及血液类样品的防护:

紫外线的有害效应主要是由于紫外线对脱氧核糖核酸(DNA)的作用造成的。最有害的效应是细胞致死,其他的效应则包括致突变、致癌、干扰DNA、核糖核酸(RNA)和蛋白质的合成、细胞分裂的延迟以及在通透性和能动性上的变化等。超净工作台中进行紫外线照射消毒后,也应用强风进行吹扫后再进行工作,以免臭氧危害身体健康。

人的血液、血液制品及组织可能含有像乙肝病毒和人类免疫缺陷性病毒(HIV)这样的隐藏的传染性物质,这些病毒可以导致实验室及人员获得性感染。

2. 处理生物类废弃物的基本方法

生物类废弃物应根据其病源特性、物理特性选择合适的容器和地点，专人分类收集进行消毒、烧毁处理，日产日清。

(1)一次性制品的处理　一次性使用的制品如手套、帽子、工作物、口罩等使用后放入污物袋内集中烧毁。

(2)可重复使用制品的处理　可重复利用的玻璃器材如玻片、吸管、玻瓶、搪瓷容器等可以用1000~3000 mg/L有效氯溶液浸泡2~6小时。然后清洗重新使用，或者废弃。

(3)盛标本容器的处理　盛标本的玻璃、塑料、搪瓷容器可煮沸15分钟或者用1000 mg/L有效氯漂白粉澄清液浸泡2~6小时，消毒后用洗涤剂及流水刷洗、沥干；用于微生物培养的器皿，用压力蒸汽灭菌锅灭菌后使用。

(4)琼脂平板的处理　微生物检验接种培养过的琼脂平板应用压力蒸汽灭菌锅灭菌30分钟，趁热将琼脂倒弃处理。

(5)生物样品的处理　尿、唾液、血液等生物样品，加漂白粉搅拌后作用2~4小时，倒入化粪池或厕所。或者进行焚烧处理。

(6)废气净化、排放方法　一般生物医学实验室是分区的，应依据实验项目污染的概率进行分区。

为了防止废气污染实验室环境，应在废气排放口采取相应的净化措施。实验室废气净化、排放的方法很多，主要有：

1)冷凝法：利用蒸汽冷却凝结，回收高浓度有机蒸汽和汞、砷、硫、磷等。

2)燃烧法：将可燃物质加热后与氧化合进行燃烧，使污染物转化成二氧化碳和水等，从而使废气净化。

3)吸收法：利用某些物质易溶于水或其他溶液的性质，使废气中的有害物质进入液体以净化气体。

4)吸附法：使废气与多孔性固体(吸附剂)接触，将有害物质吸附在固体表面，以分离污染物。

5)催化剂法：利用不同催化剂对各类物质的不同催化活性，使废气中的污染物转化成无害的化合物或比原来存在状态更易除去的物质，以达到净化有害气体的目的。

6)过滤法：含有放射性物质的废气，须经过滤器过滤后排往大气中。

3. 实验室易制毒化学品

实验室内有许多易制毒的化学品，应严格进行管理，常用的易制毒化学品归纳如表1-2：

表1-2 28种易制毒化学品名录

编 号	名 称
1	麻黄碱(Ephedrine)
2	麦角新碱(Ergometrine)
3	麦角胺(Ergotamine)
4	麦角酸(Lysergic Acid)
5	1-苯基-2-丙酮(1-Phenyl-2-Propanone)
6	伪麻黄碱(Pseudoephedrine)
7	N-乙酰邻氨基苯酸(N-Acetylanthranilic Acid)
8	3,4-亚甲基二氧苯基-2-丙酮
9	胡椒醛(Piperonal)
10	黄樟脑(Safrole)
11	异黄樟脑(Isosafrole)
12	醋酸酐(Acetic Anhydride)
13	丙酮(Acetone)
14	邻氨基苯甲酸(Anthranilic Acid)
15	乙醚(Ethyl Ether)
16	苯乙酸(Phenylacetic Acid)
17	哌啶(Piperdine)
18	甲基乙基酮(Methyl Ethyl Ketone)
19	甲苯(Toluene)
20	高锰酸钾(Potassium Permanganate)
21	硫酸(Sulphuric Acid)

续表 1 - 2

编　号	名　称
22	盐酸(Hydrochloric Acid)
23	三氯甲烷(Chloroform)
24	氯化铵(Ammonium Chloride)
25	氯化亚砜(Thionyl Chloride)
26	硫酸钡(Barium Sulfate)
27	氯化钯(Palladium Chloride)
28	醋酸钠(Sodium Acetate)

注：如实验室药品中拥有以上列表中的任何药品，需要加强管理，防止非法人员的不法行为。

（孙曙明）

分子生物学实验室常规设备简介

标准的分子生物学实验室大致可以设置：实验操作室、细胞培养室、细菌培养室、分析仪器室、离心机室、放射性核素操作室、暗室、消毒室及洗涤室等。以下将各室的主要设备简单介绍如下。

1. 实验室操作及分析仪器室

（1）电泳装置

电泳装置是分子生物学实验中应用最频繁的装置之一。通常用于分离、检测，或鉴定不同大小的及不同性质的核酸片段。电泳装置由两部分组成：电源装置和电泳槽装置。

1）电源装置：电源须通过稳压器，既能提供稳定的直流电，又能输出稳定的电压。稳定的电压可用于以下三种电泳仪：

常度稳压电泳仪：输出电压 0 ~ 500V，电流 0 ~ 15mA；

中度稳压电泳仪：输出电压 400 ~ 1000V；

高度稳压电泳仪：输出电压 1000V 以上的电源装置。

2）电泳槽装置（分两种）：①水平式电泳槽：一般分为微型电泳槽和大号水平式电泳槽。②垂直式电泳槽：分垂直平板电泳槽和圆柱形电泳槽装置。

普通电泳仪用于电压不高的普通电泳。高压电泳仪在脱氧核糖核酸（DNA）序列分析、扩增性长度片段多态性（AFLP）等需要高电压电泳的实验中则经常用到。水平式电泳槽一般用于琼脂糖凝胶电泳、纸上电泳、醋酸纤维膜电泳等。用水平式电泳槽进行琼脂糖凝胶电泳配合紫外分光光度仪检测核酸分子，是分子生物学中最常用的实验手段。垂直式电泳槽则更多地用于聚丙烯酰胺凝胶电泳中，如 PCR – SSCP、蛋白质电泳、DNA 序列测定和聚丙烯酰胺凝胶回收等试验中常用到。

（2）PCR 仪

PCR（polymerase chain reaction）仪又称基因扩增仪、DNA 热循环仪等。PCR 实验是分子生物学实验技术中一项革命性、创新性技术，通过在体外模拟 DNA 的复制过程，设定变性、退火、延伸三种不同温度并反复循环，在酶促反应下，实现在体外成百万倍地迅速扩增 DNA 片断的目的。PCR 仪也随着科技的进步不断的完善和发展，它大致经历了两个阶段：最开始是通过机械的方式完成的，以至于在没有 PCR 仪的条件下也可以做 PCR 实验，前提是有三个可以调节温度的加热块。将它们分别调节到所需要的温度后，所需做的就是频繁地按时将反应管来回地在三种温度的加热块中来回移动。这种手动的操作，当然马上就有公司设计出机械手来代替手动操作了。目前的产品通常都是带有微电脑控制的全自动仪器，所需做的只是配好反应体系和设置好反应条件。现在的 PCR 仪通常由温度控制模块和芯片控制模块两大部分组成。芯片控制模块的核心就是一个微电脑控制系统，是直接与操作者打交道的，用于编辑、设定反应的条件，显示反应情况，调节系统参数等。而温度控制模块通常根据加热和制冷的原理不同，可以分为以下几类：电阻加热/液体冷却；电阻加热/压缩机制冷；电阻加热/半导体制冷。现在的 PCR 仪都附带了一些功能，但有一些并不适用，推荐大家购买带有"热盖"功能的产品。它的原理是在加热块的样品槽上方再设计一个加热装置，并且保证热盖的温度始终高于加热块的温度，这样反应管中的反应体系就不会因为下方温度高而挥发了，从而反应体系上免去了加石蜡油的麻烦。

(3) 紫外线分光光度计

通常利用核酸分子的紫外线吸收特性，用 OD_{260} 和 OD_{280} 来测量核酸样品的浓度及纯度，以及测量细菌培养液的 OD_{600} 吸光度，来检测细菌的生长状况。

(4) 真空印迹系统和电转移系统

真空印迹系统是一种利用真空原理将 DNA 片段从凝胶中转移到膜上的仪器。较之传统的印迹方法，具有简单快捷、转移效率高的特点。真空转移装置有一些类似装置，如斑点杂交装置和狭缝杂交装置，它们也同样利用真空原理来转移 DNA。电转移系统利用了核酸及蛋白质的电荷性，其实质就是一套特殊的电泳装置。它同样用于 DNA 的转移，而且几乎所有的蛋白质转移都是使用电转移装置，如 Western Blot。

(5) 水浴箱

分子生物学实验中有许多实验需要恒定的温度环境，如酶切反应、连接反应、标记反应等。水浴箱就用来提供此反应条件。一般水浴箱有普通水浴箱和恒温水浴箱两种。普通水浴箱价格较低，但温控精度不高，温差在1.5℃左右，适用于对温度精度要求不高的反应。恒温水浴箱温控相对精确，适用于对反应温度要求较高的实验，但价格也较贵。

（6）可调式微量移液器

可调式微量移液器用于吸取一定体积的液体试剂，通常规格有 1μL，20 μL，200 μL，1000 μL，5000 μL 等。

（7）实验室的常规仪器

实验室的常规仪器是必不可少的，如电子天平及托盘天平用于样品的称量、平衡等。pH 计用于液体 pH 的测定。还有磁力搅拌器、快速振荡混匀仪、多功能脱色摇床等小型设备。

2. 离心机室

离心技术是分离不同物理性质的物质的常用手段之一。在分子生物学实验中离心技术运用也相当广泛，包括分离收集细胞、细菌、细胞器、核酸、蛋白质等。离心机常有台式及落地式之分，一般来说，台式离心机体积较小，可置于工作台上，相对而言离心的量也较小，价格也较低。落地式离心机体积较大，离心的量也较大，对温度的控制也更为精确，运行更稳定。但制作成本较高价格也较贵。

（1）台式微量离心机

台式微量离心机最大转速为 12000～15000 rpm，通常用于小规模富集可快速沉降的物质，如细胞、细胞核、酵母、细菌以及蛋白质等。

（2）高速冷冻离心机

高速冷冻离心机最高转速为 20000～25000 rpm，用于大规模制备细胞、细菌、大分子细胞器以及免疫沉淀物等。

（3）超速离心机

超速离心机是指离心力在 500000 rpm 以上或转速在 70000 rpm 以上的离心机。用于分离提纯线粒体、微粒体、染色体、溶酶体、肿瘤病毒等物质。

3. 细胞培养室

（1）超净工作台

超净工作台内有紫外线灯、照明灯，还应有酒精灯、75% 乙醇等灭菌的设备，是一种提供局部洁净度的设备。其原理是鼓风机驱动空气，经过低效、中效的过滤器后，通过工作台面，使实验操作区域成为无菌的环境。超净台按气流方向的不同大致有几种类型：

　　1）侧流式：净化后气流，从左侧或右侧通过工作台面流向对侧，或者从上往下或从下往上流向对侧，他们都能形成气流屏障而保障台面无菌。

　　缺点：在净化气流和外边气体交界处，可因气体的流向而出现负压，使少量的未净化气体混入，而造成污染。

　　2）外流式：气流是面向操作人员的方向流动，从而保证外面气体不能混入。

　　缺点：在进行有害物质实验时，对操作人员不利，但可采用有机玻璃把上半部分遮挡起来，使气流从下方流出。

　　（2）二氧化碳（CO_2）培养箱

　　CO_2培养箱用于细胞的培养。大多数的细胞在培养的过程中需要一定浓度的 CO_2（通常为5%左右），用来维持培养液的酸碱度。所有的 CO_2 培养箱均要求有高精度的温控装置、CO_2浓度控制装置，以及洁净的培养环境。

　　（3）液氮罐

　　液氮罐用于细胞、细胞株、菌株、组织的保存。将生长状态良好的细胞与一定比例的甘油或二甲基亚砜（DMSO）混合，置于液氮中保存。在液氮的 −196℃超低温下，许多样品可以保存数年甚至更久。但液氮极易挥发，要注意定期给予补充。

　　（4）倒置显微镜

　　倒置显微镜用于直接观察细胞培养瓶、细胞培养板中细胞的形态、数量、生长状况等。高档的倒置显微镜还带有摄像功能，可外接照相机及电脑系统，及时记录下细胞的生长状态。

4. 细菌培养室

　　（1）恒温培养箱

　　恒温培养箱用于细菌的琼脂平板培养。由于细菌生长的最佳温度为37℃，故最好选择温控范围接近（0～50℃），且温控精确（温差不超过0.5℃）的产品。

　　（2）恒温振荡摇床

　　恒温振荡摇床用于细菌的液体培养。细菌在分裂增殖的过程中对细菌在容器中的分布有较高的要求。只有将细菌团块均匀地分散到培养液中，才能保证细菌的良好生长。该装置所起的作用就是在提供细菌生长所需的温度同时，通过振荡的方法将细菌均匀地分散到培养液中，以确保细菌的良好生长。

（3）电热恒温鼓风干燥箱

电热恒温鼓风干燥箱用于烘烤干燥消毒后的玻璃制品及塑料制品。通常的高压灭菌锅灭菌后，器物中会残留水分，均需要烤干后再使用。用于 RNA 方面的实验用具，需要在 250℃烤箱中烘干，有些塑料用具只能在 42～45℃的烤箱中进行烘干。

5. 放射性核素操作室

（1）液体闪烁计数仪

液体闪烁计数仪用于测量放射性物质的辐射强度。液体闪烁计数仪利用辐射粒子能与某些化合物（闪烁剂或荧光剂）相互作用而产生闪烁现象的原理，将产生的光信号通过光电倍增管转换成电信号，并放大加以记录。然后计算电信号的大小来判断辐射的强度。

（2）杂交炉

杂交炉专门用于核酸分子杂交实验的一类仪器。它拥有精密的温控系统和机械转动系统，有滚筒式和板式两种。可以使杂交样品在恒定的杂交温度下均匀转动，来提高杂交效率。

（3）盖革计数器

盖革计数器用于跟踪探测放射性核素的强度及位置。

（4）X 线片曝光夹

X 线片曝光夹用于 X 射线的放射自显影。将 X 线片与含有放射性核素的膜或聚丙烯酰胺凝胶一同放入 X 线片曝光夹中曝光。膜或凝胶中的放射性物质发出高能粒子 X 射线，轰击 X 线片使其卤化银分解，在 X 线片上相应的位置形成黑色的区带被记录下来。

6. 暗室

（1）紫外透射仪

紫外透射仪用于观察用溴乙锭染色后核酸分子的情况。溴乙锭可与核酸分子结合，并在紫外线的激发下，发出可见的橙色荧光。通常用于琼脂糖凝胶电泳中观测核酸分子的大小及扩增量。

（2）凝胶成像分析系统

　　凝胶成像分析系统是先进的图像分析系统，由软硬件两部分构成。硬件上拥有先进的 CCD 数码摄像头，视频捕捉卡和一套带有紫外线透射仪的暗箱，其最先进的是强大的图像分析软件，可以进行电泳图像、放射自显影图像、印迹膜、SSCP 图像的定性定量分析以及克隆计数等。

7. 其他设备

　　（1）制冰机

　　制冰机用于制备雪花冰。分子生物学实验中许多核酸与蛋白质的操作需要低温环境以减少核酸酶和蛋白酶的降解。

　　（2）蒸馏器或纯水仪

　　分子生物学实验中对水的要求较高，单蒸水已不能满足使用的要求。于是，双蒸水以及三蒸水被大量使用。由于双蒸水或者三蒸水中仍然存在许多无机物杂质，故而在某些实验中如分子克隆、DNA 测序、细胞培养等都需要更高质量的超纯水。但是市面上有售的制备超纯水的纯水仪通常是一些国外大公司的产品，价格不菲，而且需要定期更换树脂柱。在一些经费不足的小型实验室中，可以考虑用国产的离子交换树脂装置对双蒸水进行去离子化处理方法代替。

　　（3）高压灭菌锅

　　高压灭菌锅用于试剂和器械的灭菌，提供实验用的无菌的试剂及器械。

　　（4）超低温冰箱及普通冰箱

　　超低温冰箱用于存放要求较高的试剂、菌株、组织标本等。普通冰箱则通常用于存放普通生化试剂、酶类试剂等。

　　　　　　　　　　　　　　　　　　　　　　　　　　　（孙曙明）

分子生物学常用实验技术

1 电泳

1.1 琼脂糖凝胶电泳

电泳是指带电荷的物质在电场中的趋向运动。琼脂糖凝胶电泳由于具有操作简单、快速、灵敏等特点，因此成为分离、鉴定和纯化核酸的首选标准方法。

【原理】 迁移率(又称泳动率)是指带电荷颗粒在一定电场强度下，单位时间内在介质中的迁移距离。迁移率与样品分子所带的电荷量、电场电压及电流成正比，与样品的分子大小、介质黏度及电阻成反比。不同大小的带电分子具有不同的迁移率，在不同的介质条件下又具有不同的分辨效率。

核酸分子是两性解离分子，在高于其等电点的电泳缓冲液中(pH 8.0~8.3)，其碱基不解离，而磷酸全部解离，核酸分子带负电荷，向正极移动。不同大小和构象的核酸分子所带电荷量大致相同，在自由泳动时难以分开，采用琼脂糖凝胶作为电泳支持介质，发挥分子筛功能，使得分子大小和构象不同的核酸分子的迁移率出现较大差异，从而达到分离的目的。但等长度的单链 DNA 和双链 DNA 在中性或碱性凝胶中的迁移率大致相等。

【主要试剂】 琼脂糖

6×上样缓冲液 (loading buffer)

0.5×TBE 电泳缓冲液

配制: Tris base	54 g
硼酸	27.5 g
0.5 mol/L EDTA (pH 8.0)，	20 mL
用蒸馏水溶解后，定容至 1000 mL。	

10mg/mL 溴乙锭（EB）

【实验步骤】

（1）选择合适的水平式电泳仪，调节电泳槽平面至水平，检查稳压电源与正负极的线路。常用琼脂糖凝胶电泳仪及设备可参考图1.1。

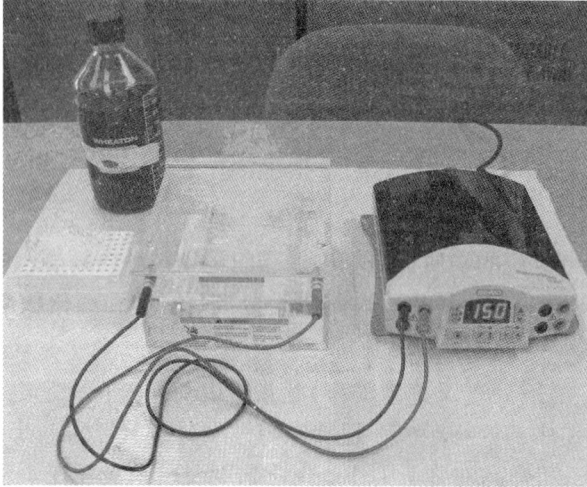

图1.1　琼脂糖凝胶电泳仪示意图

（2）用透明胶带纸将制胶模具两端封好，选择孔径大小适宜的梳板，垂直架于模具的一端，使点样梳板底部离模具水平面的距离为1.0 mm左右。

（3）制备琼脂糖凝胶：按照被分离的DNA分子的大小决定凝胶中琼脂糖的百分含量。称取一定量的琼脂糖，溶解在0.5×TBE电泳缓冲液中，置微波炉中或水浴锅中加热至琼脂糖溶化均匀。

（4）在凝胶中加入溴乙锭（终浓度为0.5 μg/mL），摇匀，待凝胶溶液冷却至50℃左右时，轻轻倒入制胶模具中，除去气泡。凝胶厚度一般为0.3～0.5 cm，于室温下冷却凝固。

（5）待凝胶冷却凝固后，撕去封于模具两端的透明胶带纸，将模具与凝胶一起放入电泳槽内。在电泳槽内加入0.5×TBE电泳缓冲液，使电泳缓冲液刚好盖过胶面，然后小心取出点样梳板，注意保持点样孔的完好。

（6）待测的DNA样品与1/5体积的上样缓冲液混匀后点样进行电泳，记录样品次序与点样量，在样品的一侧点样孔中加入分子质量标准。

（7）打开电源开关，选择适当的电压进行电泳，最高电压不高于5 V/cm，当琼脂糖凝胶浓度低于0.5%时，电泳时温度不能太高。

(8)电泳时间据实验具体要求而定,电泳中途可用手提式紫外线灯直接观察,检测 DNA 浓度、质量或片段分子质量大小,一般电泳 30~60 分钟即可。

(9)电泳至所需位置,停止电泳。

(10)取出凝胶直接在紫外透射仪上观察及绘图记录或照相。

【注意事项】

(1)溴乙锭具有强致癌作用,操作时应戴手套,并避免污染实验台面。

(2)取出点样梳板前应确保凝胶已完全凝固。如天气太热,可将凝胶放于4℃冰箱帮助成胶。

(3)如需测定待测片段的长度,应先将样品电泳分离后,再用 EB 溶液染色。

(4)每次点样时,应有分子质量标准 DNA(如 λDNA/Hind Ⅲ)作对照,以便及时判断样品的位置及分子质量大小。

(5)在电泳法测定 DNA 分子大小时,应尽量减少电荷效应。增加凝胶的浓度可以在一定程度上降低电荷效应,使分子的迁移速度主要由分子凝胶阻滞程度的差异所决定,提高分辨率;同时适当降低电泳时的电压,也可使分子筛效应相对增强而提高分辨率。为了获得满意的 DNA 片段分离效果,电压一般不超过 5 V/cm。

【影响迁移率的因素】

(1)样品的物理性状:样品的物理性状包括分子大小、电荷多少、颗粒形状和空间构型。迁移率与颗粒的分子大小、介质黏度成反比;与颗粒所带电荷成正比。可用以下公式表示:

$$U = \frac{Q}{6\pi\gamma\nu\eta}$$

其中:U 为泳动率;Q 为颗粒所带电荷量;π 为介质黏度;ν 为泳动速度;η 为颗粒分子半径。

对于线性双链 DNA 分子,在凝胶电泳中,分子质量的常用对数(lg)与迁移率成反比关系。DNA 分子的空间构型不同,即使分子质量相同,其迁移率也不同。如质粒 DNA 存在超螺旋闭合环状(Ⅰ型)、单链开环(Ⅱ型)和线性(Ⅲ型)三种不同的构型,三者之间的泳动速率,一般为Ⅰ型 > Ⅲ型 > Ⅱ型。但有时也会出现相反的情况,这与琼脂糖凝胶浓度、电场强度及溴乙锭含量有关。当凝胶浓度较高或电场强度较大时,可出现Ⅰ型与Ⅲ型 DNA 互换位置,而Ⅱ型 DNA 总是迁移最慢。DNA 的碱基组成与迁移率的关系不大。

（2）支持物介质：DNA 凝胶电泳常使用两种支持物　　　　糖凝胶和聚丙烯酰胺凝胶。在电场中，液体对于固体支持物的相对　　　　电渗。凝胶电泳的电渗作用很小，这是核酸电泳常用凝胶的理由之一。

不同浓度的凝胶形成的分子筛网孔大小不同，可以分离不同分子质量的核酸片段。琼脂糖凝胶的孔径大，可以分离长度为 100 bp 至近 60 kb 的 DNA 分子。因此，选用不同浓度的凝胶可以分辨大小不同的 DNA 片段。不同浓度的琼脂糖凝胶与其分离 DNA 分子大小的范围见表 1-1。

表1-1　凝胶浓度和 DNA 分子的有效分离范围

琼脂糖凝胶浓度（%）	线性 DNA 分子大小（kb）
0.3	5 ~ 60
0.6	1 ~ 20
0.7	0.8 ~ 10
0.9	0.5 ~ 7
1.2	0.4 ~ 6
1.5	0.2 ~ 4
2.0	0.1 ~ 3

（3）电场强度：电场两极间单位支持物长度的电压即为电场强度。电场强度越大，带电颗粒的泳动速度越快，但凝胶的有效分离范围随电压的增大而减小。在低电压时，线性 DNA 分子的泳动率与电压成正比。一般状态下，凝胶电泳的电场强度不超过 5 V/cm。

（4）电泳缓冲液：电泳缓冲液是电泳场中的导体，它的种类、pH 及离子强度直接影响电泳的效率。常用的电泳缓冲液有 Tris·醋酸（TAE）、Tris·硼酸（TBE）、Tris·磷酸（TPE）三种。TAE 的缓冲能力低于其他两种，长时间电泳会导致电泳槽阴极变为碱性，阳极变为酸性，使缓冲能力丧失殆尽，所以 TAE 电泳需在两个电泳槽之间使用蠕动泵进行循环，且需时常更新。TBE 与 TPE 均具有较高的缓冲能力。但用 TPE 配制的凝胶，尤其是低熔点琼脂糖凝胶，回收的 DNA 片段含有较高的磷酸盐，易与 DNA 一起沉淀而影响后续的酶反应。在这些缓冲液中均含有乙二胺四乙酸（EDTA），目的在于螯合二价金属离子，抑制 DNA 酶而保护 DNA。

缓冲液的 pH 直接影响 DNA 的解离程度和所带电荷量。缓冲液的 pH 与 DNA 样品的等电点相距越远,样品所带电荷量越多,泳动速度越快。DNA 电泳缓冲液常采用偏碱性或中性条件,使核酸分子带负电荷,向正极泳动。缓冲液的离子强度与泳动速率成反比,电泳的最适离子强度为 $0.02 \sim 0.2$。

(5)核酸电泳的指示剂与染色剂

1)指示剂:在电泳过程中,常使用一种有颜色的标记物以指示样品的迁移过程。核酸电泳常用的指示剂有两种:溴酚蓝(bromophenol blue, Bp),呈蓝紫色;二甲苯青(xylene cyanol, Xc),呈蓝色。

溴酚蓝在不同浓度的凝胶中,迁移速度基本相同,它的分子筛效应小,近似于自由电泳,故被普遍用作指示剂。二甲苯青携带的电荷量比溴酚蓝少,在凝胶中的迁移率比溴酚蓝慢。溴酚蓝在琼脂糖凝胶中的迁移速度约为二甲苯青的 2.2 倍,这与琼脂糖凝胶的浓度无关。指示剂一般加在电泳上样缓冲液中,为了使样品能沉入点样孔,还需在其中加入适量的甘油或蔗糖等以增加比重。几种常用缓冲液的配制见表 1-2。

表 1-2 电泳上样缓冲液

缓冲液类型	6×缓冲液	储存温度
I	0.25% 溴酚蓝 0.25% 二甲苯青	4℃
II	40%(W/V)蔗糖 0.25% 溴酚蓝 0.25% 二甲苯青	室温
III	15% 聚蔗糖 0.25% 溴酚蓝 0.25% 二甲苯青	4℃
IV	30%(W/V)甘油 0.25% 溴酚蓝 40%(W/V)蔗糖	4℃

2)染色剂:电泳后,核酸需经过染色才能显示出带型,最常用的是溴乙锭染色法。

溴乙锭(ethidium bromide, EB)是一种荧光染料,它可以嵌入核酸双链的配对碱基之间，在紫外线的激发下，发出红色荧光。激发荧光的能量来源于两个方面：一是核酸吸收波长为 260 nm 的紫外线后将能量传给 EB；二是结合在 DNA 分子中的 EB 本身，能吸收波长为 300 nm 和 360 nm 的紫外线的能量。EB-DNA 复合物中 EB 发出的荧光，比游离的 EB 本身发射的荧光强约10 倍，因此，无需洗脱凝胶背景就能很好地在紫外线检测仪下观察到核酸的带型。

染色一般是在凝胶或电泳缓冲液中加入终浓度为 0.5 μg/mL 的 EB，可以在电泳过程中随时观察核酸的迁移情况，这种方法适用于一般性的核酸监测。但由于 EB 带正电荷，同时它的嵌入增加了核酸分子的刚性，使迁移率减慢，故不宜用于凝胶电泳测定核酸分子的大小。利用凝胶电泳估测样品DNA 的含量，也不适合在凝胶中直接加入 EB，而应在电泳后，将凝胶浸入含0.5 μg/mL EB 的水溶液中进行染色。EB 见光易分解，应在棕色瓶中于 4℃保存，染色时也应避光。

1.2　聚丙烯酰胺凝胶电泳

聚丙烯酰胺凝胶电泳（polyacrylamide gel electrophoresis，PAGE）是以聚丙烯酰胺凝胶作为支持介质的电泳方法。聚丙烯酰胺凝胶因富含酰胺基而具有稳定的亲水性，它在水中无电离基团，不带电荷，几乎没有吸附及电渗作用，是一种比较理想的电泳支持物。在这种支持介质上可根据被分离物质的分子大小、电荷多少及构象的差异来分离，既具有分子筛效应，又具有静电效应，分辨力高于普通琼脂糖凝胶电泳。它适用于低分子质量蛋白质（＜100 道尔顿）、寡聚核苷酸的分离和 DNA 的序列分析。聚丙烯酰胺凝胶对 DNA 的分辨范围见表 1 – 2 – 1。

聚丙烯酰胺凝胶与琼脂糖凝胶相比，具有以下优点：

（1）分辨率高。在同一 DNA 混合物中，长度相差仅 0)2%（即 500 bp 中1 bp）的 DNA 分子即可分开。

（2）载样量大。在 1 cm×1 cm 的胶孔中，上样量可达到 10 μg，而不影响分辨率。

（3）回收的 DNA 样品纯度高。可用于要求非常严格的实验，如转基因动物实验。

（4）聚丙烯酰胺凝胶的电渗作用比较小。

（5）聚丙烯酰胺凝胶无色透明，紫外线吸收低，抗腐蚀性强，机械强度高，韧性好。

表 1 – 2 – 1　聚丙烯酰胺凝胶对 DNA 的分辨范围

丙烯酰胺(%［W/V］[a])	分离范围(bp)	二甲苯青[b]	溴酚蓝[b]
3.5	100 ~ 2000	460	100
5.0	80 ~ 500	260	65
8.0	60 ~ 400	160	45
12.0	40 ~ 200	70	20
15.0	25 ~ 150	60	15
20.0	6 ~ 100	45	12

注：a：其中含有 Bis，浓度为 Acr 的 1/30；

　　b：表中所给数目为与指示剂迁移率相等的双链 DNA 分子中所含的碱基对(bp)数目。

【基本原理】　聚丙烯酰胺凝胶是由丙烯酰胺单体(acrylamide，Acr)和交联剂 N，N′-甲叉双丙烯酰胺(N，N′-methylene bisacrylamide，Bis)在催化剂过硫酸铵(ammonium persulfate，AP)或核黄素作用下聚合交联而成的三维网状结构凝胶。聚合反应时需要有催化剂参加，催化剂包括引发剂和加速剂两部分。引发剂在凝胶形成中提供自由基，通过自由基的传递，使丙烯酰胺成为自由基，发动聚合反应；加速剂则可加快引发剂释放自由基的速度。常用的催化剂有过硫酸铵及核黄素两个系统。由过硫酸铵引发的反应称化学聚合反应；由核黄素引发的反应，需要强光照射反应液，称光聚合反应。

在水溶液中，过硫酸铵离子[$(NH_4)S_2O_8{}^{2-}$]可形成游离基 $SO_4{}^{2-}$，它能使丙烯酰胺单体的双键打开，形成游离基丙烯酰胺，后者和 Bis 单体作用，聚合形成凝胶。核黄素在光照下部分分解并被还原成无色型核黄素，在有氧条件下此无色型又被氧化成为带有游离基的核黄素，后者也能使丙烯酰胺和甲叉双丙烯酰胺聚合成凝胶。为加速聚合，在合成过程中还加入 N，N，N′，N′-四甲基乙二胺(TEMED)作为加速剂促进聚合作用。常用的引发剂和加速剂的配伍见表 1 – 2 – 2：

常用的聚丙烯酰胺凝胶有：

(1)非变性聚丙烯酰胺凝胶：用于分离和纯化双链 DNA 片段。这种凝胶用 1 × TBE 灌制并以低电压(1 ~ 8 V/cm)电泳，以防止电流通过时产生的热量引起小片段 DNA 的变性。双链 DNA 在非变性聚丙烯酰胺凝胶中的迁移速率大约与 DNA 分子质量大小的 lg 对数值成反比，同时也受碱基组成与序列的影响。大小完全相同的 DNA，其迁移率可相差达 10%。因此，非变性聚丙烯酰胺凝胶电泳不能用于确定双链 DNA 的大小。

表 1 – 2 – 2　聚合反应催化剂配伍

引发剂	加速剂
$(NH_4)_2S_2O_8$	TEMED
$(NH_4)_2S_2O_8$	DMAPN
核黄素	TEMED

注：$(NH_4)_2S_2O_8$：过硫酸铵；TEMED：N，N，N′，N′-四甲基乙二胺；DMAPN：β-二甲基胺基丙腈。

（2）变性聚丙烯酰胺凝胶：用于分离和纯化单链 DNA 片段。这种凝胶在一种可以抑制核酸中的碱基配对的试剂（如尿素）存在下聚合。变性 DNA 在凝胶中的迁移率几乎与碱基组成及序列完全无关。

（3）SDS – 聚丙烯酰胺凝胶：用于分离和纯化蛋白质。这种凝胶用强阴离子去污剂（如 SDS）与某一还原剂并用，并通过加热使蛋白质解离。由于十二烷基硫酸根所带电荷量远远超过蛋白质分子原有的电荷量，而掩盖了不同蛋白质间原有的电荷差别，从而使蛋白质在凝胶中的迁移率只取决于蛋白质分子的大小。

1.2.1　非变性聚丙烯酰胺凝胶的制备与电泳

【主要试剂】

（1）30% 丙烯酰胺（Acr：Bis = 29：1）

配制方法：

丙烯酰胺	29 g
N，N′ – 甲叉双丙烯酰胺	1 g
H_2O	加至 100 mL

于 37℃加热至溶解完全，过滤后装入棕色瓶中，4℃避光保存。

（2）1 × TBE

配制方法：

10% 过硫酸铵（AP）

过硫酸铵	1 g
H_2O	加至 10 mL

过硫酸铵在 4℃只能保存数周，需经常更新。

N，N，N′，N′ – 四甲基乙二胺（TEMED），

配制方法：

　　5 μL 硅烷原液加入至 1 mL 氯仿中，混匀，备用。

　　硅烷、氯仿均具有挥发性，应在化学通风橱中操作。

【实验步骤】

　　(1)灌胶玻璃和垫条的清洗：先用 KOH/甲醇(5 g KOH 溶于 100 mL 甲醇中)清洗，接着用去污剂清洗，用自来水冲洗干净后用去离子蒸馏水漂洗干净，烤干。最后用乙醇擦洗玻璃，竖直放置晾干。

　　(2)硅化：可减少灌胶时形成气泡，并可防止凝胶与玻璃板之间过分粘连，在撤除玻璃板时不至于将凝胶撕裂。硅化时一般只对其中较短的玻璃板进行硅化，将少量硅烷均匀涂于玻璃板上，室温晾干即可。

　　(3)玻璃板的安装与封闭：先将较长的玻璃板平放于桌上，将垫条置于玻璃板的两侧，然后将短玻璃板(硅化的一侧朝内)覆盖于长玻璃板上，以夹子固定两侧。以 3 mm 的黄色电器胶带将两块玻璃板的两侧与底部封闭。

　　(4)根据所需凝胶的浓度及体积配制凝胶(以 30 mL 为例)，参见表 1－2－3。

表 1－2－3　不同浓度非变性聚丙烯酰胺凝胶的制备

试剂(mL)	3.5%	5.0%	8.0%	12.0%	20.0%
H_2O	20.3	18.8	15.8	11.8	3.8
30% 丙烯酰胺	3.5	5.0	8.0	12.0	20.0
5 × TBE	6.0	6.0	6.0	6.0	6.0
10% AP	0.2	0.2	0.2	0.2	0.2
TEMED	0.015	0.015	0.015	0.015	0.015

　　(5)将上述溶液混匀，用注射器缓慢注入两玻璃板空隙中直至灌满。若产生气泡，可将玻璃板垂直，轻敲玻璃板让气泡上浮。

　　(6)立即插入适当的梳子，勿使梳齿下带入气泡。将玻璃板与台面成 10°角放置，以减少凝胶的泄漏。

　　(7)室温聚合 1 小时，若温度太低，可将凝胶置于温箱中加速聚合。若凝胶不马上使用，可用保鲜膜包好，于 4℃保存 1～2 天。

　　(8)小心取出梳子，用水冲洗玻璃板上端，将梳子上吸附的凝胶及未聚合完的凝胶冲洗掉。撕去封在玻璃板下端的胶带。

(9)将玻璃板用夹子固定于垂直电泳槽上,较短的玻璃板朝内。将玻璃板与上电泳槽接触处以少量琼脂糖凝胶密封。

(10)于上、下电泳槽中分别加入 1 × TBE 电泳缓冲液,以注射器针头冲洗点样孔,除去点样孔中的气泡和其中可能存在的凝胶碎片。

(11)上样与电泳:将 DNA 样品与适量的 6 × 上样缓冲液混合,用 Tip 加入至点样孔中,上样速度稍快,但要防止产生气泡。将上电泳槽与电源负极相连,下电泳槽与正极相连,接通电源,电压为 1 ~ 8 V/cm。根据指示剂的迁移位置判断是否停止电泳。

(12)电泳停止后,取下玻璃板,撕去两侧的胶带,将两块玻璃板分开,此时凝胶应黏附在较短的玻璃板上。将凝胶进行溴乙锭染色后在紫外线灯下观察结果。

1.2.2 变性聚丙烯酰胺凝胶的制备与电泳

变性聚丙烯酰胺凝胶电泳主要用于 DNA 序列分析(略)。

1.2.3 SDS - 聚丙烯酰胺凝胶的制备与电泳

几乎所有蛋白质电泳分析均在聚丙烯酰胺凝胶上进行,而所用条件总要确保蛋白质解离成单个多肽亚基并尽可能减少其相互间的聚集。最常用的方法是将强阴离子去污剂(SDS)与某一还原剂并用,并通过加热使蛋白质解离后再加样于电泳凝胶上。

蛋白质在聚丙烯酰胺凝胶中电泳时,它的迁移率取决于其所带净电荷量以及分子的大小和形状等因素。如果加入一种试剂使电荷因素消除,那电泳迁移率就仅取决于分子的大小。阴离子去污剂十二烷基硫酸钠(SDS)就具有这种作用。当向蛋白质溶液中加入足够量的 SDS 和巯基乙醇,SDS 可使蛋白质分子中的二硫键还原,形成蛋白质 - SDS 复合物。由于十二烷基硫酸根带负电,使各种蛋白质 - SDS 复合物都带上相同密度的负电荷,它的量大大超过了蛋白质分子原有的电荷量,因而掩盖了不同种蛋白质间原有的电荷差别。同时,SDS 与蛋白质在水溶液中结合后,还可引起构象改变,形成近似"雪茄烟"形的长椭圆棒,并且不同蛋白质 - SDS 复合物的短轴长度趋于一致,而长轴与分子质量成正比。这样的蛋白质 - SDS 复合物在凝胶中的迁移率,不再受蛋白质原有的电荷和形状的影响,而只取决于蛋白质分子质量的大小。

SDS - 聚丙烯酰胺凝胶电泳多在不连续缓冲系统中进行。在这一系统中,凝胶分为低浓度的浓缩胶和较高浓度的分离胶,配制凝胶的缓冲液有不同的 pH 和离子强度,电泳槽缓冲液的 pH 与离子强度也不同于配胶缓冲液。

当两电极间接通电流后，样品通过高度多孔性的浓缩胶后，在分离胶表面形成一个极薄的层，极大地浓缩了样品的体积，大大提高了 SDS – 聚丙烯酰胺凝胶的分辨率。

SDS – 聚丙烯酰胺凝胶的制备与电泳详见蛋白质免疫印迹法（Western 免疫印迹）。

【注意事项】

（1）聚丙烯酰胺凝胶一般制成 0.5～2 mm 厚度，过厚的凝胶可因产热而导致 DNA 电泳后的带型不整齐。灌胶的玻璃平板一般为 20 cm×40 cm。

（2）凝胶的筛孔、机械强度及透明度取决于凝胶的浓度和交联度。每 100 mL 凝胶溶液中含有 Acr 和 Bis 的总克数称凝胶浓度，常用 T% 表达；凝胶溶液中 Bis 占 Acr 和 Bis 总量的百分数称为交联度，常用 C% 表示，可用下式计算：

$$T\% = \frac{a+b}{m} \times 100\% \qquad C\% = \frac{b}{a+b} \times 100\%$$

其中：a 为丙烯酰胺克数；b 为甲叉双丙烯酰胺克数；m 为溶液体积（mL）

凝胶浓度过高时，凝胶硬而脆，容易破碎；凝胶浓度太低时，凝胶稀软，不易操作。交联度过高，胶不透明并缺乏弹性；交联度过低，凝胶呈糊状。

凝胶的孔径与总浓度有关。总浓度愈大，平均孔径愈小，凝胶的机械强度增强。根据有关实验研究，当总浓度不变时，Bis 的浓度在 5% 时孔径最小，高于或低于此值时，聚合体孔径都相应变大。因此，为了使实验有较高的重现性，制备凝胶所用的 Bis 浓度、Bis 和 Acr 的比例、催化剂的浓度、聚合反应的溶液 pH、聚胶所需时间等能影响泳动率的因素都必须保持恒定。

凝胶的孔径在电泳中是一个重要的参数，它往往决定了电泳的分离效果。经过不断的实践，得到了如表 1 – 2 – 4 所示的经验值。在一般情况下，大多数生物体内的蛋白质采用 7.5% 浓度的凝胶，所得电泳结果往往是满意的，因此，将此浓度的凝胶称为"标准凝胶"。对那些用于重要研究的凝胶，最好是通过采用 10% 的一系列凝胶浓度梯进行预先试验，以选出最适凝胶浓度。

表 1 - 2 - 4　不同分子质量范围的蛋白质和核酸在凝
胶电泳中所选用的凝胶浓度百分率

物质	分子质量范围	适用的凝胶浓度(%)
蛋白质	$<10^4$	20 ~ 30
	$1 \times 10^4 \sim 4 \times 10^4$	15 ~ 20
	$4 \times 10^4 \sim 1 \times 10^5$	10 ~ 15
	$1 \times 10^5 \sim 5 \times 10^5$	5 ~ 10
	$>5 \times 10^5$	2 ~ 5
核酸	$<10^4$	15 ~ 20
	$1 \times 10^4 \sim 1 \times 10^5$	5 ~ 10
	$1 \times 10^5 \sim 2 \times 10^6$	2 ~ 2.6

（3）聚丙烯酰胺聚合反应可受下列因素影响：①大气中氧能猝灭自由基，使聚合反应终止，所以在聚合过程中要使反应液与空气隔绝；②某些材料如有机玻璃，能抑制聚合反应；③某些化学药物可以减慢反应速度，如赤血盐；④温度高聚合快，温度低聚合慢。以上几点在制备凝胶时必须加以注意。

（4）聚丙烯酰胺凝胶具有以下优点：

1）凝胶是带有酰胺侧链的碳 - 碳聚合物，不带或少带离子的侧基，因而电渗作用比较小，不易和样品相互作用。

2）由于聚丙烯酰胺凝胶是一种人工合成的物质，在聚合前可调节单体的浓度比，形成不同程度交联结构，其空隙度可在一个较广的范围内变化，可以根据被分离物质分子的大小，选择合适的凝胶成分，使这既有适宜的空隙度，又有较好的机械性能。

3）凝胶在一定浓度范围内对热稳定。凝胶无色透明，易观察，可用检测仪直接测定。

4）丙烯酰胺是比较纯的化合物，可以精制，减少污染。

聚丙烯酰胺凝胶电泳可分为连续的和不连续的两类，前者指整个电泳系统中所用缓冲液、pH 和凝胶的孔径大小都是相同的；后者是指在电泳系统中采用了两种或两种以上的缓冲液、pH 和孔径，不连续电泳能使较少的样品在电泳过程中浓缩成层，从而提高分辨能力。

（孙曙明）

参考文献

［1］Michael R, Joseph Sambrook（2012）. Molecular Cloning：A Laboratory Manual 4rd Ed. Cold Spring Harbor Laboratory Press. Cold Spring Harbor, NY. ISBN 978-1-936113-42-2.

［2］陶永光. 肿瘤分子生物学与细胞生物学实验手册. 长沙：湖南科学技术出版社, 2014.

［3］Shapiro AL, Viñuela E, Maizel JV Jr. （September 1967）. "Molecular weight estimation of polypeptide chains by electrophoresis in SDS-polyacrylamide gels. ". Biochem Biophys Res Commun. 28（5）：815 – 820.

［4］Philip Serwer（1983）. "Agarose gels：Properties and use for electrophoresis". Electrophoresis 4（6）：375 – 382.

［5］Joseph Sambrook, David Russell. "Chapter 5, protocol 1". Molecular Cloning-A Laboratory Manual 1（3rd ed.）. p. 5. 2-5. 3.

［6］G. Lucotte, F. Baneyx（1993）. Introduction to Molecular Cloning Techniques. Wiley-Blackwell. p. 32.

［7］Aaij C, Borst P（1972）. "The gel electrophoresis of DNA". Biochim Biophys Acta 269（2）：192-200.

2. 哺乳动物外周血白细胞高分子质量 DNA 的提取

　　DNA 及 RNA 的提取是分子生物学中最常用的一类实验。其中 DNA 的提取又以哺乳动物细胞基因组 DNA 和细菌质粒 DNA 的提取最具代表性。我们通常根据某种核酸分子的理化特性、分布部位等特点，来制定该种核酸分子的最佳分离方案。所有的方案都应遵循两个总原则，其一：核酸的分离纯化首先应尽可能保证核酸一级结构的完整性。对核酸的结构与功能进行研究，完整的一级结构是最基本的要求，因为遗传信息全部储存在一级结构内，而且核酸的一级结构还决定其高级结构的形式以及与其他生物大分子的结合方式。其二：要排除其他分子的污染，使其纯度尽可能高。影响核酸纯度的主要因素有：有机溶剂、过高浓度的金属离子（尤其是二价阳离子，如 Mg^{2+}、Ca^{2+} 等）、其他生物大分子如蛋白质、多糖、脂类分子以及其他核酸分子（如提取 DNA 时 RNA 的污染）。无论 DNA 还是 RNA 在细胞中都是以与蛋白质结合的方式存在。不同的是 DNA 95% 以上存在于细胞核中，而 RNA70% 以上存在于细胞质中。一般认为，提取的过程可分三大步骤：①破膜，释放出目的核酸分子；②分离，通过酶、有机溶剂、调节 pH、离心等手段得到粗制样品；③纯化，进一步去除杂质的污染纯化目的核酸。

　　通常用于获得基因组 DNA 的样品有 3 大类：培养细胞，组织标本，血液样本。其中外周血是最容易获得提取的材料。因此，该实验具有典型的代表意义。提取后的 DNA 可用于基因组文库的构建，DNA 多态性分析，基因突变分析，Southern 印迹转移，目的片段 PCR 扩增等下游实验。

2.1　硅基质膜吸附柱法

　　【实验原理】　利用去垢剂 SDS 破碎细胞膜及核膜，蛋白酶 K 消化蛋白，RNA 酶 A（RNase A）消化 RNA，得到富含基因组 DNA 的初提上清液。之后再利用硅基质膜的理化特性进行 DNA 的富集与纯化。硅基质膜在高盐（如 4M 盐酸胍）及低 pH（如 pH5.0～6.5）的条件下会选择性的吸附核酸，而在低盐及高 pH（如 pH8.0）下会释放核酸，依此来达到纯化基因组 DNA 的目的。

　　【仪器和试剂】
　　(1)仪器：离心机、恒温箱或水浴锅。
　　(2)试剂：外周抗凝血、PBS、RNase A 及小量基因组 DNA 纯化试剂盒

（离心柱式）。小量基因组 DNA 纯化试剂盒（离心柱式）包括：细胞裂解液 A（Tris、EDTA、SDS）、柱结合缓冲液（调整 DNA 结合吸附柱前的 pH 及盐离子浓度）、漂洗液 I（使用之前加入无水乙醇调到指定浓度）、漂洗液 II（使用之前加入无水乙醇调到指定浓度）、洗脱液（无核酶水或 TE 缓冲液）、DNA 纯化柱及废液收集管。

【实验步骤】

（1）取 50 ~ 200 μL 全血（或 5 ~ 10 μL 红细胞为有核细胞的全血）。

（2）清除 RNA（可选做）：加入 4 μL　100 mg/mL RNase A，混匀。室温（15℃ ~ 25℃）放置 2 分钟。

（3）加入 20 μL 20 mg/mL 蛋白酶 K，再加入 PBS 至总体积为 220 μL，混匀。65℃左右孵育 30 分钟到数小时，直至溶液变清亮。

（4）加入 200 μL 柱结合缓冲液并立即混匀。再加入 200 μL 无水乙醇，混匀。

（5）将以上混合物加入到 DNA 纯化柱内。12000 rpm 离心 1 分钟。倒弃废液收集管内液体。倒弃废液后回收废液收集管。

（6）加入 500 μL 洗涤液 I，12000 rpm 离心 1 分钟。倒弃废液收集管内液体，并回收废液收集管。

（7）加入 700 μL 洗涤液 II，12000 rpm 离心 1 分钟。倒弃废液收集管内液体，并回收废液收集管。

（8）再 12000 rpm 离心 1 ~ 2 分钟，以去除残留的乙醇。

（9）将 DNA 纯化柱置于一洁净的 1.5 mL 离心管上，加入 50 ~ 200 μL 洗脱液。室温放置 1 ~ 3 分钟。≥12000 rpm 离心 1 分钟。所得液体即为纯化得到的总 DNA。

【注意事项】

（1）细胞样品蛋白酶 K 一定要消化彻底，即至溶液清澈，无细胞颗粒。

（2）蛋白酶 K 消化产物加入乙醇后必须充分混匀，否则会严重影响抽提效果。加入乙醇后可能会产生白色沉淀，属正常现象，后续步骤中必须把白色沉淀和溶液全部转移到纯化柱内。

（3）上柱前溶液的 pH 值应小于 7，所以须加入柱结合缓冲液以调整 pH。上柱后，洗涤液中的乙醇浓度不得低于 50%，一般 55% ~ 80% 之间，故使用洗涤液前须加入适量无水乙醇。最后洗脱，可以用去离子水或者 TE [10 mmol/LTris-Cl，1 mmol/L EDTA（pH8.0）]。

（4）洗脱液需要直接加至纯化柱管内柱面中央，使液体被纯化柱吸收。如果有必要，可以使用去离子水或 TE 进行洗脱。使用较小体积的洗脱液可以使获得的总 DNA 的浓度较高,但洗脱下来的 DNA 量相对较少。如果对于获得较多量的 DNA 非常重要,特别是当第一次洗脱下来的 DNA 大于 10 μg 时,可以在第一次用 200 μL 洗脱液洗脱后,再用 200 μL 洗脱液重复洗脱一次。第二次洗脱可以增加产量 10% ~80%,,第二次洗脱可以获得第一次洗脱时 50% ~80% 的量。一次性加入多于 200 μL 的洗脱液对洗脱效果的改善相对不太明显。

2.2　NH₄Ac - 核酸沉淀法

【实验原理】　本次实验样品是全血,先用低渗溶液破红细胞,再采用去垢剂 SDS 破碎白细胞的细胞膜及核膜。用 RNase A 消化 RNA。利用高盐溶液(NH₄Ac)沉淀去蛋白质。而上清液中的基因组 DNA,在高盐及有机溶剂(异丙醇或无水乙醇)共存的条件下,因溶解度下降而沉淀,并由此被分离出。

【仪器和试剂】

(1)仪器:离心机。

(2)试剂:外周抗凝血及 JoneGenes 基因组纯化试剂盒,该试剂盒包括:红细胞裂解液(NH₄Cl、EDTA、KHCO₃);细胞裂解液(Tris、EDTA、SDS);蛋白沉淀液(NH₄Ac);DNA 溶解液(Tris、EDTA),RNase A。

【实验步骤】

(1)细胞裂解

1)往 1.5 mL 离心管中加入 900 μL 红细胞裂解液,然后吸取 300 μL 混匀的全血加入其中,室温放置 5 分钟,并不定时的来回颠倒混匀,直至溶液变得清亮。

2)12000 rpm 离心 2 分钟,小心倒去大部分上清液,并最后保留 20 ~30 μL 的上清液用以重悬白细胞沉淀。

3)加入 300 μL 细胞裂解液,来回颠倒混匀。

(2)RNaseA 消化

1)加入 1.5 μL 8 mg/mL 的 RNaseA 溶液并混匀。

2)37.0℃ 消化 15 ~30 分钟。

(3)蛋白沉淀

1)用流水将样品致冷。

2)向细胞裂解产物中加入 100 μL 蛋白沉淀液。

3)12000 rpm 离心 3 分钟。

（4）DNA 沉淀

1）准备一个新的 1.5 mL 离心管，加入 400 μL 100% 异丙醇。

2）将离心后的上清液转移到异丙醇中并来回颠倒充分混合。

3）12000 rpm 离心 3 分钟。

4）倒去上清液，将离心管倒置于滤纸上吸去残液，然后加入 500 μL 70% 乙醇，并来回颠倒离心管十几次，洗涤 DNA 沉淀。

5）12000 rpm 离心 2 分钟，小心倒去上清液，并离心片刻，后将管底液体完全吸走，空气干燥 10 分钟。

（5）DNA 的溶解，加入 50 μL TE，敲打混匀或加热促溶。

（6）琼脂糖电泳检测分析

【注意事项】

（1）加入蛋白沉淀液后，溶液将变混浊，一定要将溶液充分混匀。离心后蛋白沉淀将会形成一个致密的暗棕色的团块沉于离心管底。低温可促进蛋白质的沉淀。

（2）低温有利于 DNA 的沉淀。DNA 沉淀后，应防止其随上清液倒出。DNA 再溶解时，要确保 DNA 充分溶解方能进行下一步的质量检测。

【背景知识】

（1）传统酚仿抽提 – 核酸沉淀法：先用蛋白酶 K 和去污剂 SDS 温和裂解细胞及消化蛋白，再以苯酚/氯仿抽提，其标准程序是苯酚、酚/氯仿（1∶1）、氯仿各抽提一次。使用两种不同的蛋白质变性剂，比单一使用一种有机溶剂去除蛋白质的效果更好。酚虽能使蛋白质变性，却不能完全抑制 RNase 活性，且酚能溶解 10% ～15% 的水，从而能溶解部分 RNA，因而在 RNA 的提取时更为重要。最后用氯仿抽提是为了除去核酸中的痕量酚。去除痕量的氯仿可用水饱和的乙醚抽提一次。最后利用有机溶剂和高盐溶液沉淀浓缩核酸。核酸沉淀中使用最多的离子是：Na^+、K^+、NH^{4+}、Li^+、Mg^{2+} 等，但 Mg^{2+} 沉淀效力最高。核酸沉淀常用的有：乙醇、异丙醇、聚乙二醇（PEG）、精胺。如果样品含量很低或 DNA 分子很小，可采用低温 –20℃沉淀，但低温可限制 DNA 分子的布朗运动，且在低温环境下长时间的沉淀，易导致盐与 DNA 共沉淀。

（2）提取基因组 DNA 质量判断：

1）纯度越纯越好。A260/A280 越接近 1.8 越好。

2）分子质量越大越好。分子质量越大说明 DNA 越完整，包含的遗传信息越完整。

　　(3)提取基因组 DNA 质量的琼脂糖凝胶电泳分析：基因组 DNA 提取结束后，一般会采用 1.0% 左右的琼脂糖凝胶电泳进行结果的检测。以上方法提取的 DNA 分子质量大于 30 kb，可以满足一般的实验要求。理想电泳结果，应在靠近点样孔，可见一条明亮的区带，区带前方不应有拖尾(降解)，或较弥散的小分子质量区带(RNA)；也不应有朝向负极拖尾(蛋白质污染)。DNA 越多越好，量越多则电泳区带越明亮。

(陈慧勇)

参考文献

[1] 胡维新. 分子生物学常用实验操作. 长沙：湖南科学技术出版社.

[2] SIGMA 血液基因组 DNA 纯化试剂盒(Blood Genomic DNA Miniprep Kit)说明书

[3] (美)F. M. 奥斯伯. 精编分子生物学实验指南(第 5 版). 北京：科学出版社，2008.

3　核酸浓度测定

核酸分离纯化后，需要测定浓度和纯度，才能进行下一步的 PCR、限制性核酸内切酶消化及核酸分子杂交等实验。前面介绍的琼脂糖凝胶电泳检测可以帮助我们大概了解核酸分离的结果，在没有标准样品及凝胶成像系统图像处理软件分析的前提下，并不能得到精确的核酸浓度值。目前实验室常用的测定方法主要有紫外线分光光度法、荧光染料法、定量 PCR 及核酸杂交定量法。后两种常用于特定核酸片段或基因序列的检测，前两种则用于任何核酸序列浓度分析，包括提取的总基因组 DNA、RNA 及质粒 DNA 等浓度的检测。

3.1　紫外线分光光度法(紫外线吸收法)

【实验原理】　组成核酸分子的碱基含有共轭双键，具有一定的紫外线光吸收特性。这些碱基与戊糖、磷酸形成核苷酸后，其最大吸收峰不会改变。核酸的最大吸收波长为 260 nm。另外，核酸分子在双链向单链形式转化过程中紫外光吸收增加(称为增色效应)，故单链 DNA 及 RNA 分子具有较双链 DNA 分子更高的紫外线光吸收能力。这些物理特性为测定核酸溶液浓度提供了基础。在波长为 260 nm 的紫外线下，光程为 1 cm，$A_{260} = 1$ 时，相当于双链 DNA 浓度为 50 μg/mL，单链 DNA 或 RNA 为 40 μg/mL，单链寡核苷酸为 20 μg/mL。紫外线分光光度法可用于测定浓度大于 0.25 μg/mL 的核酸浓度。

紫外线分光光度法不但能确定核酸浓度，还可以通过测定在 260 nm 和 280 nm 的紫外线光吸收值的比值(A_{260}/A_{280})估计核酸的纯度。纯净的 DNA 制品的 A_{260}/A_{280} 为 1.8，纯净的 RNA 制品的 $A260/A280$ 为 2.0。DNA 样品中存在 RNA 将导致比值升高，而比值降低表明 DNA 或 RNA 样品中有蛋白质或苯酚等污染。

【仪器和试剂】

(1)仪器：紫外线分光光度计。

(2)试剂：分离纯化的 DNA 或 RNA 样品。

【实验步骤】

(1)5~10 μL DNA 或 RNA 样品，用 TE 或核酸分离纯化试剂盒配备的洗脱液稀释至 1 mL，混匀后加入石英比色杯中。如果样品量少，可用较小的比色杯(如 0.5 mL)，样品与稀释倍数均可缩小一半。

(2)紫外线分光光度计用 TE 核酸分离纯化试剂盒配备的洗脱液校正零点。

(3)在 260nm 和 280nm 分别三次读取吸光度,取其平均值。根据稀释倍数计算 DNA 或 RNA 浓度。

双链 DNA 浓度计算公式:C(μg/mL) = 50 μg/mL × (1/光程) × A260 × 稀释倍数

RNA 浓度计算公式:C(μg/mL) = 40 μg/mL × (1/光程) × A260 × 稀释倍数

【注意事项】

(1)OD 值范围应该在 0.1 ~ 0.99 之间,否则不符合上述线性关系。

(2)仪器调零须使用同样的样品稀释缓冲液。

(3)对于 DNA 样品,A_{260}/A_{280} 为 1.8 左右,表明样品纯度已达到要求;A_{260}/A_{280} 比值低于 1.6 时,表明有蛋白质或苯酚污染等;A_{260}/A_{280} 比值高于 2.0 时,表明有 RNA 存在或降解,可考虑用 RNA 酶处理样品后,重新纯化。当然,也可能出现既含蛋白质又含 RNA 的 DNA 溶液比值为 1.8 的情况,所以必要时须结合凝胶电泳等方法鉴定有无 RNA 的存在,或用测定蛋白质的方法检测是否存在蛋白质。

(4)对于 RNA 样品,A_{260}/A_{280} 为 2.0 左右,表明样品纯度已达到要求;比值过低,表明有 DNA、蛋白或有机试剂污染;比值过高,则表明 RNA 可能发生降解。

【背景知识】

由于利用传统的紫外线分光度计测定核酸的浓度需要消耗较大的样品量,另外还包括样品稀释及人工计算等步骤,既不方便也容易产生人为误差。对此,一些生物公司基于以上原理开发出方便实用的自动微量紫外线分光光度计,如 Thermo Scientific NanoDrop 。使用时,直接将 1 ~ 2 μL 样品加到检测基座上,瞬间便可以得到相应的核酸浓度值及 A_{260}/A_{280} 等参考值。

3.2 溴乙锭 – 琼脂糖凝胶电泳法(荧光光度法)

【实验原理】 当样品核酸的含量 < 0.25 μg/mL 时,不可以再稀释,所以传统的紫外分光光度计无法完成核酸的测定。另外一种可行的方法是利用荧光法进行样品核酸浓度估算,可结合琼脂糖凝胶电泳完成。其基本原理

是：嵌入双链核酸分子中的溴乙锭在紫外线光激发下可发出橙红色的荧光，荧光强度与双链核酸的碱基对数成正比。通过比较样品与一系列分子质量和结构相同的标准品的荧光强度，可对样品中的核酸进行定量，灵敏度达 1 ~ 5 ng。

【仪器和材料】

(1)仪器：琼脂糖凝胶电泳系统、凝胶成像系统。

(2)试剂：分离纯化的核酸样品。

【实验步骤】

(1)琼脂糖凝胶制作。

(2)准备凝胶制备槽。

(3)加热融化 1.0% 琼脂糖，加入溴乙锭至终浓度为 0.5 μg/mL。

(4)待琼脂糖冷却至 50℃ 左右，倒入已插入合适梳板的凝胶槽，让其自然冷凝备用。

(5)上样及电泳

1)取去凝胶上的梳板，将凝胶移入盛有电泳缓冲液的电泳槽中。

2)取 2 μL 核酸样品与上样缓冲液混匀，点样。

3)取一系列浓度不同的 2 μL 标准核酸样品(0.5 ~ 50 μg/mL，分子质量相当，且结构与待测核酸相同)与上样缓冲液混匀后分别上样。

4)根据待测核酸的性质选择合适的电泳条件，包括电压及电泳时间(具体参考琼脂糖凝胶电泳实验)。

5)利用凝胶成像系统对凝胶进行紫外线照射成像，比较样品 DNA 与标准品 DNA 的荧光强度，估计待测样品 DNA 的浓度。

【注意事项】

(1)待测样品与标准品分子大小与结构应尽可能相近且，否则应用两者分子质量进行校正。如纯化的质粒 DNA 样品应该用已知浓度的分子质量相当的质粒 DNA 作为其标准品。对于线性双链 DNA 样品，可以用已知浓度和分子质量的线性双链 DNA Marker 作标准。总 RNA 样品则不能利用线性双链 DNA Marker 作标准。

(2)溴乙锭是强的致突变剂，故操作中应戴手套，同时应防止污染实验用具及台面。紫外线对人体有损害，对眼睛尤甚。溴乙锭在紫外线光源上放置时间过长，荧光将会猝灭，所以凝胶不能在紫外线灯下长时间曝光。

(3)此法一般是用目测，所以定量是估计水平。如要提高精确性，可于紫外线荧光摄影后进行光密度扫描定量(图 3 - 1)。部分凝胶成像系统自带图像处理软件，结合标准品，可以相对精确推算样品核酸浓度。

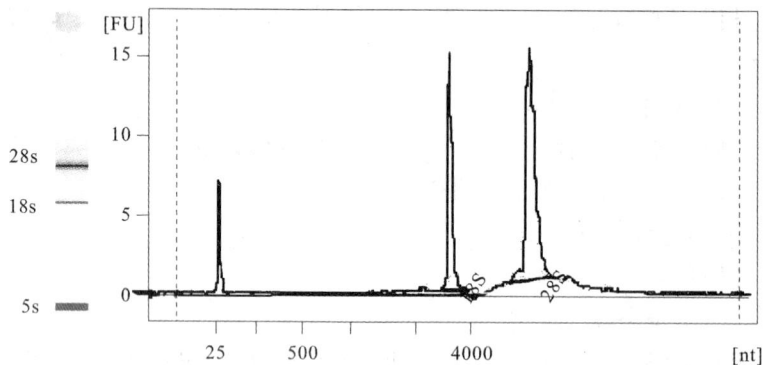

图3-1　总RNA样品电泳分离(左)及对应灰度扫描定量分析(右)

【背景知识】　结合以上原理，即凝胶电泳分离、核酸荧光染色及标准品的综合利用，新型核酸蛋白分析仪 Agilent 2100 Bioanalyzer 被应用于核酸样品的精确定量及完整性分析，以作为基因芯片和核酸深度测序等检测前样品准备的必要步骤。

（陈慧勇）

4 限制性核酸内切酶消化 DNA

限制性核酸内切酶是一类能识别双链 DNA 中特定碱基顺序的核酸水解酶(水解磷酸二酯键),来自原核生物,在原核生物中类似高等生物的免疫系统,用来抗击外来 DNA 的侵袭。根据酶的识别切割特性、催化条件及是否具有修饰酶活性,可分为Ⅰ、Ⅱ、Ⅲ型三大类。只有Ⅱ型酶在分子生物学相关领域中得到广泛应用,如基因克隆、基因突变或多态性检测、DNA 指纹图谱建立及基因组物理图绘制等,是通常所指的 DNA 限制性核酸内切酶。其中,重组质粒限制性酶切消化鉴定是基因克隆或基因工程研究的一重要内容,借助于Ⅱ型限制性核酸内切酶的消化特点,我们可以有效判断插入的外源片段大小和方向是否正确。本实验以重组质粒 DNA 实验对象,让我们在掌握限制性核酸内切酶消化 DNA 原理的同时,学会用琼脂糖凝胶电泳分析酶切的结果及对重组质粒中的 DNA 片段进行初步鉴定。

【实验原理】 Ⅱ型限制性核酸内切酶分子质量小,仅需 Mg^{2+} 作为催化反应的辅助因子,能识别双链 DNA 的特异顺序,并引起 DNA 磷酸二酯键断裂。这些特异位点一般为 4～6 bp 的回文序列,且往往富含 GC 序列。限制性核酸酶酶切消化后,会产生 3 种不同的特异 DNA 末端:5′黏性末端;3′黏性末端;平末端。本次实验所用限制性核酸内切酶 *Eco*RI,其识别顺序如图 4-1 所示。

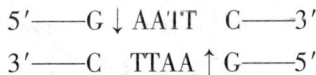

$$5'——G\downarrow AATT\ C——3'$$
$$3'——C\ TTAA\uparrow G——5'$$

图 4-1 *Eco*R I 识别顺序

【仪器和试剂】
(1)仪器:琼脂糖凝胶电泳系统、凝胶成像系统。
(2)试剂:重组质粒(插入 DNA 片段为 300 bp,重组质粒结构)。如图 4-2所示。

【实验步骤】
(1)反应体系的建立
1)在一无菌 1.5 mL 离心管中加入以下试剂:

无菌双蒸水	7 μL
10×酶切缓冲液	2 μL

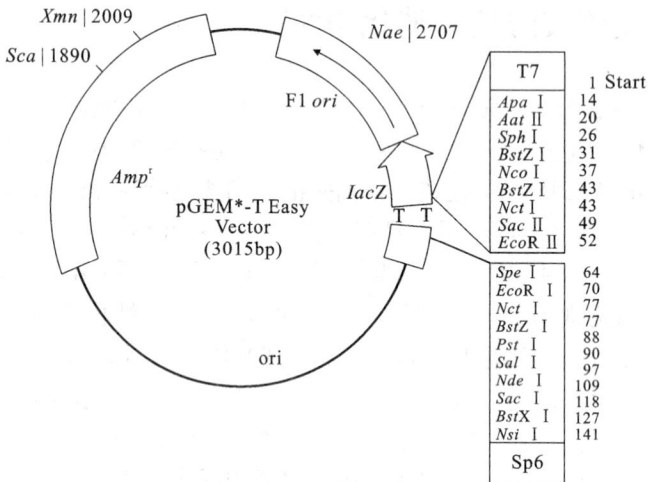

图 4 - 2　重组质粒结构示意图

质粒 DNA(100 ng/μL)　　　　　　　10 μL

$EcoR$ I (5 U/μL)　　　　　　　　　1 μL

总体积为 20 μL

2)轻轻混匀,12000 rpm 离心 5 秒。

(2)37℃水浴 1 小时。

(3)65℃水浴 10 分钟,通过加热使酶失活以终止反应。

(4)12000 rpm 离心 5 秒,将管盖及管壁上的水离下。

(5)取 10 μL 消化产物,与 2 μL　6×上样缓冲液混匀,琼脂糖凝胶电泳检测消化效果。电泳条件:最高电压不高于 5V/cm 30～60 分钟。

【注意事项】

(1)分子生物学实验多为微量操作,DNA 样品与限制性内切酶的用量都极少,必须严格注意吸样量的准确性以保证酶切效果最佳。吸样时,当吸头尖刚刚接触到液面时,轻轻吸取,此法可吸取 0.2～0.5 μL 的样品。注意不要将吸头尖全部插入溶液,这样吸头外壁上会沾上很多的样品,导致吸样不准。

(2)限制性核酸内切酶价格较贵,应注意不使其污染而导致浪费。这就要求每次吸酶时要用新的无菌吸头(Tip)。另一个造成限制性内切酶浪费的因素就是限制性内切酶的失活,因此,要注意加样次序,在其他试剂均加好后，最后才加酶，并要求在冰上操作，操作速度尽可能快，使限制性内切酶拿出冰箱的时间尽可能短。酶加入反应体系后，应充分混匀，因为甘油的比重和黏度大，会沉到离心管底部，不易自然扩散，但应避免强烈的旋转性振荡。

（3）开启离心管时，手不要接触到管盖内面，以防污染。

（4）样品在37℃与65℃保温时，应注意将离心管盖严，以防水进入管内造成实验失败。

无实验必要，应尽量避免长时间消化样品。

【背景知识】

（1）结果分析（1% ~0.5%脂糖凝胶）

1）完全酶切：产生两条线性 DNA 片段，一条为外源 DNA 片段（约 300 bp），另一条是线性质粒载体本身（约 3000 bp）

2）部分酶切：可看到约 300 bp 外源 DNA 片段；另外还有不同构象的质粒 DNA。因为这些分子大小及构象不同，电泳胶图上会出现 4 个或更多的条带。

3）未切动：电泳胶图上未出现已知大小的外源 DNA 片段。

4）切出的条带比预计的多：限制性核酸酶的星活性、第二种酶污染或样品 DNA 不纯等原因均可引发这种现象。

（2）限制核酸内切酶识别消化的影响因素

1）样品 DNA 和酶：作为限制性内切酶的底物，样品 DNA 应具有一定的纯度，其溶液中不能含有痕量的苯酚、氯仿、乙醚等有机溶剂；也不能含有大于 10 mmol/L EDTA、去污剂（如 SDS）及过量的盐离子浓度（根据纯化方法的不同而带来的），这些因素的存在均可不同程度地影响限制性内切酶的活性。样品 DNA 的用量根据实验需要而定。若样品 DNA 用量过少，则由于在酶解后的处理过程中将损失一部分，且每经一步操作后，还要取一定量的DNA 样品进行电泳鉴定，而造成样品不够用；样品 DNA 用量过多，则造成限制性内切酶及 DNA 的浪费。

酶单位（unit, U）的定义是指在 50 μL 容积，于最佳反应条件和温度下保温 1 小时，能使 1 μg λDNA 完全酶解所需的酶量即为一个酶单位。酶切 1 μg不同的 DNA 需要的酶量是有差别的。一般说来，酶切 1 μg 线性的 DNA 常加入 2~10 U 的限制性内切酶，而酶切超螺旋闭合环状的质粒 DNA，则限制性内切酶酶量需要加倍。若加入的限制性内切酶太少，可造成样品 DNA 消化不完全；市售的限制性内切酶不是绝对纯的，有可能含有其他一些能降解

DNA 的杂酶，因此，若加入太多的限制性内切酶，这些杂酶就会影响消化结果甚至使 DNA 降解。另外，厂家提供的限制性内切酶保存在 50% 的甘油中（作用是防止结冰，因反复冻融酶易失活），在酶切体系中，加入太多的限制性内切酶，使甘油在反应体系中的浓度超过 5%，反而会抑制许多限制性内切酶的活性。同时，高浓度的甘油还能降低一些限制性内切酶的序列识别特异性，导致假性切割，称为星活性(star activity)。

限制性内切酶的星活性是指限制性内切酶在非标准反应条件下，能够切割一些与其特异识别顺序类似的序列。星活性的出现与以下几种情况有关：①高甘油含量(>5%，V/V)；②内切酶用量过大(> 100 U/μg DNA)；③低离子强度(<25 mmol/L)；④高 pH(pH 8.0)；⑤含有有机溶剂，如DMSO、乙醇等；⑥非 Mg^{2+} 的二价阳离子存在，如 Mn^{2+}、Cu^{2+}、Zn^{2+} 等。但每一种酶对以上条件的敏感性不同，如 *EcoR* I ＊对甘油敏感，而 *Pst* I ＊对 pH 敏感。常见容易发生星活性的酶有：*EcoR* I 、*Hind* Ⅲ、*Kpn* I 、*Pst* I 、*Sca* I 、*Sal* I 、*Hinf* I 等。

2)酶切反应体积：通常，酶切 0.2 ~ 1.0 μg 的 DNA 时，反应体积为 15 ~ 20 μL。根据样品 DNA 的用量，可按比例适当放大体积。反应体积太大，限制性内切酶与 DNA 分子之间难以接触，酶解效果就差；反应体积过小，则限制性内切酶中的甘油以及样品中 EDTA 得不到充分稀释造成酶切效果不理想。因此，酶切反应的体积要依据 DNA 的用量及酶量来确定。

3)反应缓冲液：反应缓冲液的主要成分是 Tris – Cl、NaCl 和 Mg^{2+}。Tris – Cl 起缓冲作用，其活性 pH 范围为 7.2 ~ 7.6，所有内切酶均需要 Mg^{2+} 作为辅助因子，NaCl 提供一定的盐离子浓度。每一种限制性内切酶都有其一系列最佳反应条件，各个厂家在提供酶的同时配有最适缓冲液，有的还配有通用缓冲液，请不要随意混用，请仔细阅读随产品的使用说明。

4)温度与时间：绝大多数限制性内切酶的最适反应温度为 37℃，但也有例外的情况。如 *Sma* I ，其最适温度为 25℃ ~ 30℃，而 *Taq* I 的最适温度为 65℃ ~ 67℃。酶消化的时间可通过加大酶量而缩短，同样地，酶量较少可通过延长酶解时间而达到完全酶解。

(3)限制性核酸内切酶的反应终止。终止限制性内切酶反应的方法大致有以下几种：

1)加入 EDTA 至终浓度为 10 mmol/L 或加入 0.1% SDS(w/v)。EDTA 可螯合限制性内切酶的辅助因子 Mg^{2+} 而终止反应；SDS 可使限制性内切酶变性而终止反应。以这种方法终止的反应不能直接用于进一步的酶切反应。

2)65℃加热10～15分钟。加热可使限制性内切酶失活，这种方法对于大多数最适反应温度为37℃的限制性内切酶有效，但对有些酶并不能完全灭活，如*BamH*Ⅰ、*Pst*Ⅰ等。这种方法终止的反应产物可继续进行下一步的酶切及连接反应等。

3)用苯酚/氯仿抽提，然后乙醇沉淀。这种方法终止的反应最为有效且有利于下一步DNA的酶学操作(既可中止反应又可纯化DNA)。

(4)限制性内切酶酶解中常见的问题和原因

1)DNA完全没有被限制性内切酶切割：①限制性内切酶失活；②DNA不纯，含有SDS、有机溶剂、EDTA等；③非限制性内切酶最佳反应条件；④酶切位点被修饰；⑤DNA上不存在该酶的识别顺序。

2)DNA切割不完全：①限制性内切酶活性下降或稀释不正确；②DNA不纯或反应条件不佳；③酶切位点被修饰；④部分DNA溶液粘在管壁上；⑤酶切后DNA黏末端退火。

3)DNA片段数目多于理论值：①限制性内切酶星号活力；②存在第二种限制性内切酶污染；③样品DNA中含有其他DNA。

4)酶切后无DNA片段存在：①DNA定量错误；②酶切反应中形成非特异性沉淀。

(陈慧勇)

参考文献

[1] 胡维新. 分子生物学常用实验操作. 长沙：湖南科学技术出版社.

[2] (美)F. M. 奥斯伯. 精编分子生物学实验指南(第5版). 北京：科学出版社，2008.

5　凝胶电泳回收 DNA (柱回收法)

　　DNA 片段的凝胶电泳回收是基于不同大小的 DNA 分子电泳分离之后的纯化,往往是外源 DNA 与克隆载体的酶切连接、DNA 测序、芯片检测、PCR 扩增及探针标记等实验的必须前期工作。不同大小的 DNA 分子经琼脂糖或聚丙烯酰胺凝胶电泳分离后,可采用不同的实验方法进行回收,如硅基质膜吸附柱法、玻璃奶/纯化填料沉淀法、透析膜电泳洗脱 – 酚仿抽提等材料方法。经回收 DNA 的纯度、浓度及大小是否与预期一致将直接关系到下游实验的进展顺利与否,另外回收的效率和操作的方便程度也是我们选择具体回收方法时参照的重要指标。

　　【实验原理】　琼脂糖凝胶具有分子筛的作用,是一种很好的电泳介质,可以分离不同大小的 DNA 分子。借助溴乙锭的荧光染色,在紫外光下,从凝胶上切下特定分子质量的 DNA 条带。再利用硅基质膜对 DNA 的选择性吸附特点,对溶化在凝胶溶液中的 DNA 进行分离纯化。回收率达 80%。

　　【仪器和试剂】

　　(1)仪器:琼脂糖凝胶电泳系统、紫外线灯。

　　(2)试剂:DNA 样品、琼脂糖 DNA 柱回收试剂盒 (主要参考利用 Qiagen QIAquick 胶回收试剂盒)。

　　【实验步骤】

　　(1)配制 1% 琼脂糖凝胶。

　　(2)清洗琼脂糖凝胶电泳槽,并倒入新的电泳缓冲液。

　　(3)上样电泳至目标 DNA 条带与其他 DNA 足够分离开(步骤 1 ~ 3 参考琼脂糖凝胶电泳实验)。

　　(4)准备离心管,标记并称重记录。

　　(5)于紫外线灯下,从凝胶上切下目标 DNA 条带。

　　(6)称重,计算凝胶的重量及胶块体积(1mg = 1μL)。

　　(7)加入 3 倍体积的溶胶液。置 50℃ ~ 75℃ 水浴中加热融化胶块,期间间断振荡混合,使胶块充分融化(约 6 ~ 10 分钟)。再于室温冷却。

　　(8)将以上已冷却的混合物转入硅基质膜 DNA 纯化柱内。12000 rpm 离心 0.5 ~ 1 分钟。倒弃废液收集管内液体。倒弃废液后回收废液收集管。

　　(9)加入 500 μL 漂洗液 I,12000 rpm 离心 0.5 ~ 1 分钟。倒弃废液收集管内液体,并回收废液收集管。

（10）加入 700 μL 漂洗液 II，12000 rpm 离心 0.5～1 分钟。倒弃废液收集管内液体，并回收废液收集管。

（11）再 12000 rpm 离心 1～2 分钟，以去除漂洗液中残留的乙醇。

（12）将 DNA 纯化柱置于一洁净的 1.5 mL 离心管上，加入 30 μL～100 μL 预热（60℃～70℃）的洗脱液。室温放置 1～3 分钟。≥12000 rpm 离心 1 分钟。所得液体即为纯化得到的 DNA。

（13）对回收 DNA 产物作电泳检测分析。

【注意事项】

（1）切胶时，注意去除多余凝胶，尽量减少胶体积。另外，不要将 DNA 长时间暴露于紫外线灯下，以防止 DNA 损伤。同时戴好防护罩，防止紫外线对自身皮肤和眼睛的灼伤。

（2）如果回收 DNA 产物浓度太低，在保证有效洗脱的前提下，尽可能利用比较少的洗脱液进行洗脱。

（3）该方法主要适合 10 kb 以下 DNA 片段的回收，如果 DNA 过大，和固相基质的结合力越强，就越难洗脱，回收率就低。为了增加回收率，可选用其他方法，如玻璃奶/纯化填料胶回收试剂盒。

（4）由于样品的大小和多少对回收率都有显著的影响，所以回收率并非是一成不变的。当目标 DNA 片段＜100 bp 或＞10 kb 时，可增加溶胶液的用量、溶胶后液体与吸附柱的孵育时间以及洗脱液孵育的时间。另外，当回收率过低时，须要检测溶胶后混合液的 pH。若 pH 太高则不利于 DNA 与硅基质膜间的吸附，可用醋酸钠溶液将其 pH 调节到 5～7 之间。市场上有的试剂盒会自带醋酸钠溶液。

【背景知识】

（1）结果分析

1）回收产物质量：①产物的纯度，DNA 片段大小是否与预期一致且均一，且无其他物质污染，如蛋白、糖类、脂类及有机溶剂等；② 产物的浓度，若浓度太低，须再浓缩一次。

2）回收率：由于电泳的样品上量有限，而电泳过程本身也会部分导致样品的分散和损失，因而在保证纯度的前提下，应尽可能多地回收电泳凝胶条带中的目的片断，提高产物回收的效率。适当时，根据目标 DNA 的大小，参考选用不同电泳方法及回收试剂盒将有利于提高回收的产物量。

3）操作的方便程度：在满足以上因素的前提下，若操作步骤越是简单和快速，应用起来也将越方便。

（2）其他回收凝胶 DNA 的方法

1）玻璃奶/纯化填料胶回收试剂盒：这个方法比前面的方法更为灵活，可以根据每次回收实验时预期回收量来调整纯化填料的量，使得实验不受限于柱子的载量，也不会造成浪费，适合于 7 kb 以上 DNA 片段的回收。前期操作步骤和上者一样，将电泳凝胶的条带切下，在溶胶缓冲液里溶解。之后，加入玻璃奶或纯化填料，以吸附 DNA。快速离心沉淀后，去上清液，干燥沉淀。最后用洗脱液纯化介质中吸附的片断释放出来，离心回收上清液。回收产物即在上清液中。这个方法适合各种不同大小的片断，特别是大片断的回收，但是操作就较前者稍微复杂一些，涉及到多次离心沉淀和取上清液，有可能会误吸了微量的沉淀；另外干燥的程度要把握好，过干不好洗脱，没干透又影响产物纯度。后来的改进版本有将混合了纯化介质后的凝胶溶解液加入到一种离心过滤柱上，这种柱子不带纯化填料，只有一层过滤膜，离心过滤后，填料在柱子里，溶液被甩掉，这样就避免了上述的问题。

2）透析膜电泳洗脱法：将切下的 DNA－凝胶条带放在贴有透析膜的袋子或管中，再电泳一段时间，让 DNA 走出凝胶进入缓冲液中，再反向电泳驱回吸附在透析装置上的 DNA，最后利用传统的酚仿抽提方法沉淀以上回收溶液中的 DNA。操作步骤繁多，主要用于大片段 DNA 的回收。

3）传统低熔点琼脂糖法：该方法较为传统，其往往使用低熔点琼脂糖制备凝胶，电泳后切割目的条带于 TE 溶液中 65℃ 保温融化，后用传统的酚氯仿抽提并乙醇沉淀。回收效率较低，且操作步骤繁多。

（3）凝胶电泳 DNA 回收用的琼脂糖

为了方便从凝胶中回收 DNA，一般选用低熔点琼脂糖。其在 20℃ ~ 30℃ 凝固，65℃ 即可熔解。而常规的琼脂糖很难在 65℃ 熔解，操作起来比较困难耗时。另外，一些高级别的低熔点琼脂糖系列去除了酶反应的各种抑制剂。溶胶后，可直接进行限制性核酸酶的酶切消化、连接酶的连接及聚合酶的 PCR 等实验。对于 100 bp 以下的 DNA 片段回收，为了电泳时充分分离，市场上也有不同分辨等级的琼脂糖系列。

（陈慧勇）

参考文献

[1]（美）F. M. 奥斯伯. 精编分子生物学实验指南(第五版). 北京：科学出版社，2008.

6 DNA 分子的体外连接

基因克隆技术是分子生物学的核心技术，其主要目的是获得某一基因或 DNA 大片段的大量拷贝，从而深入分析基因的结构与功能，并达到人为改造细胞及物种个体遗传性状的目的。基因克隆又称 DNA 克隆，其中一项关键的技术是重组 DNA 技术，重组 DNA 技术是用酶学方法，将不同来源的 DNA 分子在体外进行剪切和连接，组装成一个新的 DNA 分子。重组 DNA 技术的核心步骤是 DNA 片段之间的连接。

【实验原理】

(1)黏性末端的连接。大多数限制性内切酶错位切断 DNA 分子，产生 5′ 或 3′ 黏性末端，少数限制性内切酶可沿对称轴切断 DNA 分子，产生平端。如果用同一种限制性内切酶处理载体和目的 DNA 分子，那么这两种 DNA 分子就具有相同的黏性末端，彼此间很容易按照碱基配对关系退火，互补的碱基以氢键相结合，在 T4 DNA 连接酶的作用下，末端以共价键相连接，成为环状 DNA 重组体。连接过程如图 6 - 1 所示。

(2)加入人工接头(linker)。不管是通过什么方式产生的平端 DNA 片段(包括某些限制性内切酶，机械力剪切或者合成的 cDNA 片段)，除了可以直接连接外，还可以加入人工接头，以提高连接效率。人工接头是指含有某种限制性内切酶切点的寡核苷酸片段，在 T4 DNA 连接酶的作用下，将接头连接到目的 DNA 片段的两端，然后再用相应的限制性内切酶消化，这样外源 DNA 片段的两端就有了黏性末端，可以与同一限制性内切酶线性化的载体连接。人工接头的加入和连接过程如图 6 - 2 所示。

【试剂和仪器】

(1)试剂：T4 DNA 连接酶及 10 × 缓冲液，碱性磷酸酶(CIP)及 10 × CIP 缓冲液，20 mmol/L Tris-Cl (pH7.6)，10 mmol/L $MgCl_2$，10 mmol/L 二硫苏糖醇，0.6 mmol/L ATP，TE 饱和酚、氯仿、0.3 mmol/L 醋酸钠，无水乙醇。

(2)仪器：台式离心机、恒温水浴箱

【实验步骤】

(1)5 μg 载体 pUC19 DNA 和 0.5 ~ 1.0 μg 含目的基因的 DNA，用适当的限制性内切酶分别进行消化(方法见前述)。

(2)加入等体积的 TE 饱和酚/氯仿混合抽提，10000 rpm 离心 10 分钟，将上层水相移至 1.5 mL 的 Eppendorf 管中。

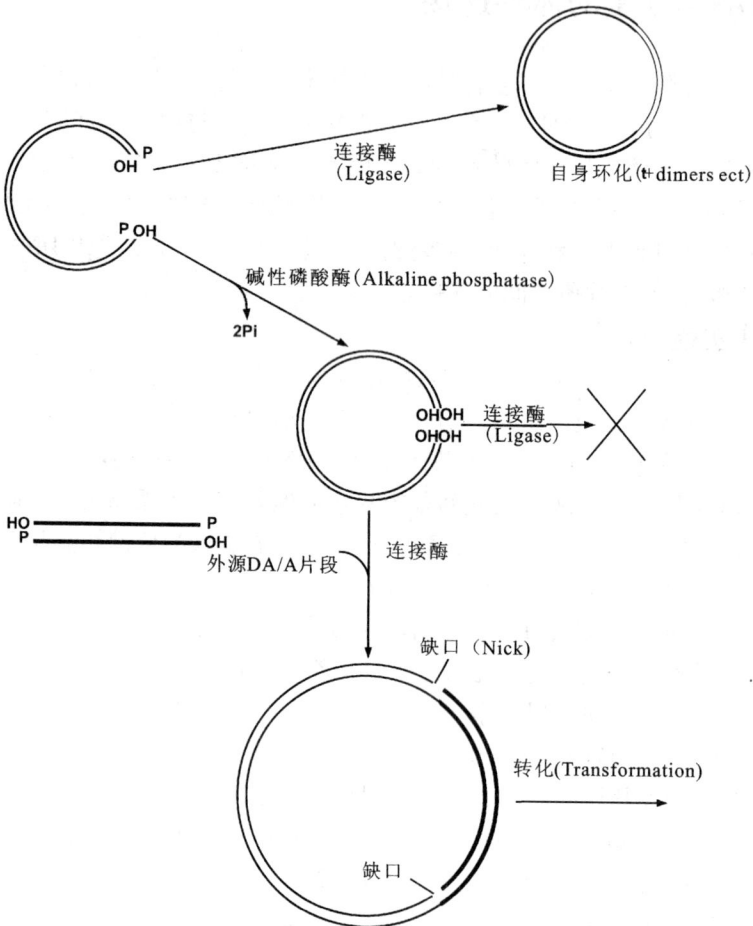

图 6 - 1　黏性末端的连接示意图

（3）加入等体积氯仿抽提，混合后，4℃ 10000 rpm 离心 10 分钟，去掉下层有机相。

（4）加入 1/10 体积的 3 mol/L 醋酸钠溶液及二倍体积的无水乙醇，置 -20℃ 冰箱内 2 小时，4℃ 12000 rpm 离心 10 分钟，弃去乙醇并使 DNA 沉淀于空气中干燥。

（5）加入 10 μL 双蒸水溶解 DNA。目的基因 DNA 随即可以使用。继续

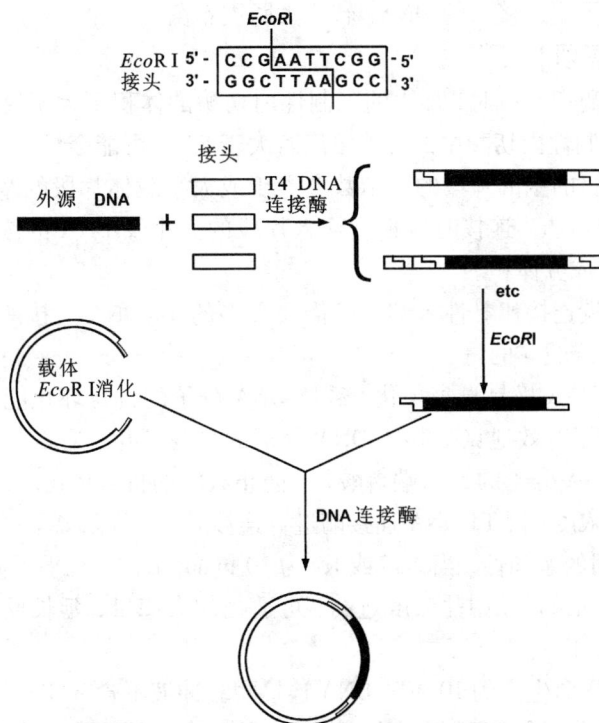

图 6-2　人工接头的加入和连接示意图

进行载体 DNA 去磷酸反应。

（6）在限制性内切酶消化的 pUC19 DNA 中加入 10 μL 10×CIP 缓冲液和 1 单位 CIP 于 37℃ 保温 30 分钟。

（7）反应完毕，用酚/氯仿、氯仿各抽提一次，加入 1/10 体积的 3 mol/L 醋酸钠溶液及二倍体积的无水乙醇沉淀 DNA。干燥后加适量双蒸水溶解、备用。

（8）依次加入以下各种成分，使反应总体积为 20 μL：

目的 DNA 片段（0.25μg～0.5μg）	4.0 μL
载体 DNA（0.25μg）	2.0 μL
双蒸水	11.0 μL
10×T4 DNA 连接酶缓冲液（含 ATP）	2.0 μL
T4 DNA 连接酶（1.0 单位）	1.0 μL

混合、离心 5 秒钟，14℃ 过夜。

（9）第二天用连接后的 DNA，转化大肠埃希菌。

【注意事项】

（1）进行酶切反应时，加入的限制性内切酶的体积不大于反应总体积的 1/10，来自限制性内切酶中的甘油浓度若大于 5%，可能会导致星活性。

（2）插入目的基因片段的摩尔数应等于或大于载体片段的摩尔数，这样有利于连接和筛选。连接时应根据插入片段的大小及 DNA 的浓度，适当调整加入的各种成分体积。

（3）平末端连接比黏性末端连接需要更多的 T4 DNA 连接酶，同时也应增加插入片段或载体的量。

（4）载体 DNA 极易自身环化，载体 DNA 分子的自身环化能极大地影响重组效率。为了有效地克服载体 DNA 分子的自身环化，通常采用碱性磷酸酶除去载体 DNA 分子的 5′末端磷酸基，防止载体的自身环化。

（5）离子浓度：用 T4 DNA 连接酶进行连接时，一价阳离子可以降低酶与 DNA 底物之间的亲和性，当 Na^+ 或 K^+ 为 20 mmol/L 时，几乎可使 DNA 的连接反应停止，如果样品中盐浓度过高，可适当加大酶量，延长反应时间或用乙醇沉淀回收 DNA。

（6）有的厂商生产的 10×T4 DNA 连接酶缓冲液不含 ATP。如果 T4 DNA 连接酶缓冲液中不含 ATP，则应另加 ATP，使反应时的终浓度达到 1 mmol/L。

（吴坤陆）

参考文献

［1］胡维新．分子生物学常用实验操作．长沙：湖南科学技术出版社．2003
［2］金由辛，包慧中，赵丽云等译校．精编分子生物学实验指南（第 5 版）．北京：科学出版社．2008

7 感受态细胞制备及大肠埃希菌转化

基因克隆过程的一个关键步骤是将体外连接的 DNA 分子即 DNA 杂合分子引入到一定的宿主细胞中进行扩增,形成大量的子代分子。在基因克隆技术中,转化特指将质粒 DNA 或以它为载体构建的重组子导入细菌的过程。

【实验原理】 DNA 重组分子被细胞摄取,完成外源遗传物质转移并获得新的表型的过程称为转化(transformation)。大肠埃希菌在有钙离子的低温(0～5℃)环境下,具有摄取外源 DNA 的能力,成为感受态细胞(competent cell)。感受态细胞的本质可能是细菌表面的细胞壁结构发生了变化,使 DNA 分子能通过质膜而进入细胞。一个 DNA 重组分子在大肠埃希菌内能复制成很多拷贝,并随大肠埃希菌的增殖而大量扩增。

【仪器和试剂】

(1)仪器:恒温摇床,台式离心机,恒温培养箱,水浴箱,－70℃冰箱。

(2)试剂:

1)LB 培养基:

胰蛋白胨(Tryptone)	10g
酵母提取物(Yeast Extract)	5g
NaCl	10g

加双蒸水至 1L,于 125℃(1.034×10^5Pa),高压灭菌 20 分钟。

2)LB 琼脂培养基平板,其制备方法:

胰蛋白胨(Tryptone)	10g
酵母提取物(Yeast Extract)	5g
NaCl	10g
琼脂	15g

加双蒸水至 1L 于 125℃(1.034×10^5Pa),高压灭菌 20 分钟。慢慢冷却到 50℃时,加入氨苄青霉素到上述培养基中,冷却后备用。

3)50 mmol/L $CaCl_2$ 溶液

4)SOC 培养基:

胰蛋白胨	2%
酵母提取物	0.5%
NaCl	10 mmol/L
KCl	2.5 mmol/L

| MgCl$_2$ | 10 mmol/L |
| 葡萄糖 | 20 mmol/L |

除 Mg^{2+} 和葡萄糖外，其余成分可用 5 mol/L NaOH 调节 pH 至 7.0，高压灭菌。冷却后，通过过滤加入 2 mol/L 葡萄糖和 1 mol/L MgCl$_2$ 至上述浓度。

5）氨苄青霉素溶液：先用双蒸水将氨苄青霉素钠配制成 100 mg/mL 的储备液，过滤灭菌后，分装于 –20℃ 保存。使用时再稀释到 50~100 μg/mL。

【实验步骤】

（1）选大肠埃希杆菌 TG1 单菌落接种于 20 mL LB 培养基中，37℃ 振摇（220 rpm）过夜。

（2）将 2 mL 过夜培养物接种于 50 mL LB 培养基中，37℃ 振摇 2 小时，使其 OD$_{600}$ 值达到 0.45~0.55。

（3）于 4℃ 5000 rpm 离心 5 分钟，弃上清液，收集细菌。

（4）细菌重悬于 20 mL 预冷的 50 mmol/L CaCl$_2$ 中，冰浴 10 分钟。

（5）于 4℃ 5000 rpm 离心 10 分钟，仔细收集细菌沉淀。

（6）重悬细菌于 4 mL 冰预冷的 50 mmol/L CaCl$_2$ 溶液中，再加入 4 mL 30% 灭菌甘油，分装于 1.5 mL Eppendorf 管中，200 μL/管，存于 –80℃。

（7）取一管上述感受态细胞，加 2 μL 连接反应液（40~60ng DNA），冰浴 30 分钟。

（8）置 42℃ 水浴中，热休克 45 秒，立即冰浴 2 分钟。

（9）加 1.0 mL SOC 培养基，37℃ 220 rpm 振摇培养 30~60 分钟。

（10）取 100 μL 培养液，均匀涂于含相应抗生素的 LB 琼脂平板上。

（11）倒置平皿，37℃ 过夜培养，次日可见菌落形成。

（12）用灭菌牙签挑出单个菌落于 2 mL 培养基（含相应抗生素）中，于 37℃ 振摇过夜，第二天提取质粒 DNA，并作进一步鉴定。

【注意事项】

（1）试剂纯度高是非常重要的，尤其是 CaCl$_2$，有时同一厂家出品的不同批号产品，其致敏的感受态细胞转化率也有一定区别，所以应该进行预实验鉴定其致敏效果。

（2）储存的菌株应保存在 –70℃，有经验表明，直接从 –70℃ 取出的菌株，培养致敏后，比连续使用或 4℃ 短期保存的细菌的转化率要高，致敏前应收获对数期或对数生长前期的细菌用于制备感受态细胞。

（3）转化实验使用的玻璃器皿，微量吸管及 Eppendorf 管等，应进行高压灭菌。

（4）注意无菌操作，防止杂菌污染。

（5）本方法简单、快速、稳定、重复性好，菌株适应范围广。

（吴坤陆）

参考文献

［1］胡维新. 分子生物学常用实验操作. 长沙：湖南科学技术出版社. 2003

［2］金由辛，包慧中，赵丽云等译校. 精编分子生物学实验指南（第5版）. 北京：科学出版社. 2008

8 重组质粒的筛选和鉴定

重组质粒转化宿主菌后,需要筛选和鉴定含有目的基因的阳性克隆。常用方法有:插入失活、α互补(蓝-白筛选)、酶切鉴定

8.1 插入失活

【基本原理】 含有两个或两个以上选择标志的载体如 pBR322 带有氨苄青霉素(ampicillin, amp)和四环素(tetracycline, tet)抗性基因,将外源基因插入 tet 基因内,则该基因失活,所构建的重组质粒转化菌落能在含 amp 的培养板中生长,而不能在含 tet 的培养板中生长。

【仪器和试剂】

(1)仪器:恒温培养箱。

(2)试剂:LB 琼脂培养板(含 amp, 100 μg/mL),LB 琼脂培养板(含 tet, 50 μg/mL)。

【实验步骤】

(1)用无菌玻璃涂布器将 100 μL 转化菌液涂布于含 amp 的 LB 琼脂培养板表面,接种物被培养基吸收后,倒置平板于 37℃培养 12~16 小时。

(2)挑取转化菌落并分别接种于含 amp 的 LB 琼脂培养板和含 tet 的 LB 琼脂培养板的互相对应的位置上,37℃培养 12~16 小时。

(3)培养结果见图 8-1。图中被画圈的菌落为含目的基因的克隆。

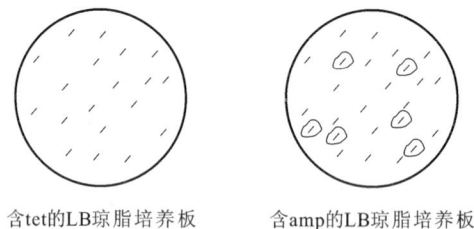

含tet的LB琼脂培养板   含amp的LB琼脂培养板

图 8-1 培养结果示意图

8.2　α互补(蓝-白筛选)

【实验原理】　许多载体(如 M13 系列、pUC 系列、pGEM 系列)都含有 β-半乳糖苷酶基因(lacZ)的调控序列和氨基端 146 个氨基酸的编码信息。这个编码区中插入了一个多克隆位点,它并不破坏读框,可使少数几个氨基酸插入到 β-半乳糖苷酶的氨基端,但不影响功能。这种载体适用于可编码 β-半乳糖苷酶羧基端部分序列的宿主细胞。宿主和载体编码的片段各自均无酶活性,但它们可以融为一体,互补形成具有酶学活性的蛋白质。这种现象称为 α 互补。因此,当载体的多克隆位点没有插入外源 DNA 片段时,α 互补能正常进行,产生有活性的 β-半乳糖苷酶。当在诱导剂 IPTG(iso-propyl-β-D- thiogalactopyranoside,异丙基-β-D-硫代半乳糖苷)和人工底物 X-gal(5-bromo-4-chloro-3-indolyl-β-D-galactopyranoside,5-溴-4-氯-3-吲哚-β-D-半乳糖苷)存在时,产生蓝色菌斑或菌落。如果载体的多克隆位点插入了外源 DNA 片段,导致产生无 α 互补能力的氨基端片段。在 IPTG 及 X-gal 存在时,带重组体的细菌形成白色菌斑或菌落。这种筛选方法也称为"蓝-白筛选"。

【仪器和试剂】

(1)仪器:恒温培养储箱。

(2)试剂:X-gal 储存液:将 X-gal 溶于二甲基甲酰胺中,配成20 mg/mL 浓度的溶液,避光存于-20℃冰箱内。

IPTC 溶液:将2 g　IPTG　溶于8 mL 蒸馏水中,加水至终体积为10 mL。用0.22 μm 的过滤器过滤除菌,分装成 l mL 小份,储存于-20℃冰箱内。LB 琼脂培养板。

【实验步骤】

(1)在含抗生素的 LB 琼脂培养板上加 40 μL X-gal 储存液和 4 μL IPTG 溶液。

(2)用无菌玻璃涂布器将溶液涂布于整个平板表面,于37℃培养直至所有的液体消失。

(3)将 100 μL 转化菌悬液涂布在琼脂培养基表面。接种物被培养基吸收后,倒置平板于37℃培养 12~16 小时。

(4)于4℃将平板放置数小时,使蓝色充分显现。带有 β-半乳糖苷酶活性蛋白的菌落中间为淡蓝色,外周为深蓝色。白色菌落偶尔也在中央出现一个浅蓝色斑点,但其外周无色。

8.3　酶切鉴定

用插入灭活、蓝、白筛选等方法筛选出的菌落需进一步进行酶切分析，鉴定插入片段的大小和插入方向。

8.3.1　插入片段大小的鉴定

【实验原理】　用构建重组子时所用的限制性内切酶消化重组子，凝胶电泳后观察电泳图谱即可知道插入片段的大小。

【仪器和试剂】

(1)仪器：恒温培养箱、台式离心机、电泳仪。

(2)试剂：LB 培养基，限制性内切酶(选择构建重组子时所用的限制性内切酶)，0.7% ~1.2% 琼脂糖凝胶，质粒 DNA 提取试剂盒。

【实验步骤】

(1)选单个转化菌落接种于 2 mL 含相应抗生素的 LB 培养基中，37℃振荡培养过夜。

(2)小规模提取质粒 DNA。

(3)用限制性内切酶消化质粒 DNA。琼脂糖凝胶电泳后，分析电泳图谱。

8.3.2　插入片段方向性的鉴定

【实验原理】　根据插入片段和载体酶切位点的情况，选择合适的限制性内切酶，对重组子进行酶切。凝胶电泳后，将电泳图谱与预想的正向插入酶切电泳图谱和反向插入酶切电泳图谱进行比较，即可知道插入片段的方向性。例如：900 bp 的目的基因非定向插入长度为 3000 bp 的载体(图 8 - 2)。图 A 和图 B 分别为正向插入和反向插入的示意图。

用 EcoRI 完全消化重组子，如得到400bp 和3500bp 的片段，则该重组子中插入片段的方向为正向。如得到700bp 和3200bp 的片段，则该重组子中插入片段的方向为反向。

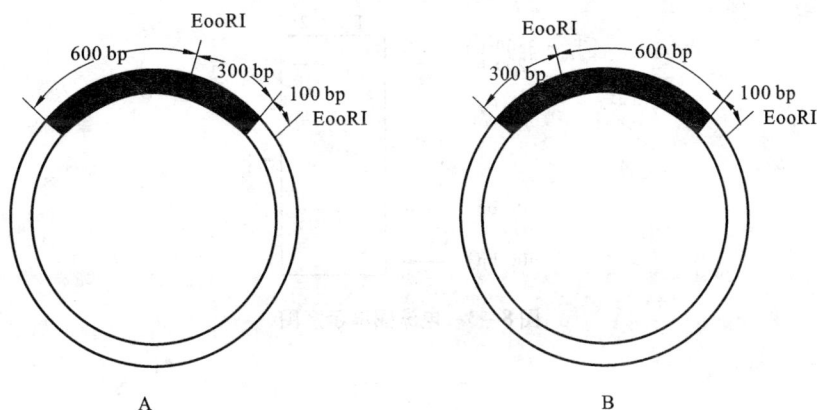

图 8-2　插入片段的方向性

【仪器和试剂】

(1)仪器:恒温培养箱,台式离心机、电泳仪。

(2)试剂:LB 培养基(含抗生素),EcoRI,1% 琼脂糖凝胶,质粒 DNA 提取试剂盒。

【实验步骤】

(1)选单个转化菌落接种于 2 mL 含相应抗生素的 LB 培养基中,37℃振荡培养过夜。

(2)小规模提取质粒 DNA。

(3)用 EcoR I 消化质粒 DNA,1%琼脂糖凝胶电泳后,分析电泳图谱(图 8-3)。图中 1 泳道为正向插入的重组子酶切电泳图谱,2 泳道为反向插入的重组子酶切电泳图谱。

【注意事项】

(1)选择限制性内切酶时,应选择可使正向插入重组子与反向插入重组子酶切片段长度相差较大的酶,一般选择一种或两种酶。不能选择构建重组子时消化插入片段和载体所用的酶。

(2)根据酶切片段的长度选择合适浓度的琼脂糖凝胶进行电泳。

(吴坤陆　曾海涛)

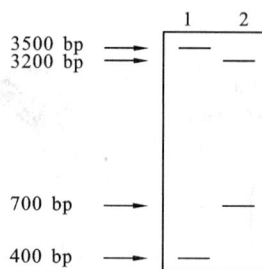

图 8 - 3　电泳图谱示意图

参考文献

［1］胡维新. 分子生物学常用实验操作. 长沙：湖南科学技术出版社. 2003

［2］金由辛，包慧中，赵丽云等译校. 精编分子生物学实验指南(第 5 版). 北京：科学出版社. 2008

9　质粒 DNA 的提取与纯化（碱裂解法）

质粒是独立于细菌染色体之外进行复制和遗传的一类双链、闭环的 DNA 分子。其在分子生物学中通常作为基因的运载工具，携带外源基因进入细菌体内进行扩增或表达，运用极其广泛。提取质粒的方法很多，用碱裂解法提取的质粒产量高、纯度好，故而是最为常用的一种方法。

【实验原理】　首先培养细菌，使质粒在细菌体内大量扩增。离心收集培养的细菌，以 STE 洗涤后，用溶液 I 充分悬浮。加入溶液 II 后，溶液的 pH 上升至 pH12.0 ~ 12.6 之间。在去垢剂 SDS 的作用下，细菌的细胞壁与细胞膜均被破裂，释放出大量的染色体 DNA、RNA、以及质粒 DNA。此时的碱性条件将使所有的双链 DNA 解聚成单链。加入溶液 III 使 pH 迅速恢复到中性。由于溶液 III 同时提供了较高的盐浓度，此时大分子质量的染色体 DNA 就仅仅只是部分的复性，从而相互交织成不溶性的网状结构，与细胞碎片、一部分蛋白质和大分子质量的 RNA 一起通过离心除去。而环状的质粒 DNA 此时却可以复性，仍然溶解于上清液之中，通过离心即可达到初步分离的目的。再用苯酚、氯仿去除蛋白质进一步纯化，乙醇沉淀富集。由于许多小分子质量的 RNA 仍溶解在上清液中，可用 RNase 消化除去。

【仪器和试剂】

(1)仪器：恒温摇床、台式离心机，电泳仪。

(2)试剂：氨苄青霉素、氯霉素、蛋白胨、酵母浸出物、琼脂粉等。

STE：0.1 mol/L NaCl, 10 mmol/L Tris-Cl　pH8.0, 1 mmol/L EDTA

溶液 I：50 mmol/L 葡萄糖, 25 mmol/L Tris-Cl（pH8.0）, 10 mmol/L EDTA

溶液 II：0.2 mol/L NaOH, 1% SDS

溶液 III：3 mol/L 醋酸钾（KAc）(pH4.8)

【实验步骤】

(1)取琼脂培养板上的单菌落，移至 3 ~ 10 mL LB 培养液中(含特定抗生素)，37℃ 150 rpm 培养过夜。

(2)吸取 1.5 mL 菌液移至 Eppendorf 管内，12000 rpm 离心 10 秒，弃上清液。用 1 mL STE 悬浮菌体沉淀，离心 10 秒后彻底倒尽上清液。将细菌沉淀悬浮于 100 μL 溶液 I 中，强烈振荡，使之充分混匀。

(3)加入 200 μL 新鲜配制的溶液 II，盖严管盖轻轻颠倒离心管数次以混合内容物，放置冰上 3 ~ 5 分钟。注意作用时间切勿过长，否则共价闭合环状的质粒 DNA 也会发生不可逆转的变性。

(4)加入 150 μL 溶液Ⅲ，轻轻颠倒数次，使溶液充分混匀，冰上放置 3 ~ 5 分钟。

(5)12000 rpm，4℃ 离心 5 分钟，小心吸取上清液转移至另一个 Eppendorf 管中。

(6)等体积苯酚/氯仿、氯仿各抽提一次，离心后吸取上清液。

(7)加入两倍容积无水乙醇(室温)，混匀，室温下放置 10 分钟。注意不要在 -20℃ 沉淀质粒，否则有较多的盐析出。

(8)12,000 rpm 4℃ 离心 5 分钟。

(9)弃上清液，加 1 mL 70% 乙醇轻轻漂洗沉淀，12000 rpm 4℃ 离心 5 分钟。

(10)倒尽乙醇，在滤纸上吸干管口残留的乙醇后，真空抽吸 2 分钟。

(11)加入 40 ~ 100 μL TE(pH8.0)溶解 DNA。加 RNase 至终浓度 20 μg/mL，37℃ 水浴 1 小时消化 RNA。置于 -20℃ 冰箱中备用。

【结果分析】

质粒是超螺旋闭合环状的双链 DNA，但在提取过程中，由于强碱环境、离心等机械剪切作用，可使环打开，形成单链开环的质粒 DNA 或线性 DNA。

因此，在质粒 DNA 提取后，这三种形态可以任何一种组合形式存在。但通常情况下，以超螺旋闭合环状为主，以 1% 琼脂糖凝胶电泳时，其迁移速率为：超螺旋闭合环状 > 线性 > 单链开环。

电泳后的可能结果见图 9 - 1 所示：

Marker：λDNA/HindⅢ + EcoRI

其片段大小为(bp)：21226，5148，4973，4265，3530，2027，1904，1584，1375，947，831，564，125。

【注意事项】

(1)所用器具必须严格清洗，最后要用双蒸水冲洗 3 次，凡可以进行灭菌的试剂与器具都要经过高压蒸汽灭菌，防止外源性核酸酶对 DNA 的降解以及其他杂质的污染。

(2)细菌培养容器最好用三角烧瓶，其容量至少应为培养液体积的 4 倍，从而保证氧气的供应。

(3)因为某些细胞的细胞壁成分会散落到培养基中，并可能影响限制酶的活性，先用 STE 洗涤后将可能避免。

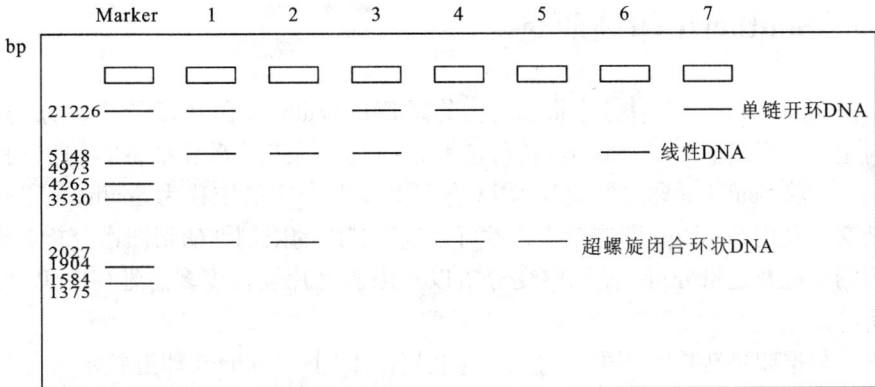

图 9-1 质粒 DNA 1%琼脂糖凝胶电泳结果示意图

（4）在碱裂解提质粒的方法中，关键步骤之一是加入溶液Ⅲ的时机，这一步决定了 DNA 变性与复性的时间。既要使溶液Ⅱ与染色体 DNA 充分作用使之变性，又要保证质粒 DNA 不会因作用时间过久而发生不可逆的变性。若质粒变性过度，还将引起提取效率下降、内切酶切割困难等一系列问题。

（5）乙醇沉淀后乙醇应尽量去除干净，否则既不利于 DNA 的溶解，又对后面的操作有影响。

（吴坤陆）

参考文献

[1] 胡维新. 分子生物学常用实验操作. 长沙：湖南科学技术出版社. 2003
[2] 金由辛，包慧中，赵丽云等译校. 精编分子生物学实验指南(第5版). 北京：科学出版社. 2008

10 Southern 印迹杂交

Southern 印迹转移技术最初是由英国 EM. Southern 在 1975 年建立的,同时也因其得名。Southern 印迹转移是为 DNA 分子杂交实验作准备的,所以我们经常将 Southern 印迹实验和 DNA 分子杂交两个实验统称为 Southern 印迹杂交。利用 Southern 印迹杂交技术可以进行基因的限制性酶切图谱分析、基因的定性及定量分析、基因突变分析以及限制性片段长度多态性(RFLP)分析等。

根据印迹转移时所采用的原理与装置的不同,Southern 印迹技术可分为三类方法:毛细虹吸法,电转移法和真空转移法。其中后两种方法转移更完全,时间更迅速,尤其适宜大片段 DNA 的转移及某些特殊的转移过程。但它们都需要添置一些较贵的仪器。而传统的毛细虹吸法因其简单易学,经济方便的特点仍为广大实验者所采用。以下介绍毛细虹吸法。

【实验原理】 DNA 分子经限制性核酸内切酶消化,经琼脂糖凝胶电泳将 DNA 片段按分子质量大小分离,然后将凝胶中的 DNA 变性,借助毛细虹吸力的作用,将变性后的 DNA 从凝胶中转移并结合至某种固相支持物上。

【仪器和试剂】

(1)仪器:电泳仪。

(2)试剂:20×SSC(3 mol/L NaCl, 0.3 mol/L 柠檬酸钠、pH 7.0), 0.25 mol/L HCl, 变性液(0.5 mol/L NaOH、1.5 mol/L NaCl), 中和液(1 mol/L Tris – Cl, pH 8.0, 1.5 mol/L NaCl)

【实验步骤】

(1)DNA 样品经限制性内切酶消化后以琼脂糖凝胶电泳分离。用 0.5 μg/mL 的溴乙锭染色,在紫外线透射仪上观察并摄像记录。

(2)切除凝胶四周无用的部分,将凝胶放入一个大小适中的容器中。

(3)加入 0.25 mol/L HCl 浸泡 10 分钟(或凝胶中溴酚蓝变黄后再浸泡 5 分钟)。盐酸具有非特异性脱嘌呤的作用,可将大片段 DNA 样品水解成较小片段,达到提高转移效率的目的。若 DNA 片段小于 15 kb,此步骤可以省略。

(4)用双蒸水漂洗 2 次。加入变性液浸泡 1 小时。

(5)用双蒸水漂洗 2 次。加入中和液浸泡 45 分钟。更换中和液继续浸泡 45 分钟。

(6)将硝酸纤维素膜(或尼龙膜)裁成凝胶大小,用双蒸水浸泡 15 分钟使其全部湿透，再用 2×SSC 溶液浸泡 15 分钟备用。不同厂家的膜预处理方法略有差异。

（7）在一搪瓷盆中用平皿和玻璃板搭建一简易平台，在玻璃板上覆以一张定性滤纸充当盐桥。盆中加入适量的 20×SSC，SSC 溶液液面高度低于玻璃板，滤纸周边浸入 SSC 溶液中。用 SSC 溶液湿润滤纸，用玻璃棒推滚排除滤纸与玻璃板之间的气泡。

（8）将中和好的凝胶取出，翻转凝胶置于平台上。若凝胶与滤纸间有气泡，用玻璃棒赶出。

（9）用镊子夹住硝酸纤维素膜的一角，小心覆盖在凝胶上。胶与膜之间应无气泡。剪去膜的一角用于定位。

（10）用保鲜膜将凝胶周边覆盖（不可盖住 DNA 样品），以防止液体不经凝胶而直接流至吸水纸，形成短路。

（11）将两张与凝胶大小相同的定性滤纸置于硝酸纤维素膜上。然后加上一叠大小相仿的吸水纸，厚约 8～10 cm。在吸水纸上置一玻璃板，上压 500 g 左右的重物。转移缓冲液在吸水纸虹吸力作用下向上移动，从而带动 DNA 分子从凝胶中转移到硝酸纤维素膜上。

（12）转移 8～24 小时，转移中途更换湿润的吸水纸。

（13）揭去吸水纸和滤纸，用镊子夹住硝酸纤维素膜，翻转后置于一张干燥的滤纸上。用铅笔在膜上标明加样孔的位置与顺序。

（14）将滤膜置于 6×SSC 溶液中漂洗 5 分钟以除去琼脂糖碎块。

（15）将硝酸纤维素膜置于两张干燥滤纸之间，80℃真空干燥 2 小时，使 DNA 牢固结合于硝酸纤维素膜上。

（16）此时的硝酸纤维素膜即可用于预杂交、杂交和杂交结果显示，实验步骤见"探针标记和核酸分子杂交"实验有关内容。若不立即使用，可真空密封于真空保鲜袋中，4℃保存。

以上实验步骤可参考 Southern 印迹实验示意图（图 10－1）。

【注意事项】

（1）接触硝酸纤维素膜时要戴手套。因为油脂可导致硝酸纤维素膜不易被浸润，并影响 DNA 与膜的结合。

（2）现在越来越多的实验者开始选择尼龙膜作为固相支持物，因为尼龙膜具有硝酸纤维素膜所不具备的一些优点（表 10－1）。

表 10 – 1　硝酸纤维素膜与尼龙膜的区别

区别点	硝酸纤维素膜	尼龙膜
结合作用力	疏水作用力	共价键
作用环境	高盐环境($20 \times SSC$)	高盐或低盐环境
结合强度	不太牢,仅可杂交 1~2 次	牢固,可反复杂交
结合小片段能力	与小于 500 base 的片段结合能力差	小至 50base 的片段亦可较好结合
韧性	较差,易碎,不便操作	较好,更便于操作
固定方法	真空 80℃干燥	80℃干燥、紫外照射、碱固定等
杂交本底	较低	较高

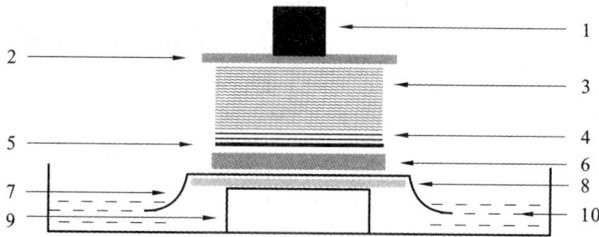

图 10 – 1　Southern 印迹示意图

1—重物;2—玻璃板;3—吸水纸;4—定性滤纸;5—硝酸纤维素膜;6—凝胶;7—滤纸盐桥;8—玻璃板;9—平皿;10~20×SSC

（3）待转移的 DNA 分子的大小：一般而言，1 Kb 或更小的 DNA 片段在 1 小时内就可以从 0.7% 琼脂糖凝胶中完全转移。而较大的 DNA 片段转移速度慢且效率较低。当片段大于 15 kb 时，至少需转移 18 小时，且转移不完全。这时可以用盐酸处理，将较大的 DNA 片段水解成较小的 DNA 片段，从而提高了转移效率。但是盐酸处理不可过度，因为过小的 DNA 片段（<500 base）不能与硝酸纤维素膜结合。

（4）凝胶的浓度：凝胶的浓度太高，胶中的网孔太小，DNA 的分子运动受阻，转移效率相应下降；浓度过低则凝胶太嫩，易碎，不易于操作。Southern 转移的胶浓度一般可选择 0.8% 左右，同时结合目的 DNA 的大小来定。在凝胶的有效分离浓度范围内，尽可能选择较低的胶浓度，并推荐使用韧性较好的琼脂糖。

（5）通过凝胶的液流速度：液流速度越大，则 DNA 从凝胶中转移的速度越快。影响液流速度（量）的因素有：①盐桥的吸水能力。通常的滤纸盐桥只有两边与转移缓冲液接触，若将其四边均与转移缓冲液接触，则液流加快；②吸水纸的吸水能力。吸水纸的吸水能力会因吸水纸的质地好坏不同而不同。且再好的吸水纸吸水容量饱和后吸水能力也大大降低。故请选择较好的吸水纸，并勤换吸水纸；③加以适当的重物维持毛细虹吸作用；④避免短路现象。否则通过凝胶的液流量将相应大大减少；⑤避免气泡的产生。平台、凝胶、滤膜之间都不可有气泡，否则将形成断路。若刚好有 DNA 处在此气泡区域内则根本无法转移。

（曾海涛）

参考文献

[1] 胡维新. 分子生物学常用实验操作指南. 长沙：湖南科学技术出版社. 2003
[2] 卢圣栋. 现代分子生物学实验技术(第2版). 北京：中国协和医科大学出版社. 1999

11 探针标记和核酸分子杂交

　　核酸分子杂交(nucleic acid hybridization)是分子生物学领域中最常用的研究技术之一，是指两条互补单链核酸在一定条件下按碱基配对原则形成双链的过程。其基本原理是采用带有某种标记的核酸单链作为探针，在一定条件下，按照碱基互补配对原则，与互补的核酸单链退火形成双链杂交体，从而鉴定靶序列的存在与否及其分子大小和(或)进行靶序列的相对定量分析。

　　核酸分子杂交分为固相杂交和液相杂交，固相杂交是将参加反应的一些核酸单链固定在固体支持物上，互补的核酸单链游离在溶液中，在一定的条件下进行杂交反应。液相杂交中参加杂交反应的核酸单链都游离在液体中。在探针标记和核酸分子杂交实验中我们分别介绍利用^{32}P标记及地高辛标记的核酸分子杂交检测方法。利用核酸分子杂交法可进行克隆基因的酶切图谱分析、基因组基因的定性及定量分析、基因突变分析及限制性片段长度多态性分析(RFLP)等。

11.1 利用^{32}P标记DNA探针进行核酸分子杂交分析

11.1.1 标记探针

11.1.1.1 随机引物法标记核酸探针

　　【实验原理】 随机引物是指含有各种可能排列顺序的6聚或8聚寡核苷酸片段的混合物。采用DNA合成仪合成一个在每一位置上都含有所有4种脱氧核苷酸的寡聚核苷酸群体，该群体中的寡核苷酸长度均一，并包含了所有可能的核苷酸组合形式(如6核苷酸群体中含4^6 = 4096种寡核苷酸序列)。它们可与不同来源DNA单链的相应区域互补结合而作为引物提供3′–OH，在大肠埃希杆菌DNA聚合酶Ⅰ大片段的催化下，合成与模板DNA互补的DNA链。在反应体系含有[α-^{32}P]dNTP时，即可通过聚合反应形成放射性核素标记的DNA探针，其比活度可达$5 \times 10^8 \sim 4 \times 10^9$cpm/μg DNA。

　　【仪器和试剂】

　　(1)仪器：离心机。

　　(2)试剂：

　　待标记的探针DNA。

　　随机引物法标记反应试剂盒。

1.5 mmol/L dCTP（溶剂：3 mmol/L Tris-Cl pH 7.0，0.2 mmol/L ED-TANa$_2$）。

1.5 mmol/L dGTP（溶剂：3 mmol/L Tris-Cl pH 7.0，0.2 mmol/L ED-TANa$_2$）。

1.5 mmol/L dTTP（溶剂：3 mmol/L Tris-Cl pH 7.0，0.2 mmol/L ED-TANa$_2$）。

反应缓冲液：含 18OD$_{260}$ 单位/ml 6 - mer 随机引物、0.67 mol/L HEPES、0.17 mol/L Tris-Cl、17 mmol/L MgCl$_2$、33 mmol/L β - 巯基乙醇、1.33 mg/mL BSA pH 6.8。

反应终止缓冲液（0.6 mol/L EDTANa$_2$，pH 7.5）。

[α-^{32}P]dATP(3,000 Ci/mmol，10 μCi/μL)。

【实验步骤】

（1）取待标记 DNA 溶液 5 ~ 20 μL(含 DNA 25 ~ 50 ng)于 0.5 mL Eppendorf 管中，沸水浴 5 分钟，冰浴骤冷。

（2）将反应管置于冰上，并按顺序加入下列成分：

2 μL 0.5 mmol/L dCTP，

2 μL 0.5 mmol/L dGTP，

2 μL 0.5 mmol/L dTTP，

10 μL 反应缓冲液，

3 μL(约 30 μCi)[α-^{32}P]dATP，

加无菌双蒸水至总体积 49 μL 并轻轻混匀，再加 1 μL 5 U/μL Klenow 片段。混匀后离心 2 秒钟。

（3）室温反应 2 小时或 37℃ 反应 1 小时。

（4）加 5 μL 反应终止缓冲液。

（5）Sephadex G-50 微量柱层析法纯化探针，步骤如下：

以 0.5 mL Eppendorf 管为层析柱，用烧热的大头针于管底钻一小孔，填入少量硅化玻璃棉，然后以经 TE 缓冲液(pH 8.0)浸胀过夜的 Sephadex G-50 填充小管，以 1.5 mL Eppendorf 管作外套管，每加一次后进行短时间离心，加至管口处留 100 μL 左右空间即可。将标记的探针加于制备的层析管中填充物上表面，离心数秒，尽量使流出液的体积接近加入液的体积，并收集到一无菌的 1.5 mL Eppendorf 管中，管中收集的流出液即为纯化的放射性标记探针。

【注意事项】

(1)大肠埃希杆菌 DNA 聚合酶 Klenow 片段在该反应体系中 3′→5′外切酶活性受到抑制,因此延长反应时间不会造成 DNA 降解。必要时可将反应时间延长到 12~16 小时,使更多的核苷酸掺入到 DNA 链中去,以提高标记活性。

(2)除 Sephadex G-50 柱层析法外,也可采用乙醇－NaAc 沉淀等方法纯化标记的 DNA 探针。

(3)纯化的 DNA 探针可暂储于－20℃冰箱,但由于 ^{32}P 半衰期短(14.22天),以及此法得到的探针放射活性极高,而高放射性会造成 DNA 链的破坏,故应尽快使用。

(4)尽量避免放射性核素污染环境及采用有机玻璃防护屏(厚度 >7mm)以防止对操作者的辐射损伤。

11.1.1.2　切口平移法标记核酸探针

【实验原理】　用 DNA 酶 I 在待标记的目的 DNA 双链上随机切割形成单链切口,利用 *E. coli* DNA 聚合酶 I 的 5′→3′的核酸外切酶活性在切口处将原来的 DNA 链从 5′端向 3′端切除,同时在 DNA 聚合酶 I 5′→3′聚合酶活性的作用下,按照碱基互补配对原则将 dNTP 依次连接到切口 3′-OH 上,由于在切去核苷酸的同时又在切口 3′端补上核苷酸,从而使切口沿着 DNA 链移动,如果在反应体系中含有标记的核苷酸,则有些标记的核苷酸将替代相应的未标记的核苷酸掺入到新合成的 DNA 链中。

【仪器和试剂】

(1)仪器:水浴箱。

(2)试剂:

待标记的探针 DNA。

DNase I (1 mg/mL)。

大肠埃希菌 DNA 聚合酶 I (5 U/μL)。

20 mmol/L dNTP (dATP, dGTP, dTTP)。

[α-^{32}P] dCTP (3,000 Ci/mmol, 10 μCi/μL)。

10×缺口平移缓冲液: 0.5 mol/L Tris－Cl pH 7.2、0.1 mol/L MgSO$_4$、1 mmol/L DTT、500 μg/mL BSA。

0.5 mol/L EDTA。

【实验步骤】

(1)取 1 μg 探针 DNA 溶于少量无菌双蒸水中。

(2)加入 5 μL 10 × 缺口平移缓冲液,混匀。

(3)加入 20 mmol/L dATP, dTTP, dGTP 溶液各 1 μL。

(4)加入 10 μL $[\alpha\text{-}^{32}P]$ dCTP 溶液。

(5)加入无菌蒸馏水,至终体积为 48.5 μL,混匀。

(6)加入 0.5 μL 0.1 μg/mL 的 DNase Ⅰ 溶液,旋涡混匀。

(7)加入 1 μL 的大肠埃希菌 DNA 聚合酶 Ⅰ,混匀。

以上操作均在冰浴中进行。

(8)于 14 ~ 16℃ 水浴箱中水浴 1 小时。

(9)加入 2 μL 0.5 mol/L EDTA 终止反应。

(10)Sephadex G-50 微量柱层析法纯化探针。

【注意事项】

(1)DNase Ⅰ 的浓度一定要适当。DNase Ⅰ 浓度过大,将导致 DNA 链上形成的切口过多,从而使探针长度过短,影响杂交反应的效率;如 DNase Ⅰ 量过小,则不足以形成足量的切口,将使标记效率下降。

(2)缺口平移法所用的 DNA 聚合酶必须是大肠埃希菌 DNA 聚合酶 Ⅰ 全酶,由于此聚合酶的 Klenow 片断(大片段聚合酶)不具有 5′→3′核酸外切酶活性,所以不能用 Klenow 片段来代替大肠埃希菌 DNA 聚合酶 Ⅰ。

(3)反应温度一定要控制在 14 ~ 16℃之间。可在恒温水浴中进行。温度过高会使 DNase Ⅰ 的活性增强,导致切口过多,从而使探针的长度变短;同时还会导致链延伸至末端后自身回折形成发夹结构,影响标记和杂交的效率。温度过低,则使 DNA 聚合酶活性降低,标记效率下降。

11.1.1.3　T4 多核苷酸激酶标记法

【实验原理】　T4 多核苷酸激酶可催化 ATP 分子上的 γ - 磷酸基团转移到 DNA(或 RNA)链上的 5′末端游离的羟基基团上。因此,采用 $[\gamma\text{-}^{32}P]$ ATP 为底物,即可将 DNA 样品 5′末端标记。

【仪器和试剂】

(1)仪器:离心机、水浴箱。

(2)试剂:

　　待标记的探针 DNA。

10 × CIP 缓冲液：0.5 mol/L Tris-Cl pH 9.0、10 mmol/L MgCl$_2$、1 mmol/L ZnCl$_2$、10 mmol/L 亚精胺。

10 × STE：100 mmol/L Tris-Cl pH 8.0、1 mol/L NaCl、10 mmol/L EDTA。

10 × 激酶缓冲液：0.5 mol/L Tris-Cl pH 7.6、0.1 mol/L MgCl$_2$、50 mmol/L DTT、1 mmol/L 亚精胺、1 mmol/L EDTA pH 8.0。

碱性磷酸酶(CIP, 10 U/μL)。

T4 多核苷酸激酶(10 U/μL)

[γ-^{32}P]ATP (3 000 Ci/mmol；10 μCi/μL)。

【实验步骤】

(1)待标记的100 ng DNA 样品溶液中加入10 × CIP 缓冲液5 μL, CIP 10 U, 用水补充到50 μL, 37℃水浴1 小时。

(2)加入40 μL 水, 10 μL 10×STE, 5 μL 10% SDS, 68℃ 15 分钟。

(3)加入等体积的酚/氯仿(25:24)及氯仿各抽提2 次。

(4)收集上层水相经 Sephadex G-50 离心柱层析。

(5)流出液体中加入2~3 倍体积的无水乙醇4℃沉淀2 小时, 75%乙醇洗涤沉淀1 次。

(6)用少量无菌双蒸水溶解 DNA 沉淀, 并加入5 μL 10×激酶缓冲液, 15 μL [γ-^{32}P]ATP, T4 多核苷酸激酶10 U, 补充无菌双蒸水至50 μL, 混匀。

(7)37℃水浴1 小时。

(8)加入2 μL 0.5 mol/L EDTA 终止标记反应。

(9)加入等体积的酚/氯仿(25:24)抽提1 次。

(10)2~3 倍体积的无水乙醇4℃沉淀2 小时, 75%乙醇洗涤沉淀1 次。

(11)DNA 沉淀重溶于50 μL TE (pH 7.9)中。

【注意事项】

(1)T4 多核苷酸激酶对多种杂质非常敏感, 如琼脂糖、NH$_4$$^+$等, 因此要特别注意 DNA 的纯度。

(2)标记反应体系中低分子质量的核酸的存在会提供大量5′末端, 可竞争性地抑制 DNA 的标记, 因此去磷酸化后的 DNA 样品需经过电泳纯化以去除短片段的竞争性抑制。

11.1.1.4　末端脱氧核苷酸转移酶标记法

【实验原理】　末端脱氧核苷酸转移酶(简称末端转移酶)催化 dNTPs 在单链 3′末端的多聚化。在 Co^{2+} 替代正常辅助因子 Mg^{2+} 存在的情况下,也可利用双链 DNA 作为底物。近年来发展了以[$\alpha\text{-}^{32}P$]-ddNTP 为底物,用末端转移酶对 DNA 进行标记的方法。双脱氧核苷酸的掺入,使 DNA 的 3′末端仅增加了一个无 3′-OH 的核苷酸,而进一步的聚合反应不能继续下去,从而得到末端都只延伸了一个核苷酸的均一的标记 DNA,此改进后的方法使 DNA 的 3′末端标记比 5′末端标记更简便易行。

【仪器和试剂】

(1)仪器:水浴箱。

(2)试剂

待标记的寡核苷酸片段。

末端转移酶(15 U/μL)。

[$\alpha\text{-}^{32}P$] dATP (3 000 Ci/mmol; 10 μCi/μL)。

5×反应缓冲液:0.5 mol/L 二甲砷酸钾 pH 7.2、10 mmol/L $CoCl_2$、1 mmol/L DTT。

【实验步骤】

(1)将 100 pmol 寡核苷酸模板溶入适量的水中。

(2)加入 5 μL 5×反应缓冲液、10 μL [$\alpha\text{-}^{32}P$] dATP (或[$\alpha\text{-}^{32}P$] ddATP),1 μL 末端转移酶,补充无菌双蒸水至 25 μL。

(3)置 37℃水浴 1 小时。

(4)置 65℃水浴 5 分钟终止反应,冰浴冷却。

(5)纯化标记的探针。

【注意事项】　该法可标记 1~50 pmol 合成的寡核苷酸,标记的探针经纯化时要选择用 Sephadex G-25 微柱。

11.1.2　预杂交与杂交

【实验原理】　预杂交液中的非特异 DNA(如鲑鱼精子 DNA 或小牛胸腺 DNA)及高分子物质(聚蔗糖、聚乙烯吡咯烷酮、牛血清白蛋白)能通过非极性基团间疏水作用力或其他次级键与待测核酸分子中及杂交膜表面的非特异性大分子结合位点结合,从而封闭这些非特异性结合位点,阻止带有放射性标记的核酸探针在杂交反应进行时与这些非特异性位点结合。标记物标记的多核苷酸链作为探针,在适当的条件下,根据碱基互补配对原则与待测样品中互补的核苷酸序列形成双链结构。

【仪器和试剂】

(1)仪器:杂交炉。

(2)试剂:

已转移固定好 DNA 的 NC 膜或尼龙膜。

已标记好放射性核素的 DNA 探针。

$50 \times$ Denhardt 溶液:1% Ficoll-400(聚蔗糖 –400)、1% PVP(聚乙烯吡咯烷酮)、1% BSA(牛血清白蛋白)。

预杂交液:$5 \times$ SSC、$5 \times$ Denhardt 溶液、50 mmol/L 磷酸盐缓冲液、0.2% SDS、500 μg/mL 变性鲑鱼精子 DNA(salmon sperm DNA,ssDNA)。

杂交液:在上述预杂交液中加入标记探针即为杂交液。

【实验步骤】

(1)预杂交:水浴预热预杂交液至 68℃,将结合了 DNA 的 NC 膜置于杂交管内,加入适量预杂交液(约 20 mL/100 cm² 膜),尽量排除气泡,盖紧杂交管,并将其置杂交炉内旋转,68℃恒温预杂交 1~2 小时。

(2)杂交:将 α-³²P 标记的探针沸水浴 5 分钟,冰浴骤冷。倒去杂交管内预杂交液后,重新加入预杂交液达 5~10 mL/100 cm² 及变性的探针,盖紧杂交管,并将其置杂交炉内旋转,68℃恒温杂交 6~16 小时。

【注意事项】

(1)杂交体系中 ssDNA 可用小牛胸腺 DNA(calf thymus DNA)代替。一般情况下,不用甲酰胺时,杂交反应可在 68℃左右进行,当杂交液含 50% 甲酰胺时,则一般在 42℃左右进行。

(2)适宜的杂交温度一般为低于 Tm 值 20~25℃,可参照以下经验公式计算 Tm 值,Tm $= 81.5℃ + 16.6 \times \lg[Na^+] + 0.41 \times (G + C)\% - 0.61 \times$ 甲酰胺百分比浓度 $-500/$ 杂交体碱基对数。采用寡核苷酸探针杂交时,杂交温度一般低于 Tm 值 5℃,下述公式适于寡核苷酸探针 Tm 值的计算:

$$Tm = 4 \times (G + C) + 2 \times (A + T)。$$

(3)如受条件限制,可采用塑料袋封口,在恒温水浴摇床中进行杂交反应。实验证明,采用以下较简易的预杂交体系也能获得较理想的杂交结果:250 mmol/L 磷酸钠缓冲液(pH 7.0)、1% BSA 和 7% SDS。

(4)放射性标记探针的比放射活性一般应达到 10^8 cpm/μg DNA。

11.1.3　洗膜和放射自显影

【实验原理】　洗膜过程是将滤膜上未与 DNA 杂交的及非特异性杂交的探针分子从滤膜上洗去的过程。杂交体的稳定性与形成杂交体两链间的互补程度及体系中的离子强度密切相关。错配率越低，稳定性越高；体系中离子强度越低，稳定性越低。在一定温度(低于 Tm 值 12～20℃)下由于非特异性杂交的杂交体稳定性较低，因此采用较低离子强度的溶液可以将滤膜上未与 DNA 杂交及非特异性杂交的探针分子洗去。放射线能使 X 线胶片感光，并经显影和定影后可在 X 线胶片上显示出杂交信号。

【仪器和试剂】

(1)仪器：杂交炉、盖革计数器、恒温水浴振荡器。

(2)试剂：

杂交膜。

不同离子强度的洗膜液：1×SSC、0.5% SDS，0.5×SSC、0.1% SDS，0.1×SSC、0.1% SDS。

显影液、定影液。

【实验步骤】

(1)杂交完毕，弃去杂交液(倒入污物瓶暂存)，向杂交管内加入较多量的 1×SSC 和 0.5% SDS 溶液，室温摇荡 15 分钟，弃溶液于污物瓶。

(2)向杂交管内加入 20～50 mL 0.5×SSC、0.1% SDS 溶液置杂交炉内，68℃，旋转 15 分钟，弃溶液于污物瓶。

(3)将滤膜转移至盛有大量 0.1×SSC、0.1% SDS 溶液的塑料盒内，68℃，恒温水浴振荡 15 分钟，弃液体，用盖革计数器检测滤膜表面的计数值，反复更换该浓度的洗膜液，每洗 1 次即用盖革计数器检测，直至滤膜表面表观计数值＜100，但一般不低于 10 为宜。较为理想的表观计数值为 20 左右。

(4)取出滤膜，用滤纸吸去膜上流动液体，用放射性墨水在膜上一定部位作上标记(或剪去滤膜一角作为标记)以利定位，用保鲜膜将滤膜包好置暗盒中。

(5)在暗室内于滤膜上压上 X 线胶片(剪去一角作标记)或滤膜上、下各压一张 X 线胶片，盖上暗盒，于 -70℃曝光适当时间(几小时或几天)。

(6)根据滤膜上杂交体放射性强度，曝光一定时间后，在暗室内取出 X 线胶片，并将其显影、定影，即可以在阅片灯上观察显影区带，分析结果。

【注意事项】

(1)洗膜过程中不要让滤膜干燥,否则非特异性结合的 DNA 探针洗不下来及不利于膜的再生利用。

(2)洗膜温度可略高于杂交温度(约5℃),但不宜过高。

(3)洗膜液离子强度须逐步降低,且每洗 1 次,要检测滤膜表面放射性强度。

(4)如滤膜放射性强度低,可在膜上、下各压一张 X 线胶片及采用增感屏,但需固定好,并于 -70℃曝光一定时间后显影,如感光区带不清晰,可延长另一张 X 线胶片的曝光时间,但取出第一张 X 线胶片时,不能移动滤膜及下面的 X 线胶片。从 -70℃冰箱取出暗盒后,应在室温放置 2 小时以上,待暗盒内温度升至室温再显影,以避免 X 线胶片上可能的冰块或温度不均匀及 X 线胶片与显影液温差太大影响显影效果。

(5)X 线胶片的显影条件一般为室温下 5 分钟左右,暗房内通过观察信号强弱可进行适当调整。如果 X 线胶片曝光不足,可再压片重新曝光。

11.2 采用地高辛标记 DNA 探针进行核酸分子杂交分析

11.2.1 随机引物地高辛标记反应法

【实验原理】 地高辛标记试剂是一种特殊的标记反应混合物,除 DNA 模板外,它含有随机引物标记法所需的所有成分。标记反应混合物中的随机引物可与不同来源的 DNA 单链模板相应的区域互补结合而作为引物,在大肠埃希菌 DNA 聚合酶 Ⅰ 大片段(Klenow 片段)的催化下,合成与模板 DNA 互补的 DNA 链。反应体系中除 dATP、dGTP、dCTP 三种脱氧核苷酸底物外还含有 DIG 标记的 dUTP,DIG-dUTP 可通过聚合反应掺入到新合成的链中形成地高辛标记的 DNA 探针。

【仪器和试剂】

(1)仪器:离心机、水浴箱。

(2)试剂:

待标记的探针 DNA。

随机引物法地高辛标记反应试剂盒。

【实验步骤】

(1)加 1 μg 模板 DNA 于反应管中,加入无菌双蒸水至 16 μL。

(2)沸水浴 5 ~ 10 分钟,冰浴骤冷。

(3)加 4 μL 地高辛标记试剂，混匀后离心数秒。

(4)37℃水浴 1 ~ 20 小时。

(5)加入 0.2 mol/L EDTA（pH 8.0）或 65℃加热 10 分钟终止反应。

【注意事项】

(1)地高辛通过一个碱不稳定性酯键与 dUTP 结合，因此地高辛-dUTP 标记的 DNA 探针不能通过碱(NaOH)处理变性，必须经沸水浴进行热变性。同时杂交上的标记物可以更加容易和有效地脱去以利于采用另一标记探针重复杂交。

(2)地高辛标记试剂在一优化的 5 倍于工作浓度的反应缓冲液中预先混匀，建立标记反应体系时只需加入一定浓度的单链 DNA 模板，并使反应缓冲液处于 1 倍工作浓度即可。

(3)使用预先混匀的地高辛标记试剂免去了反应前的各成分混合的步骤，并可使标记产率增加、重复性稳定和操作更为方便。

11.2.2　预杂交与杂交

【实验原理】　预杂交与杂交的原理与 11.1.2 相同。

【仪器和试剂】

(1)仪器：杂交炉。

(2)试剂：

已转移固定好 DNA 的 NC 膜或尼龙膜。

已标记好的 DNA 探针。

预杂交液、杂交液(同前)。

【实验步骤】

(1)水浴预热预杂交液至 68℃。

(2)于 68℃振荡预杂交 Southern 膜 30 分钟至 2 小时(20 mL 预杂交液/100 cm² 膜)。

(3)沸水浴已标记探针 5 ~ 10 分钟，冰浴骤冷。

(4)制备杂交液：加变性探针于已预热的预杂交液中。

(5)弃去杂交管内预杂交液，加入杂交液(2.5 mL/100 cm² 膜)。

(6)68℃振荡杂交 6 ~ 20 小时。

11.2.3　洗膜

【实验原理】　洗膜过程是将滤膜上未与靶 DNA 杂交的及非特异性杂交的探针分子从滤膜上洗去的过程。其原理与放射性同位素检测法中的洗膜原理一致。

【仪器和试剂】

(1)仪器:杂交炉。

(1)试剂:

杂交膜。

不同离子强度的洗膜液:2×SSC、0.1% SDS,0.1×SSC、0.1% SDS

【实验步骤】

(1)2×SSC、0.1% SDS 室温洗膜 5 分钟,重复 1 次。

(2)0.1×SSC、0.1% SDS 68℃振荡洗膜 15 分钟,重复 1 次。

11.2.4　杂交结果显示

【实验原理】　在与靶核苷酸序列杂交后,DIG 标记的 DNA、RNA 或寡核苷酸探针可采用连接有碱性磷酸酶(AP)的抗 DIG 抗体(anti-DIG-AP)进行酶联免疫法检测,然后利用 AP 的活性,使生色底物 5-溴-4-氯-3-吲哚磷酸盐(X-磷酸盐)和硝基四氮唑蓝盐(NBT)反应产生不溶性的蓝色沉淀,显示出杂交分子的位置。碱性磷酸酶的另一种底物是化学发光试剂 CSPD,它可采用 X 线片显示杂交分子,化学发光法快速、灵敏、可以很容易地将杂交信号去掉,以便进行多轮杂交。

【仪器和试剂】

(1)仪器:杂交炉。

(2)试剂:

DIG 杂交显示试剂盒。

Buffer 1(马来酸缓冲液):0.1 mol/L 马来酸、0.15 mol/L NaCl、以固体 NaOH 调至 pH 7.5(20℃)。

Buffer 2(封闭液):以 Buffer 1 按 9:1 稀释 10×封闭液。

Buffer 3(检测缓冲液):0.1 mol/L Tris-Cl、0.1 mol/L NaCl、50 mmol/L MgCl$_2$ pH 9.5(20℃),

Buffer 4(TE 缓冲液):10 mmol/L Tris-Cl、1 mmol/L EDTA pH 8.0,

显色液:加 200 μL 显色底物储存液于 10 mL Buffer 3(须新鲜配制)。

【实验步骤】

(1)杂交膜经洗膜后,以马来酸缓冲液(Buffer 1)漂洗膜 1~5 分钟。

(2)将膜浸泡于 1×封闭液(Buffer 2)中 30 分钟。

(3)以封闭液(Buffer 2)将 anti-DIG-AP 复合物稀释 5000 倍

至1500 mU/mL。

（4）将膜浸泡于步骤（3）制备的抗体溶液中30分钟。

（5）以 Buffer 1 洗膜15分钟，重复1次。

（6）将膜浸泡于 Buffer 3 中2~5分钟。

（7）将新鲜配制的显色液盛于暗盒内，将膜浸泡其中30分钟至16小时，注意避光及避免振摇。

（8）用双蒸水或 TE 缓冲液（Buffer 4）漂洗膜5分钟，终止显色反应。

（9）以滤纸吸除膜表面流动液体。

（10）拍照保存结果与分析。

（汤立军　曾海涛）

参考文献

[1] 胡维新. 分子生物学常用实验操作指南. 长沙: 湖南科学技术出版社. 2003

[2] 卢圣栋. 现代分子生物学实验技术（第2版）. 北京: 中国协和医科大学出版社. 1999

12   细胞总 RNA 的提取

真核细胞总 RNA 主要由 rRNA、tRNA 和小分子 RNA、mRNA 组成。rRNA 占总 RNA 的80% ~85%，有 28S、18S、5.8S、5S 四种类型，tRNA 和小分子 RNA 占总 RNA 的 10 ~15%，mRNA 占总 RNA 的 1% ~5%。提取的 RNA 可用于构建 cDNA 文库、RT-PCR、Northern 印迹杂交、基因芯片等实验。

12.1   哺乳动物细胞 RNA 的提取

【实验原理】   哺乳动物细胞总 RNA 主要由 rRNA(80% ~85%)、tRNA 和核内小分子 RNA (10% ~15%)、mRNA(1% ~5%)组成，其中 rRNA、tRNA 和 mRNA 位于细胞质中。本实验应用 NP-40 破碎细胞膜使细胞质中的 RNA 释放出来，但保留了完整核膜，通过离心，在 RNA 分离的较早阶段去除细胞核，从而去除了基因组 DNA。然后，用尿素和 SDS 变性蛋白质，使其在苯酚、氯仿抽提时被完全去除，达到纯化 RNA 的目的。所制备的 RNA 可用于逆转录反应、Northern 印迹杂交等实验。

【仪器和试剂】

(1)仪器：低温冷冻离心机，真空干燥仪。

(2)试剂：

PBS，DEPC(焦碳酸二乙酯)，VRC (氧钒核糖核苷复合物)，NP-40，SDS，Tris，EDTA 二钠，NaCl，$MgCl_2$，尿素，醋酸钠，HCl，NaOH，苯酚，8 - 羟基喹啉，氯仿，异戊醇，无水乙醇等。

溶液 I (10 mmol/L Tris-Cl pH 7.6，0.15 mol/L NaCl，1.5 mmol/L $MgCl_2$，0.6% NP-40)，

溶液 II (7 mol/L Urea，10 mmol/L Tris – Cl pH 7.6，1%SDS，0.35 mol/L NaCl，10 mmol/L EDTA 二钠)

【实验步骤】

(1)取 10^5 ~10^7 个培养细胞于 1.5 mL Eppendorf 离心管中。

(2)4℃、12 000 rpm 离心 30 秒，弃上清液培养液。

(3)加入 1.0 mL PBS 重悬细胞沉淀。

(4)4℃、12 000 rpm 离心 30 秒，弃上清液。

(5)再加入 1.0 mL PBS 清洗细胞沉淀 1 次，同上离心，尽可能吸去上清液。

(6)细胞沉淀加入 200 μL 溶液 I，迅速加入 20 μL 200 mmol/L VRC，振荡混匀使细胞沉淀分散，置冰浴中 5 分钟。

(7)4℃、12000 rpm 离心 5 分钟，将上清液移至另一新 Eppendorf 离心管中，弃沉淀。

(8)上清液中加入 200 μL 溶液 II，充分混匀。

(9)加入 400 μL 酚/氯仿/异戊醇(25∶24∶1)，振荡混匀。

(10)4℃、12000 rpm 离心 2 分钟，将上层水相收集至另一 Eppendorf 离心管中。

(11)加入等体积酚/氯仿/异戊醇(25∶24∶1)重复抽提 1 次，同上离心，收集水相。

(12)加入等体积氯仿/异戊醇(24∶1)再抽提 1 次，同上离心，收集水相。

(13)加入 1/10 体积(约 40 μL)3 mol/L 醋酸钠(pH 5.2)及 2~2.5 倍体积(1 mL)冰预冷无水乙醇，混匀，于 -20℃放置 30 分钟或 -70℃放置 15 分钟。

(14)4℃、12000 rpm 离心 10 分钟，去上清液，保留 RNA 沉淀。

(15)RNA 沉淀用 75% 乙醇清洗一次，同上离心，弃上清液。

(16)真空干燥 5~10 分钟或室温干燥蒸发乙醇至无醇味。

(17)加入 20 μL DEPC 处理过的消毒 dH_2O 以溶解沉淀。

(18)取 1~10 μL（根据细胞数量确定）电泳检测，余存 -70℃备用。

(19)电泳：在 10 μL 样品中加入 2 μL 上样缓冲液(50% 甘油，1 mmol/L EDTA pH 8.0，0.25% 溴酚蓝，0.25% 二甲苯青 FF)。上样于 1.5% 琼脂糖凝胶后，用 1×TBE buffer 作电泳缓冲液，5 V/cm 电泳。溴酚蓝迁移至凝胶长度的 2/3 处时停止电泳，0.5 μg/mL 的 EB 染色，紫外线灯下观察结果。

(20)结果分析：未降解的 RNA 样品应可见到三条明显的 28S、18S 和 5S rRNA 区带，三条区带间可见拖尾现象，主要为大小不同的 mRNA，真核细胞总 RNA 琼脂糖凝胶电泳结果。可参考图 12-1 所示。

【注意事项】

(1)实验用的玻璃器皿和塑料制品洗净后均须用 0.1% DEPC 浸泡 12 小时以上，然后高压灭菌去除 DEPC，或玻璃器皿于 200℃干烤 5 小时以上，以去除 RNase 污染。

(2)实验所用试剂必须用 DEPC 处理过的 H_2O 配制。如有可能，溶液应用 0.1% DEPC 于 37℃至少处理 12 小时(注：DEPC 可与胺类迅速发生化学反应，因此不能用来处理含有 Tris 一类的缓冲液)，然后高压灭菌去除

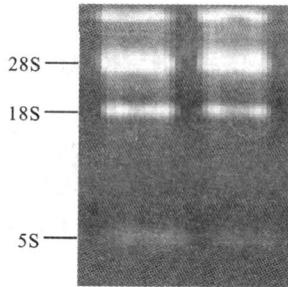

图 12 - 1　真核细胞总 RNA 琼脂糖凝胶电泳结果

DEPC。

（3）操作时使用的一次性手套要经常更换，尽可能避免一切污染的机会，且全部过程最好在冰上操作，以降低 RNase 活性，减少 RNA 降解。另外，苯酚需用 DEPC 处理的 H_2O 平衡。

（4）VRC 是一种很强的 RNase 抑制剂，在细胞膜破裂时可抑制内源性 RNase 活性，因而应在细胞膜破裂前加入。使用浓度为 10 ~ 20 mmol/L。

（5）每 10^6 细胞可提取 50 ~ 100 μg RNA。纯净的 RNA 样品 A_{260}/A_{280} 的比值位于 1.8 ~ 2.0 之间。

12. 2　TRIzol 试剂提取哺乳动物细胞 RNA

【实验原理】　TRIzol 试剂中含有异硫氰酸胍和苯酚，异硫氰酸胍是蛋白质变性剂，可溶解蛋白质，裂解细胞，加入氯仿离心后，裂解液分离成水相和有机相，RNA 存在于水相，用异丙醇沉淀 RNA，75% 乙醇洗涤 RNA 沉淀，DEPC 处理水溶解 RNA。

【仪器和试剂】

（1）仪器：低温冷冻离心机

（2）试剂：TRIzol、异丙醇、乙醇。

【实验步骤】

（1）取 1 mL 内含 10^5 ~ 10^6 个细胞的培养液于 1.5 mL Eppendorf 管中。

（2）4℃、12000 rpm 离心 30 秒钟，弃上清液。

（3）加入 1 mL TRIzol 分离试剂，用移液器吸头重悬细胞沉淀，室温孵育 5 分钟。

(4)加入 0.2 mL 氯仿，振摇 15 秒钟，室温孵育 10 分钟。

(5)4℃、12000 rpm 离心 15 分钟，收集上层无色水相于 1.5 mL Eppendorf 离心管中，弃沉淀管。

(6)加入 0.5 mL 异丙醇，振荡混匀，室温孵育 5~10 分钟(RNA 沉淀)。

(7)4℃、12000 rpm 离心 10 分钟，弃上清液。

(8)加入 1 mL 75% 乙醇并振荡。

(9)4℃、12000 rpm 离心 5 分钟，弃上清液。

(10)空气中干燥 10 分钟。

(11)加入 20 μL DEPC 处理水溶解 RNA。

(12)取 10 μL 电泳分析 RNA 质量。余下的 RNA 中，加入 1/10 体积的 3 mol/L醋酸钠(pH 5.2)及 3 倍体积的无水乙醇，于 -20℃或 -70℃保存。

【注意事项】

与 12.1 中的注意事项相同。

12.3 哺乳动物细胞 RNA 提取(离心柱型)

【实验原理】 蛋白质变性剂破细胞膜及核膜，释放 RNA、DNA 和蛋白质。用 RNase 抑制剂抑制内源性 RNase，用蛋白变性剂进行蛋白变性，用 DNase I 降解 DNA。用离心吸附柱选择吸附 RNA，通过漂洗液将杂质去除，DEPC 处理过的水洗脱溶解 RNA。

【仪器和试剂】

(1)仪器：离心机。

(2)试剂：RNA 提取试剂盒(离心柱型)、乙醇、β - 巯基乙醇。

【实验步骤】

(1)取一 1.5 mLEppendorf 管，加入 1.5 mL 悬浮细胞，1500 rpm 离心 5 分钟，弃上清液收集细胞。

(2)加入 350ul 裂解液(使用前每 1 mL 裂解缓冲液加入 20ul 的 β - 巯基乙醇)，用吸头吹打混匀。

(3)向裂解产物中加入等体积(350ul)的 70% 乙醇，颠倒混匀(4~6 次)。

(4)加样品到离心吸附柱上(加完乙醇后可能会形成沉淀，用吸头充分混匀所有的混合液后加入到柱子上)。套上收集管，室温离心，12,000 rpm，1 分钟。弃收集管废液。

(5)将柱子放在一个新的 1.5 mL Eppendorf 管中，加上 300 μL RNA 洗涤

液 I。室温离心，12000 rpm，1 分钟。同样弃掉流出液。在第 6 步中重新使用收集管。

（6）DNase I 消化，室温 15 分钟（选择性）。

（7）将柱子再放到同一个 1.5 mL Eppendorf 管中，加入 500 μL RNA 洗涤液 I，室温离心，12000 rpm，1 分钟。弃掉流出液。

（8）将柱子放到一个新的 1.5 mLEppendorf 管中，加入 500 μL RNA 洗涤液 II（乙醇稀释过的），室温离心，12000 rpm，1 分钟。弃掉流出液。在第 9 步中重新使用这个收集管。

（9）用 500ul RNA 洗涤液 II 再洗涤一次柱子。室温离心，12000 rpm，1 分钟。弃掉流出液。

（10）然后使收集管空着，12000 rpm，2 分钟，室温离心，室温静置 3～5 分钟，使离心吸附柱基质完全干燥，弃掉收集管及流出液。

（11）转移柱子到一个新的 1.5 mL 的 Eppendorf 管中，加入 30～50 μL 的 DEPC 处理过的水洗脱柱子（洗脱 RNA），确保水直接加到了柱子的基质上。室温孵育柱子 5 分钟，14000 rpm 离心 1 分钟。

（12）电泳分析：取 5 μL 上样。

（13）RNA 的保存：－70℃。

【注意事项】

（1）裂解液中含有蛋白质变性剂、缓冲溶液等成分，常用的蛋白质变性剂有异硫氰酸胍、盐酸胍、SDS、酚、氯仿等。

（2）其他注意事项见 12.1 。

12.4　植物总 RNA 的提取

【实验原理】　异硫氰酸胍中的异硫氰酸根离子及胍离子都是很强的蛋白质变性剂。异硫氰酸胍与十二烷基肌氨酸钠合用可使核蛋白体迅速解离；与还原剂 β－巯基乙醇合用抑制 RNase 活性，将异硫氰酸胍、β－巯基乙醇、十二烷基肌氨酸钠联用，强有力地抑制 RNA 降解，增强了核蛋白体的解离，使大量的 RNA 释放到溶液中，然后用酸性酚（pH 3.5）抽提，既能保证 RNA 的稳定，又可抑制 DNA 的解离，使 DNA 与蛋白质一起沉淀，RNA 被抽提进入水相，用异丙醇沉淀 RNA，经酚/氯仿再次抽提纯化。

【仪器和试剂】

（1）仪器：低温冷冻离心机。

（2）试剂：

1）异硫氰酸胍溶液：4 mol/L 异硫氰酸胍，25 mmol/L 柠檬酸钠（pH 7.0），0.5% 十二烷基肌氨酸钠，0.1 mol/L β-巯基乙醇。

2）2 mol/L NaAc（pH 4.0）。

3）水饱和苯酚（pH 3.5）。

【实验步骤】

（1）50 mL 离心管，各加入 15 mL 异硫氰酸胍溶液，于冰上预冷。

（2）5 g 新鲜植物幼嫩组织器官或种子萌发的幼苗等置于研钵中，加入液氮，迅速研磨成细粉。

（3）将粉末全部移入冰上预冷的离心管中，振荡离心管混合均匀，将离心管置冰上。

（4）加入 2 mol/L NaAc 1.5 mL、水饱和酚 15 mL 和氯仿/异戊醇 3 mL，每加入一种试剂均轻轻振摇混合均匀，最后将离心管盖紧，颠倒混匀，冰浴 15 分钟。

（5）4℃、15000 rpm 离心 30 分钟，转上层水相至另一干净的离心管中，加入等体积的异丙醇，混匀，置 -20℃ 冰箱 1 小时。

（6）4℃、13000 rpm 离心 25 分钟，小心去除上清液，沉淀溶于 5 mL 异硫氰酸胍溶液中，加入等体积的异丙醇，混匀后，置 -20℃ 冰箱 1 小时。

（7）4℃、13000 rpm 离心 20 分钟，沉淀用 70% 的乙醇洗涤 1 次，自然晾干后，溶于约 500 μL 的 DEPC 处理的水中。

（8）经 1.5% 琼脂糖凝胶电泳，EB 染色，可见 28S rRNA、18S rRNA、5S rRNA 三条明显的区带，三条区带之间的呈抹片样图谱即为 mRNA，余下的样品加入 1/10 体积 3 mol/L NaAc 和 3 倍体积无水乙醇，于 -70℃ 可长期保存。

【注意事项】

（1）植物细胞水溶性的细胞代谢物如酚、多糖等易与 RNA 结合成胶冻状的不溶物或有色复合物，它们能影响 RNA 的质量和产量。可采用多种方法来解决这个问题，如对组织提取液进行高速离心去除多糖，采用低 pH 的提取缓冲液抑制酚的解离及氧化，或用 α-巯基乙醇、PVP 来抑制酚类的干扰。

（2）其他注意事项见 12.1。

（罗志勇　曾海涛）

13 Northern 印迹杂交

Northern 印迹杂交是指将 RNA 变性及电泳分离后，将其转移到固相支持物上，然后利用杂交反应来鉴定特定 mRNA 分子的含量及其大小。

【实验原理】 Northern 印迹杂交用于检测组织、细胞中特定基因的表达状态和表达水平。其基本原理和方法与 Southern 印迹杂交相似。RNA 经琼脂糖凝胶电泳分离后，被转移至尼龙膜或硝酸纤维素膜上，然后再与标记的 DNA 或者 RNA 探针杂交。Northern 印迹杂交与 Southern 印迹杂交的主要不同之处在于其开始阶段。因为 RNA 是单链的，大多数 RNA 可能会通过分子内部的碱基配对形成二级结构。如果想要得到好的分离效果，电泳必须在变性条件下进行。通常加入甲醛到琼脂糖凝胶和样品缓冲液中，或者在加样前用乙二醛和二甲亚砜处理 RNA，使 RNA 变性。

【仪器和试剂】

(1) 仪器：电泳仪。

(2) 试剂：

1) RNA 提取试剂、随机引物标记试剂盒、RNA 分子质量标志物。

2) 20×SSC：含 3 mol/L NaCl，0.3 mol/L 柠檬酸钠，pH 7.0。

3) 预杂交液：含 50% 甲酰胺、5×SSC、5×Denhardt、0.1% SDS、250 μg/mL 鲑鱼精子 DNA 。

4) 杂交液：在上述预杂交液中加入标记的探针后，就称为杂交液。

5) 10×MOPS 缓冲液：该缓冲液中 MOPS 的浓度为 0.2 mol/L，醋酸钠的浓度为 50 mmol/L，EDTA 的浓度为 10 mmol/L，其配制方法：称取 23.13 g MOPS、2.05 g 无水醋酸钠、1.86 g EDTA 二钠，先用 400 mL DEPC 处理过的水溶解，调节 pH 至 7.0，再用 DEPC 处理过的水加到 500 mL。过滤，装于棕色试剂瓶，并用铝铂包好试剂瓶。

6) 变性液：含 0.05 mol/L NaOH 、1.5 mol/L NaCl。

7) 中和液：含 0.5 mol/L Tris（pH 7.4）、1.5 mol/L NaCl。

8) DEPC 水，其处理方法：于 300 mL 双蒸水中加 300 μL DEPC，用电磁搅拌器搅拌混合，并于 37℃ 放置 12 小时以上，高压消毒。

9) 琼脂糖、α-^{32}P – dCTP、尼龙膜或硝酸纤维素膜。

10) 甲醛、溴乙锭、溴酚蓝、NaOH、NaCl、Tris、甲酰胺、SDS、乙二醛、二甲亚砜等。

【实验步骤】

(1)凝胶制备与 RNA 分离

溶解 1.0 g 琼脂糖于 72 mL 水中,慢慢冷却到 60℃时,加入 10 mL 10×MOPS 缓冲液和 18 mL 12.3 mol/L 甲醛(在通风橱中操作)及 5 μL 溴乙锭(5 mg/mL)。待胶凝固后即可使用。

RNA 样品约 5μg 用 DEPC 水调整至 11 μL,然后加入 5 μL 10×MOPS 缓冲液、9 μL 甲醛和 25 μL 甲酰胺,混匀后于 55℃加热 15 分钟,加入 10 μL 含甲醛的样品缓冲液,然后加样。电泳在 5 V/cm 中进行,直到溴酚蓝迁移至胶长的 1/2 到 2/3 时停止电泳。一般应加 RNA 分子质量标志物一起电泳,以测定阳性信号的分子质量大小。电泳后于紫外光下照相,实验结果见图 13-1。

(2)转膜

凝胶用去离子水淋洗 2~3 遍后,加入 10 倍胶体积的变性液,浸泡 30 分钟;随后加 10 倍胶体积的中和液,中和 20 分钟;再用 10 倍胶体积的 20×SSC 浸泡 45 分钟。用转移 DNA 的相同方法进行转膜(尼龙膜和硝酸纤维素膜均可)(详见"Southern 印迹转移"实验有关内容),一般转移过夜。第二天,去除滤纸,取出膜,用 2×SSC 淋洗一遍,放到滤纸上让其干燥。膜上的 RNA 可用真空烘烤(80℃,2 小时)或者紫外线交联法(用于尼龙膜)进行固定。这时即可进行杂交。

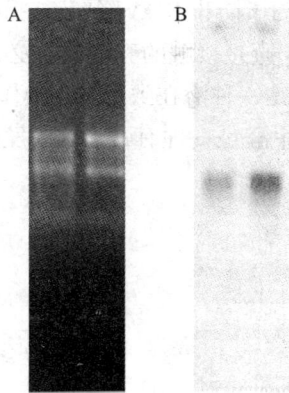

图 13-1　Northern 印迹杂交实验结果

A. 总 RNA 凝胶电泳结果;

B. Northern 印迹杂交结果

(3)探针标记

探针标记的方法有多种,如末端标记、缺口平移、随机引物标记,可用DNA、也可用 RNA 作探针进行杂交。(详见"探针标记和核酸分子杂交"实验有关内容)

(4)预杂交与杂交

将膜和预杂交液置于塑料袋或杂交管中,摇动或旋转,42℃保温 3 小时。将标记的探针于 100℃变性 5 分钟,冰上迅速冷却,然后加到预杂交液中,42℃杂交过夜。

5. 洗膜与放射自显影

去掉杂交液，用含 0.1% SDS 的 2×SSC 于室温洗膜一次，然后改用 0.2 ×SSC、0.1% SDS 于室温洗膜，每次均 5 分钟。如有必要，可反复洗数次，并提高洗膜温度。洗毕，用薄膜包好，进行放射自显影和结果分析，实验结果见图 13 – 1B。

除 Northern 印迹杂交外，斑点杂交(Dot Blot) 和狭缝杂交(Slot Blot) 也可用于检测细胞中的 mRNA 表达，其方法是通过点样器将 RNA 样品直接点样于硝酸纤维素膜或尼龙膜上，无须电泳与转膜，固定后，直接进行杂交。这些杂交方式可以检测细胞内某种基因的表达水平。杂交程序与 Northern 印迹杂交完全相同。省时省力，缺点是不能检测到 mRNA 分子质量的大小。

【注意事项】

(1)为了防止 RNA 降解，在 RNA 提取和电泳过程中，所有溶液、容器以及与 RNA 直接接触的其他仪器必须先用 DEPC 处理，以消除 RNA 酶的活性。但 DEPC 是一种潜在致癌物，操作时必须小心谨慎。

(2)甲醛是一种有毒、易挥发的化学物质，应在通风橱内小心操作。

（曾海涛）

参考文献

[1] 胡维新. 分子生物学常用实验操作指南. 长沙: 湖南科学技术出版社. 2003.

[2] 卢圣栋. 现代分子生物学实验技术(第 2 版). 北京: 中国协和医科大学出版社. 1999

14　PCR 和 RT – PCR

【实验原理】　聚合酶链反应(PCR)是利用 DNA 聚合酶在体外条件下，催化一对引物之间特异 DNA 片段合成的基因扩增技术。PCR 包括三个基本过程：①变性，在高温度条件下使双链模板 DNA 变性、解链，成为单链 DNA；②退火，在较低温度时使加入的引物与单链 DNA 模板特异性地结合；③延伸，在适当的温度下，Taq DNA 聚合酶从结合到 DNA 模板上的引物 3′ – OH 端开始，根据碱基互补配对原则，按照 DNA 模板核苷酸序列，进行 DNA 链的延伸，合成与模板互补的新的 DNA 分子。这三个过程组成一个循环周期；每个周期合成的产物又可作为下一个周期的模板，如此循环往复，经过若干轮循环后，目的 DNA 片段的拷贝数大量扩增。

逆转录 PCR(RT – PCR)方法由两部分组成：①cDNA 的合成：以 mRNA 为模板，在逆转录酶的作用下，以 Oligo(dT)或特异的下游引物合成与 mRNA 互补的 cDNA 片段；②PCR 扩增：以已合成的 cDNA 为模板，在耐热的 DNA 聚合酶和上、下游引物作用下进行标准的 PCR 扩增。PCR 和 RT – PCR 技术操作简单，敏感性高，已广泛应用于基因结构分析、基因表达和基因克隆等方面的研究。

【仪器和试剂】

(1)仪器：PCR 仪、离心机、电泳仪、水平电泳槽、恒温水浴锅、凝胶成像仪、制冰机。

(2)试剂：血清、培养基、细胞级别的 1×PBS 缓冲液。

1)模板 RNA：根据实验 12 的方法，提取细胞总 RNA，适当稀释后备用。

2)四种脱氧核苷三磷酸(dNTPs，包括 dATP、dCTP、dGTP 和 dTTP)：用 pH 7.0 的中性水溶液先分别配成 100 mmol/L 储备液，储存于 –20℃。使用时，取 dATP、dCTP、dGTP 和 dTTP 储备液等分混匀，并适当稀释，使 dNTPs 工作浓度为 10 mmol/L。

3)标准 PCR 缓冲液：10×缓冲液组成为：200 mmol/L Tris – Cl(pH8.3, 25℃)，15 mmol/L $MgCl_2$，250 mmol/L KCl，0.5% Tween20，1 mg/mL BSA (或 gelatin)

4)引物：①逆转录引物为 Oligo(dT)$_{16}$，合成后用无菌 ddH_2O 溶解，使其浓度为 500 ng/μL。②PCR 扩增引物，本实验所用引物根据 β-actin mRNA 的序列设计，扩增产物的长度为 260 bp。上游引物：5′-TGA CGG TCA GGT

CAT CAC TAT CGG CAA TGA-3′下游引物：5′-TTG ATC TTC ATG GTG ATA GGA GCG AGG GCA-3′。引物合成后用无菌 ddH$_2$O 溶解，配制成100 μmol/L 储备液，使用时稀释成 10 μmol/L 或 20 μmol/L。

5）Taq DNA 聚合酶：浓度为 3 U/μL，为了便于准确取样，实验前稀释成 1.5 U/μL(也可以不稀释)。

6）AMV 逆转录酶。

7）5×反转录缓冲液。

8）DEPC 处理的无菌双蒸水。

9）石蜡油(有热盖功能的 PCR 仪不需要)。

10）DNA Marker。

(3)耗材：离心管、灭菌 TIP、移液器、冰盒、mark 笔(记号笔)。

【实验步骤】

(1)cDNA 的合成

总 RNA	≤1 μg(5~10 μL)
Oligo(dT)$_{16}$	0.5 μg(也可使用特异下游引物50~100 pmol)
RNasin	20 U
5×RT 缓冲液	4 μL
10 mmol/L dNTPs	1 μL
AMV 逆转录酶	10 U
加 H$_2$O 到	20 μL

42℃保温 30~60 分钟，冰上冷却，离心数秒钟，然后进行 PCR。

(2)PCR 扩增

1）0.5 mL 反应管中，按照以下顺序加入各种成分，使反应总体积为 50 μL：

H$_2$O	28 μL
10×PCR 缓冲液	5 μL
10×dNTPs(2.0 mmol/L)	5 μL
扩增引物混合物(2 μmol/L)	5 μL
cDNA 模板	5 μL
Taq DNA 聚合酶(1.5 U)	2 μL

在冰上轻轻混匀后，加石蜡油 50 μL(带热盖的 PCR 仪不需加)，离心数秒钟，放置于冰上，准备上机扩增。

2）上机：先在 DNA 扩增仪上设置好循环程序：94℃预变性 2 分钟；94℃变性 30 秒，60℃退火 30 秒，72℃延伸 40 秒，共 30 个循环；72℃延伸 5 分钟。反应管放在 DNA 扩增仪的插孔中。按"START"键，循环开始。

3）循环完毕，取出反应管，放置于 4℃冰箱备用。

4）PCR 产物电泳：PCR 扩增完毕，需要用凝胶电泳的方法检测扩增效果。扩增片段长度一般在 0.2 kb～1.0 kb，宜用 1.5% 琼脂糖凝胶进行电泳，以 φX174/Hae Ⅲ作为分子质量标准。如扩增片段的长度在 1.0 kb～3.0 kb 范围，宜用 1.0% 琼脂糖凝胶进行电泳，以 λ/Hind Ⅲ + EcoR Ⅰ作为分子质量标准。①1.5% 琼脂糖凝胶的制备：称取 1.5 g 琼脂糖放于洁净的 250 mL 三角烧瓶中，加 100 mL 0.5 × TBE，放入微波炉或水浴锅内，加热至琼脂糖完全溶化透明。取出冷却至 55℃左右。加 5 μL 10 mg/mL 溴乙锭于琼脂糖溶液中，混匀后倒胶，放置半小时以上。②点样及电泳：将制备好的凝胶放入电泳槽中，加入适量 0.5 × TBE（缓冲液高于凝胶平面 2 mm），取出梳板。在 PCR 反应管中加等体积氯仿，混匀后，离心 2 分钟，吸出上层 PCR 产物于另一离心管中。取 5 μL 或 10 μL PCR 产物与上样缓冲液（50% 甘油，10 mmol/L EDTA，0.05% 溴酚蓝，0.05% 二甲苯蓝）混匀，加入到凝胶的点样孔中，左侧点 φX174/Hae Ⅲ分子质量标准（100 ng），在 100V 稳压条件下电泳 1～1.5 小时。③观察结果：将凝胶放置于紫外线检测仪上观察。必要时可照相，记录实验结果（主要分析：是否有扩增产物；如有拖尾或有几条区带，说明有非特异性扩增；分子质量标准电泳后区带是否分开；与分子质量标准比较，PCR 产物的长度是否正确；PCR 产物的产量）。

【注意事项】

（1）为了防止皮肤上的 RNase 对样品 RNA 的降解以及脱落的细胞可能导致的假阳性结果，做 RT - PCR 反应时应戴无滑石粉的手套。

（2）加入试剂的量一定要准确，加样结束后要充分混匀并离心。

（3）无 PCR 产物，可能由以下原因所致：

1）无模板 DNA。

2）无 Taq DNA 聚合酶或 Taq DNA 聚合酶无活性。

3）无引物或引物已降解。

4）变性温度和时间是否足以使模板 DNA 解链解。

5）Mg^{2+}浓度是否合适。

（4）PCR 产物若呈拖尾现象，可通过下列方法解决：

1）提高退火温度。

2）减少 Taq DNA 聚合酶的用量。

3）试用二步法进行 PCR 扩增。

4）调节 Mg^{2+} 浓度，使之最优化。

5）减少延伸时间。

6）减少循环次数。

7）设计新的引物。

8）采用热启动法进行 PCR。

（5）实验中常出现引物二聚体，其解决方法如下：

1）防止引物 3′端互补。

2）设计较长的引物。

3）增大模板的量。

4）降低引物浓度。

5）减少循环次数。

6）提高退火温度。

（6）阴性对照（不加模板 DNA）有扩增带，说明试剂已经污染，可通过下述方法解决：

1）操作时带手套。

2）不要重复使用 Tip、Eppendorf 管。

3）重新配制有关试剂 。

4）为防止交叉污染，可在 Eppendorf 管中加入除模板 DNA 以外的其他试剂，充分混匀后，分到各管中，再加模板 DNA，滴石蜡油，进行 PCR 循环。该法在同时做多个样品时尤为适用，可省时省力。

5）用 dUTP 替代 dTTP 进行 PCR 扩增。实验前用尿嘧啶 N 糖苷酶（UNG）来清除上一次 PCR 产物中的 dUTP，最终消除 PCR 产物对反应试剂的污染。

【附注】

（1）标准方法中各参数的选择和影响

1）反应体积和反应管的选择：PCR 反应体积为 50 μL 或 100 μL。若想增加产量，也可使反应总体积达到 200 μL、300 μL，但体积过大，热传递效果不好。建议对同一个样品多作几个 50 μL 的 PCR 反应，增加 PCR 产物产量。而有些 PCR 反应，反应体积很小，如 10 μL、25 μL。0.5 mL eppendorf 离心管通常被用来作 PCR 反应。反应管应该壁薄、管底扁平、深度适宜。

2）矿物油或石蜡油：一般在 50 μL、100 μL PCR 反应混合物上分别覆盖 30 μL、50 μL 矿物油或石蜡油。其目的是防止反应液因加热时蒸发而导致各成分浓缩。PCR 循环结束后，吸去上层石蜡油，必要时再用氯仿抽提。

3) 模板：单、双链 DNA 均可作为 PCR 反应的模板，若是单链 RNA，宜先逆转录成 cDNA 后，再进行 PCR 反应。虽然有报道 Taq DNA 聚合酶有逆转录活性，但活性不高。

PCR 反应要求模板的起始分子数量最少为 10^4 个，一般用 $10^5 \sim 10^6$ 个分子。估算的方法：

1 μg WBC DNA $= 3 \times 10^5$ 单拷贝基因

10 ng Yeast DNA $= 3 \times 10^5$ 靶分子

1 ngE. coli DNA $= 3 \times 10^5$ 靶分子

1 plaque $= 10^6$ 靶分子

如用克隆的质粒作为模板，用 $10 \sim 30$ ng 为宜。

4) 酶浓度的选择：当其他参数在最佳（标准）条件时，酶浓度应根据提供单位的不同而有所不同。一般情况下，Taq DNA 聚合酶，每 100 μL 反应混合物中一般加 $1 \sim 2.5$ 单位即可。当酶浓度过高时，非特异性背景产物堆积，易引起错误掺入；而酶浓度过低时，常引起产量降低。

5) dNTP 浓度：每种 dNTP 浓度相等，可使错误的掺入减少到最低程度。用低浓度 dNTP 时可增加扩增产物的特异性和精确度，低浓度 dNTP 可降低靶位点的错误引导和减少错误掺入的核苷酸链的延伸。浓度选择取决于扩增片段的组成和长度，常用足够合成所需片段的最低 dNTP 浓度。在反应体系中，一般每种用 200 μmol/L，在理论上是足够合成 2.6 μg DNA（或 100 pmol 400bp）的片段。

6) 镁离子的浓度：Mg^{2+} 浓度对产物特异性有影响，合适的 Mg^{2+} 浓度对酶促扩增是很重要的，具体影响可能有以下几方面：引物退火、模板与产物两者的解链温度；产物的特异性；引物二聚体的形成及酶的活性和精确度等。DNA 聚合酶要求有 Mg^{2+}，通过 Mg^{2+} 与模板 DNA、引物及 dNTP 结合，因此 PCR 中含有的 $0.5 \sim 2.5$ mmol/L Mg^{2+} 已超过了 dNTP 的总量。还需注意，在引物和模板的储存液中 EDTA 的存在和其他螯合剂的存在也将影响 Mg^{2+} 的浓度，从而改变最适条件。Mg^{2+} 浓度最佳范围一般为 $1.5 \sim 4.0$ mmol/L，过高则引起非特异扩增，过低则可能无 PCR 扩增产物。

7) 其他反应成分：反应缓冲液中 Tris – Cl 在 25℃ 时的 pH 为 8.3，而在典型的 PCR 热循环中，溶液的 pH 是在 $7.8 \sim 6.8$ 之间变化，反应混合物中 KCl 的浓度为 25 mmol/L，可促进引物退火，超过 50 mmol/L 时可抑制 Taq DNA 聚合酶活性。BSA 和明胶蛋白（100 μg/mL）和去垢剂 Tween 20 等能稳定 Taq DNA 聚合酶。用明胶蛋白(gelatin)代替 BSA 还有其优点，即在变性时可不产生凝固，且可预先高压灭菌处理，也有人认为这些载体蛋白并非必要，在不希望这些外源蛋白存在时，可省略不用。G + C 含量高的 DNA 作为模板时，有时需加终浓度为 5% 的二甲亚砜(DMSO)，也有文献报道非离子去垢剂 NP – 40、Triton – 100、N – Octylglucoside 可增加反应特异性。

8)引物的设计及使用：引物是 PCR 反应成败的关键。设计引物时应遵循如下几个原则：①长度为 18 ~ 30 nt 为宜，最常见的是 20 nt，两条引物方向相反；②G、C 含量在 40 ~ 60% 为宜，且随机分布；③为了方便地进行亚克隆，在引物 5′端可设计内切酶识别位点，但识别位点的 5′端还应有 3 个核苷酸以上；④两条引物 3′端无 2nt 以上的互补碱基，否则易形成引物二聚体；⑤避免在引物内部连续出现多聚嘌呤或多聚嘧啶；⑥避免引物形成回文结构。

合成后的引物最好经 20% PAGE 纯化或 HPLC 纯化。引物浓度一般乐意选择 0.1 ~ 0.5μmol/L 之间为宜，常用 0.2 μmol/L。引物浓度过高，可能启动错误的延伸和非特异性产物的堆积，还可能产生不依赖模板的引物二聚体的形成。这类非特异性产物和引物二聚体本身又可作底物进行 PCR 扩增，与期望获得的目的产物竞争酶和 dNTP、引物，致使目的产物产量降低。多重 PCR 反应，可以在同一反应管中加多对引物，有的反应加入简并性引物。

(2)PCR 反应中温度、时间的选择依据：

1)变性时间和温度：PCR 失败的大多数原因很可能是模板 DNA 或 PCR 产物未完全变性之故，典型的变性条件是 95℃，30 秒，或 94℃，40 秒，较高温度下变性是较恰当的，特别是富含 GC 的目的 DNA，在其解链温度变性时只要几秒钟，有时在反应管的外侧要达到解链温度常需较长的时间。若变性不完全常使 DNA 迅速复性，因而减少了产物生成。有人用一个探针检测某一反应管外侧的温度也是个好办法。变性温度太高或时间太长，可能使酶失活，Taq DNA 聚合酶的半寿期随温度而改变。一般是 92.5℃ >2 小时；95℃ 时半寿期为 40 分钟；97.5℃ 时其半寿期为 5 分钟。

2)引物退火的温度和时间长短取决于引物的碱基组成、长度和浓度，适宜的退火温度应低于该引物的 Tm 值 2℃ ~ 5℃，如果使用的引物 Tm 不同，选择低 Tm。因为 Taq DNA 聚合酶活性温度范围很宽，引物延伸亦可在较低温度发生，包括在退火这一步便有链的延伸，该酶的活性变化范围可在 20℃ ~ 85℃ 之间，一般产生最好结果的退火温度是 55℃ ~ 72℃，在引物浓度为 0.2 μmol/L 时退火只需几秒钟。提高退火温度，可增加特异性，减少核苷酸的错误掺入。因此，特别是扩增的头几次循环，增加退火温度，有助于增加特异性。为了在起始循环时便达到最大的特异性，可在第一次变性后，引物退火时加入 Taq DNA 聚合酶较为合适。低温延伸与高浓度 dNTP 将增加核苷酸的错误掺入及延伸。

3）引物延伸的时间和温度的选择：引物延伸习惯上用72℃，在72℃要达到每秒掺入 35～100 个核苷酸的速率，取决于缓冲液的 pH、盐浓度和 DNA 模板的性质。一般以 1000 bp/分钟来估算扩增某种长度的 PCR 产物所需的时间。

4）循环次数：当其他参数在最适条件时，最适循环次数取决于目的 DNA 片段的初始浓度。循环次数太多，可增加非特异性产物量，使背景加深，当循环次数太少，亦将使产量减少。

（罗志勇　张儒）

参考文献

[1] YANG K, LI Y, DUAN Z, et al. A one – step RT – PCR assay to detect and discriminate porcine reproductive and respiratory syndrome viruses in clinical specimens [J]. Gene, 2013, 531(2): 199 – 204.

[2] PANNO S, FERRIOL I, RANGEL EA, et al. Detection and identification of Fabavirus species by one – step RT – PCR and multiplex RT – PCR. Journal of Virological Methods, 2013, 197: 77 – 82.

[3] 黄培堂，俞炜源，陈添弥，等（译）. PCR 技术实验指南[M]. 北京：科学出版社，1999.

15　实时荧光定量 PCR

【实验原理】 生物的生长、发育、衰老和病变通常由基因在不同阶段和部位的差异表达来决定。基因表达差异最终表现为蛋白质合成量的差异，并在一定程度上决定细胞的激活、增殖、分化、病变和凋亡。定量分析 mR-NA 是了解机体生长发育调控和病变机理等的一个重要方面。

实时荧光定量 PCR（Quantitative Real – time PCR，qRT – PCR）技术是在反转录技术上发展起来的，可以对基因表达水平进行常规和精确定量。此技术的产生得益于 DNA 聚合酶 5′→3′外切酶活性的发现和荧光共振能量转移（fluorescence resonance energy transfer，FRET）的应用，它通过对 PCR 的每个循环的扩增产物进行实时检测，克服了终点法定量的不准确性，也减少了终点检测带来交叉污染的机会。目前，实时定量 PCR 已被广泛应用于生命科学研究。

实时荧光定量 PCR 技术是指在 PCR 反应体系中加入荧光基团（染料或探针），利用荧光信号积累实时监测整个 PCR 进程。荧光染料能特异性掺入 DNA 双链，发出荧光信号，从而保证荧光信号的增加与 PCR 产物增加完全同步。荧光探针是在探针的 5′端标记一个荧光报告基团（R），3′端标记一个淬灭基团（Q），两者可构成能量传递结构，即 5′端荧光基团所发出的荧光可被淬灭基团吸收或抑制，当两者距离较远时，抑制作用消失报告基团荧光信号增强，荧光监测系统可收到荧光信号。利用荧光信号积累实时监测整个 PCR 进程，最后通过标准曲线对未知模板进行定量分析的方法。

利用荧光定量 PCR 定量的原理：靶基因初始拷贝数越多，所产生的循环阈值（cycle threshold，Ct）越小。Ct 值为 PCR 过程中扩增产物的荧光信号达到设定的阈值时所经过的循环次数。在定量 PCR 中需要经过数个循环后荧光信号才能够被检测到，一般以前 15 个循环的荧光信号作为荧光本底信号；根据荧光产生的原理可将实时荧光定量 PCR 分为不同类型。

随着技术的发展，实时荧光定量 PCR 的数据分析也上升到了一个新的水平。绝对定量常用于临床诊断、对特定靶基因，如 HBV DNA 定量。此方法可以高通量地准确定量，对于疾病的诊断治疗具有指导意义。相对定量的结果一般为靶基因经处理与未处理的表达差异倍数。在生命科学理论研究中，相对定量方法使用较多，因为更加容易实施，并且对于疾病状态的检测更加有意义。

相对定量常用的方法是比较 Ct 值法（$2^{-\Delta\Delta Ct}$ 法）。此方法基于 2 个假设：①扩增效率为 100%：每个 PCR 循环产物的量都翻倍，这可以通过扩增效率的验证来解决；② 有合适的内参以纠正上样量的误差。

$2^{-\Delta\Delta Ct}$ 法计算步骤：① 选择合适的内参；② 内参与靶基因扩增效率验证；③ 统计学分析，实验组与未处理组之间经转换后 C_T 值的比较；④ 得出结论：相对于未实验组处理组中靶基因的表达相对于内参的改变倍数。

最终计算公式：改变的倍数（fold change）= $2^{-\Delta\Delta Ct}$；$\Delta\Delta Ct$ =（Ct 靶基因 － Ct 内参）$_{\text{处理组}}$ －（Ct 靶基因 － Ct 内参）$_{\text{未处理组}}$。

【仪器和试剂】

（1）仪器：荧光定量 PCR 仪、离心机、电泳仪、水平电泳槽、恒温水浴锅、凝胶成像仪、制冰机。

（2）试剂：DNase、RNase inhibitor、Oligo dT、PrimeScript RT Enzyme Mix、SYBR Premix Ex Taq II、RNase - freddH$_2$O、TE 缓冲液。

（3）耗材：离心管、灭菌 Tip、移液器、冰盒、mark 笔（记号笔）。

【实验步骤】

（1）样品 RNA 的抽提：取冻存已裂解的细胞，按照实验十二（细胞总 RNA 的提取）的方法提取样品 RNA。提取的 RNA 加入无菌的 RNase - frecd-dH$_2$O 40 μL，用枪反复吹打几次，使其完全溶解，获得的 RNA 溶液保存于 -80℃待用。

（2）RNA 质量检测：RNA 的非变性琼脂糖凝胶电泳在 0.5 × TBE 中进行，琼脂糖浓度为 1%（每 100 mL 凝胶中加入 2.5 μL 的 10 mg/mL EB），4 μL上样量，8 V/cm 恒压 40 分钟，然后在紫外线凝胶成像系统中观察所提取 RNA 的完整性。

先用 TE 溶液将紫外线分光光度计调零。然后取少量 RNA 溶液用 TE 稀释（1∶100）后，读取其在紫外线分光光度计 260 nm 和 280 nm 处的吸收值，测定 RNA 溶液浓度和纯度。RNA 溶液的 A260/A280 的比值即为 RNA 纯度，比值范围 1.8 ~ 2.1。

（3）cDNA 链合成

1）使用 DNase I 处理除去基因组 DNA

① 在反转录之前使用 DNase I 处理除去基因组 DNA，在 0.5 mL 离心管中按表 15 - 1 所列组分配制反应液：

表 15 – 1　按组分配制反应液

试剂	使用量
总 RNA	20 – 50 μg
10 × DNase Buffer	5 μL
RNase inhibitor	20U
DNase I(RNase free)	2 μL(U)
RNase-free ddH$_2$O	Up to 50 μL

②37℃孵育 20 分钟，加入 2.5 μL 0.5 M EDTA 80℃ 2 分钟，用 RNase free water 定容至 100 μL；

③ 加入 10 μL 3 M 醋酸钠，250 μL 冷乙醇，冰上放置 10 分钟；

④ 4℃ 13500 rpm 离心 15 分钟，弃上清液；

⑤ 加入 500 μL 70% 冷乙醇洗净，4℃13500 rpm 离心 5 分钟，弃上清液；

⑥ 沉淀干燥；

⑦ 加入适量 RNase Free ddH$_2$O 溶解。

2) 反转录反应

按照表 15 – 2 所列组分配制反转录反应液(反应液配制在冰上进行)

表 15 – 2　按组分配制反转录反应液

试剂	使用量
Total RNA	1 μg
Oligo dT primer(50μM)	0.5 μL
5 × PrimeScript Buffer	2 μL
PrimeScript RT Enzyme Mix I	0.5 μL
RNase-free ddH$_2$O	Up to 10 μL

37℃孵育 15 分钟后，85℃ 5 秒钟后冰上冷却，–20℃保存。

3) Real – time PCR

① 按照表 15 – 3 所列组分配制 PCR 反应液(反应液配制在冰上进行)。

表 15 – 3　按组分配制 PCR 反应液

成分	使用量
cDNA	1 μL
2 × SYBRPremix Ex Taq II	12.5 μL
Forward primer(10 mM)	1 μL
Reverse primer(10 mM)	1 μL
RNase free water	补足到 25 μL

② 进行 Real – time PCR 反应。按两步法 PCR 扩增标准程序：

Stage 1：预变性
Repeat：1
95℃ 30 秒钟
Stage 2：PCR 反应
Repeat：40
95℃ 5 秒钟
60℃30 秒钟
Stage 3：Dissociation

每个样品三次重复。反应结束后确认扩增曲线和溶解曲线，采用 $2^{-\Delta\Delta Ct}$ 方法计算基因表达水平的差异。

【注意事项】

(1)加入试剂之前，把它混匀一下，以免放置时间长了浓度不均。

(2)MasterMix 不要反复冻融，如果经常使用，最好溶解后放在 4℃。

(3)更多的配制 Mix 进行，减少加样误差。最好能在冰上操作。

(4) 每管或每孔都要换新 Tip！不要连续用同一个 Tip 加样。

(5)所有成分加完后，离心去除气泡。

(6)每个样品至少 3 个平行孔。

(7) Ct 值过高(Ct > 38)

1)扩增效率低：反应条件不够优化。

2)需要设计更好的引物或探针。

3）改用三步法进行反应。

4）适当降低退火温度；增加镁离子浓度等。

5）PCR 各种反应成分的降解或加样量的不足。

6）PCR 产物太长：一般采用 80～150 bp 的产物长度。

（8）阴性对照有信号

1）引物设计不够优化：应避免引物二聚体和发夹结构的出现。

2）引物浓度不佳：适当降低引物的浓度，并注意上下游引物的浓度配比。

3）镁离子浓度过高：适当降低镁离子浓度，或选择更合适的 mix 试剂盒。

4）模板有基因组的污染：RNA 提取过程中避免基因组 DNA 的引入，或通过引物设计避免非特异扩增。

（9）溶解曲线不止一个主峰

1）引物设计不够优化：应避免引物二聚体和发夹结构的出现。

2）引物浓度不佳：适当降低引物的浓度，并注意上下游引物的浓度配比。

3）镁离子浓度过高：适当降低镁离子浓度，或选择更合适的 mix 试剂盒。

4）模板有基因组的污染：RNA 提取过程中避免基因组 DNA 的引入，或通过引物设计避免非特异扩增。

（10）扩增效率低

1）反应试剂中部分成分特别是荧光染料降解。

2）反应条件不够优化：可适当降低退火温度或改为三步扩增法。

3）反应体系中有 PCR 反应抑制物：一般是加入模板时所引入，应先把模板适度稀释，再加入反应体系中，减少抑制物的影响。

（11）定量 PCR 仪的开关机顺序：按照正确的开关机顺序操作，有助于延长仪器的使用寿命，减少仪器出故障的频率。

开机顺序：先开电脑，待电脑完全启动后再开启定量 PCR 仪主机，等主机面板上的绿灯亮后即可打开定量 PCR 的收集软件，进行实验。

关机顺序：确认实验已经结束后，首先关闭信号收集软件，然后关掉定量 PCR 仪主机的电源，最后关闭电脑。

（12）内参的选择：由于 PCR 的高敏感性，不可避免地会出现实验误差，因此正确选择内参是必需的。样本间的误差可以干扰数据分析，必需通过 1

个或多个内参进行标准化。正确选择内参可以平均起始样本质和量的误差，以及反应效率的误差。

内参须满足：① 在研究中样本之间的表达是相似的；② 处理因素不会影响其表达；③ 与待测基因同时进行相同的扩增。在开始实验之前须对所选择的内参进行上述分析。

（罗志勇　张儒）

参考文献

[1] CHAI Z, MA W, FU F, et al. A SYBR Green – based real – time RT – PCR assay for simple and rapid detection and differentiation of highly pathogenic and classical type 2 porcine reproductive and respiratory syndrome virus circulating in China [J]. Archives of Virology, 158(2)：407 – 415.

[2] KHAN F, CHOONG WL, DU Q, et al. Real – time RT – PCR Ct values for blood GAPDH correlate with measures of vascular endothelial function in humans [J]. Clinical and Translational Science, 2013, 6(6)：481 – 484.

[3] PAPAYIANNIS LC. Diagnostic real – time RT – PCR for the simultaneous detection of Citrus exocortis viroid and Hop stunt viroid. Journal of Virological Methods, 2014, 196：93 – 99.

[4] WAGNER EM. Monitoring gene expression：quantitative real – time RT – PCR [J]. Methods in Molecular Biology, 2013, 1027：19 – 45.

16　DNA 定点诱变技术

【实验原理】　　细胞分裂周期相关基因 8（cell division cycle associated 8，CDCA8）编码的蛋白称为 Borealin/DasraB，与 Aurora B，INCENP、和 Survivin 共同构成 CPC，它在定位 CPC 到着丝粒、纠正动粒结合错误、稳定双极纺睡体等方面发挥重要作用。

　　定点诱变（Site - directed mutagenesis，SDM）是指通过聚合酶链式反应（PCR）等方法在目的 DNA 片段的特定位点中引入碱基改变，如插入缺失、点突变等。DNA 定点诱变可以：①研究蛋白质相互作用位点的结构、改造酶的不同活性或者动力学特性；②改造启动子或者 DNA 作用元件；③提高蛋白的抗原性或者是稳定性、活性、研究蛋白的晶体结构，以及药物研发、基因治疗等方面。是基因研究工作中一种非常有用的手段。

　　重叠延伸 PCR 技术是一种通过寡聚核苷酸链之间重叠的部分互相搭桥、互为模板，通过多次 PCR 扩增，从而获得目的基因的方法。该技术在扩增较长片段的 DNA、不同来源的 DNA 片段拼接、基因的定点诱变等方面具有广泛的应用前景。图 16 -1 是利用重叠延伸 PCR 技术定点诱变扩增某目的基因的过程。其主要没计思路是用具有互补配对的有点突变位点的引物（图 16 -1 中引物 2，即 Rm；引物 3，即 Fm），分别 PCR，获得有重叠链的两种 DNA 片段，再在随后的扩增反应中通过重叠链的延伸获得目的基因。

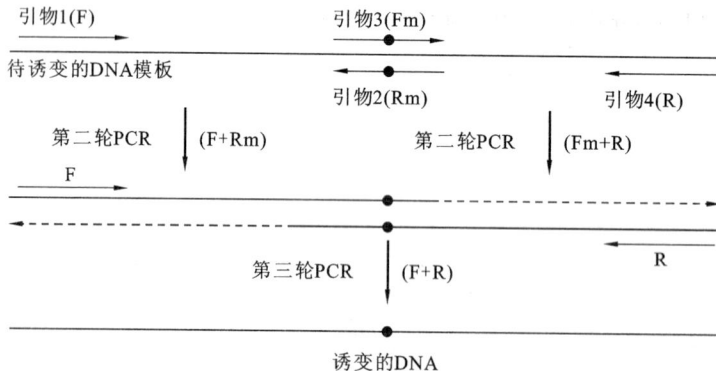

图 16 -1　重叠延伸 PCR 定点诱变示意图（黑点示诱变位点）

本实验基于 PCR 的方法,对人类 CDCA8 基因启动子上的一个 NFY 结合位点点诱变,快速有效的在 CDCA8 基因启动子特定位点引入特定诱变。通过本实验了解 PCR 法定点诱变的基本原理和实验技术。

【仪器和试剂】

(1)仪器:荧光定量 PCR 仪、高速冷冻离心机、电泳仪、水平电泳槽、恒温水浴锅、凝胶成像仪、恒温摇床、超净工作台、灭菌锅、制冰机。

(2)试剂:人类基因组 DNA 或含有人类 CDCA8 基因的重组质粒、大肠埃希杆菌 DH5α 菌株、pyrobest DNA 聚合酶、Kpn I、Nhe I、质粒抽提试剂盒、凝胶纯化试剂盒。

(3)耗材:离心管、灭菌 Tip、移液器、冰盒、mark 笔(记号笔)。

【实验步骤】

(1)引物设计

针对 CDCA8 基因启动子区的一个 NFY 结合位点,根据重叠延伸 PCR 定点诱变技术的原理,采用 Primer Premier 5.0 软件共设计 4 条引物:F 和 R 为侧翼引物,用于扩增全长启动子片段,其 5 末端分别带有 Kpn I 和 Nhe I 酶切位点;Rm 和 Fm 为两条完全互补的引物,且引入了诱变位点,它们分别与侧翼引物 F 和 R 搭配扩增诱变位点及其两侧的启动子片段(划线部分为待诱变的位点,小写字母为酶切位点)。

F:5 – ggggtaccCTCGCTGTCGCACTCAGGCT – 3

Rm:CAGTCAACCGCCACAAAATT – 3

Fm:5 ΑΑTTTTGTGGCGGTTGΑCTG – 3

R:5 – cggctagcAACTGGGTAGGGACGAGGAG – 3

(2)PCR 反应

按照图 16 – 1 重叠延伸 PCR 的原理,首先以待诱变的目的基因为模板,用正向侧引物 F 和诱变引物 Rm 进行第一轮 PCR 扩增(采用 pyrobest DNA 高保真聚合酶),产物含诱变位点及其上游片段;此外也以待诱变的目的基因为模板,用反向侧引物 R 和诱变引物 Fm 进行第二轮 PCR 扩增(采用 pyrobest DNA 高保真聚合酶),产物含诱变位点及其下游片段第一轮 PCR 和第二轮 PCR 可同时分别进行,产物经琼脂糖凝胶电泳分离,试剂盒回收纯化后等比例混合,取上述混合物为模板,用正反向侧引物 F 和 R 进行第三轮 PCR 扩增(采用 Taq 酶),产物即为引入了目的诱变的基因片段。

1)反应体系

10×PCR 缓冲液	5 μL
MgCl₂(25 mM)	5 μL
dNTP(2.5 mM)	8 μL
正向引物(10 μM)	2 μL
反向引物(10 μM)	2 μL
模板 DNA	1 μL
pyrobest DNA polymerase(5 U/μL)	0.5 μL
ddH₂O	26.5 μL

2)反应条件

94℃变性 5 分钟;94℃变性 30 秒钟,60℃退火 30 秒钟,72℃延伸 20 秒钟,30 个循环;72℃延伸 5 分钟。

(3)诱变序列克隆载体的构建和鉴定

(1)PCR 产物电泳及产物纯化

根据 PCR 和 RT - PCR 的实验方法,制备琼脂糖凝胶,进行电泳分析。关键是用凝胶电泳回收 DNA 的实验方法纯化诱变的 DNA 片段。

2)连接转化

①连接:电泳分离诱变的目的片段,用 T4 DNA 连接酶连接,连接体系及条件如表 16 - 1 所示,并在 16℃下连接过夜。

表 16 - 1　连接体系及条件

试剂	使用量
T₄ DNA ligase	0.5 μL
10×Ligation buffer	1.0 μL
胶回收纯化产物	2 μL
T - vector	2 μL
ddH₂O	p to 10 μL

②大肠埃希菌 DH5α 感受态细胞的制备

● 挑取一单克隆(DH5α)转入 5 mL LB 液体培养基,37℃ 200 rpm 12 ~ 16 小时。

● 向上述培养基中再加入 5 mL LB 液体培养基,37℃ 200

rpm 2~3 小时。

- 取 1.5 mL 菌液，5000 rpm 离心 3 分钟，弃上清液。
- 在上述离心管中加入 700 μL 4℃预冷的 0.1M CaCl₂，混匀，冰浴 20 - 30 分钟。
- 5000 rpm 离心 3 分钟，弃上清液。
- 加 100 μL 0.1M CaCl₂，混匀，加无菌甘油 10%（甘油终浓度），置于 -70℃长期保存。

③转化：

- 去 200 μL 感受态细胞，加入 5 μL 连接产物混匀，冰上放置 30 分钟。对照组加 5 μL 无菌双蒸水。
- 42℃水浴中保温 90 秒钟，立即冰浴 3~5 分钟。
- 向上述各管中分别加入 400 μL LB 液体培养基，使总体积约为 0.5 mL，摇匀后 37℃培养 1 小时，取 100 μL 分别接种于含抗生素和不含抗生素的 LB 平板培养基上，涂匀。
- 待菌液完全被培养基吸收后，倒置培养皿，于 37℃培养过夜。
- 挑取阳性单克隆，根据上述 PCR 条件进行菌落 PCR 鉴定。

（4）质粒提取、酶切及测序：经菌落 PCR（侧翼引物 F 和 R）验证为阳性克隆后，抽提质粒进行酶切检验和测序鉴定。根据提取质粒 DNA 的实验方法，并对提取质粒进行酶切鉴定。其酶切体系操作中所用试剂及使用量见表 16 - 2。

表 16 - 2 酶切体系操作中所用试剂及使用量

试剂	使用量
质粒 DNA	5 μL
10 × Buffer	2 μL
Nhe I	1 μL
Kpn I	1 μL
ddH₂O	Up to 20 μL

反应条件：37℃酶切反应 2 小时。酶切后产物以 1.5%琼脂糖凝胶电泳分析酶切产物，鉴定阳性的质粒送公司测序以确定目的位点的诱变情况。

【注意事项】

（1）PCR 扩增 DNA 时会产生一定程度的碱基错配，除预定诱变外常包含一些非预定诱变，因此需要高保真性的聚合酶，常需要多次测序确认。

（2）通常会在扩增的 DNA 的 3′末端加上非预设的碱基，因而需要特别注意。

（3）对每套引物和模板，PCR 反应都需要优化。

（4）标准 PCR 不能有效扩增大于 3 kb 的 DNA 片段，长片段的定点诱变需要结合其他方法。

（罗志勇　张儒）

参考文献

[1] MARK A. STRIVENS, RACHEL L. SELLEY, SIMON J, et al. Informatics for mutagenesis: the design of Mutabase—a distributed data recording system for animal husbandry, mutagenesis, and phenotypic analysis [J]. Mammalian Genome, 2000, 11(7): 577–583.

[2] 戴灿, 苗聪秀, 卢光琇. 基于重叠延伸 PCR 法的定点突变技术[J]. 现代生物医学进展, 2010, 10(3): 411–412.

[3] 戴灿, 潘艺, 苗聪秀, 等. 人类胚胎干细胞分化前后 CDCA8 基因启动子区甲基化状态的实验研究[J]. 激光生物学报, 2010, 19(2): 259–262.

[4] 李之源. 用 PCR 突变技术克隆艾滋病病毒蛋白酶基因[J]. 第四军医大学学报, 1994, 15(2): 118.

[5] 黄培堂, 俞炜源, 陈添弥, 等（译）. PCR 技术实验指南[M]. 北京: 科学出版社, 1999.

17 PCR – SSCP 分析

【实验原理】 PCR – SSCP（PCR – single strand conformation polymorphism，聚合酶链式反应 – 单链构象多态性）分析是 1989 年由日本学者关谷刚男等结合 PCR 反应和单链 DNA 非变性聚丙烯酰胺电泳而创立的一种检测基因点突变的快速而敏感的方法，其基本原理：一方面，为维持自身稳定，单链状态的 DNA 分子将自发地进行折叠、盘曲，通过各种分子间作用力形成稳定的空间构象，而序列不同、哪怕只有单个核苷酸发生了改变的 DNA 分子，都可能形成迥异的空间构象；另一方面，在非变性聚丙烯酰胺电泳条件下，由于无强变性剂存在，DNA 单链分子将保持各自特有的稳定空间构象，因而具有特定的泳动速率。所以，单链 DNA 片段的迁移率主要取决于 DNA 的空间构象。电泳足够时间后，经适当处理，可观察到单链 DNA 分子在凝胶中形成的电泳区带，其位置的差异正是核苷酸序列差异的反映。

这种通过单链 DNA 分子电泳迁移率的差异检测碱基变异的方法具有操作简单、灵敏度高（对 200bp 以下 DNA 片段的突变检出率可达 100%）、适于大样本筛查、无假阳性等特点。经典方法系采用同位素标记、PCR 产物变性后进行高压电泳、最后经 X 线片上放射自显影而显示结果；改进的方法则多采用非同位素的标记和检测手段（如溴乙锭染色、银染）、小型聚丙烯酰胺凝胶的常规低电压电泳，既不需要高压电泳装置，又避免了辐射损伤，安全经济，更便于一般实验室开展。

【仪器和试剂】

（1）仪器：微型垂直电泳槽、PCR 仪、紫外线透射仪、Eppendorf 离心机等

（2）试剂：分析纯硝酸银、无水乙醇、冰乙酸、碳酸钠、甲醛等。

【实验步骤】

（1）制备 10% 的中性聚丙烯酰胺凝胶：交联度 a:b 为 29:1，含 5% 的甘油，0.375 mol/L Tris – Cl(pH 8.8)。

（2）PCR 扩增获得待检目的 DNA 片段。

（3）PCR 产物加 2 倍体积以上冰预冷的无水乙醇，轻轻颠倒混匀，置冰浴中 30 分钟。

（4）PCR 产物的乙醇混合物于 4℃ 13000 rpm 离心 30 分钟，小心倾去上清液。

（5）加70%乙醇溶液1 mL，轻敲管底重悬沉淀，室温洗涤10分钟，期间颠倒2~3次。

6. 室温下12000 rpm离心2分钟，小心倾去上清液。

（7）倒置离心管于洁净滤纸上，室温静置10分钟，使残留液体充分挥发。

（8）加20 μL变性上样缓冲液（95%甲酰胺、0.02%溴酚蓝、0.02%二甲苯蓝、1×TE）重新溶解沉淀的DNA。

（9）沸水浴3~5分钟后，立即置冰浴中骤冷3~5分钟。

（10）取10 μL上样于预先制备的聚丙烯酰胺凝胶中。

（11）室温下100 V电泳15小时，电泳缓冲液为1×Tris/甘氨酸（50 mmol/L Tris，380 mmol/L甘氨酸，pH 8.3）。

（12）将凝胶（连同支撑玻板）浸于含0.5 μg/mL溴乙锭的水中，室温染色30~45分钟。

（13）于紫外线透射仪上观察样本与正常对照之间有无泳动速率的改变，照相保存结果。

【注意事项】 PCR-SSCP分析检测基因突变也存在许多明显的缺点，如检测灵敏度随着DNA片段的增大而下降很快（对300bp大小片段的突变检出率已降至85%）；影响因素多，条件不稳定时易出现区带杂乱、影响结果的判别等现象。推测其原因是多种多样的。首先，从理论上来说，DNA片段的空间构象及其特定的泳动速率，不仅由其自身的核苷酸组成所决定，而且由于分子间存在相互作用，DNA分子的空间构象还不可避免地受到其周围环境中分子作用的影响，最重要的莫过于聚丙烯酰胺凝胶本身。成胶溶液中的基本成分是丙烯酰胺单体（acr）和甲叉双丙烯酰胺（bis）。凝胶形成时，acr分子间首尾连接，形成线性大分子，随后通过bis所提供的双功能基团，这些线性大分子间发生交叉联结，从而由两者共同形成凝胶网孔：acr和bis的含量不同，凝胶网孔尺寸及网孔堆积密度也不同。所以凝胶的性能主要取决于acr和bis的总浓度（用T表示）及acr与bis的比值（即交联度，用C或a∶b表示）。C是关键，a∶b=30左右的胶又透明又有弹性，有利于实验操作。进行调整时，增加acr要适当降低bis浓度，通常T=2%~5%时，a∶b=20左右；T=5%~10%时，a∶b=40左右；T=15%~20%时，a∶b=125~200。经验式C=6.5~0.3T可用来计算T=5%~20%范围内的C值，总之T值和C值改变则DNA分子通过的路径也改变。另外，丙烯酰胺分子的极性基团与带负电荷的DNA分子间会发生复杂的相互作用，所以聚丙烯酰胺凝胶作为电泳分离介质,是通过分子筛和静电荷效应的双重作用而分离不同大小和碱基组成的 DNA 分子的。可以想见的是,单链由于较多极性基团的曝露,其电泳行为比双链更为复杂而不易预测其变化。改变交联度和胶浓度对不同的基因而言,是一项非常重要的调整手段,一般经验是 a∶b 值较大(如 49∶1、59∶1 等)时凝胶网孔也较大,应当有利于较大、结构较复杂的 DNA 分子通过。

其次,方法学研究表明,温度、缓冲液的离子强度、甘油的加入等电泳条件也是非常重要的影响因素。对电泳温度的基本要求是稳定,因为温度改变,则分子热运动改变,导致电泳过程中单链构象也改变。所以选择测序装置、恒定功率电泳,可使电泳全过程中凝胶温度趋于一致;我们用改进的普通小型垂直槽及普通电泳仪,在室温下用 200 伏左右的低电压恒压电泳,全过程中温度改变不大,也收到了很好的效果。有作者建议在冰箱的冷藏室内(4℃)进行电泳,可保持恒定的低温,也不无道理。

从稳定温度的角度来考虑,未点样前作一预电泳,可使凝胶中过多的促凝剂及其他杂离子预先泳动脱离凝胶,从而减少正式电泳时的产热因素,有利于产生低而恒定的电流,使凝胶温度较低、温度变化小。

离子强度由电泳缓冲液提供和维持。TBE 价格低廉,习惯上更常用;选择 Tris – 甘氨酸体系时,电泳槽中缓冲液为 1 × Tris – 甘氨酸(50 mmol/L Tris,380 mmol/L 甘氨酸,pH8.3),凝胶中含 0.375 mol/L Tris – Cl(pH 8.8),离子强度和 pH 都不同,构成不连续缓冲系统,可提高分辨率,重复性也很好。

凝胶中低浓度弱变性剂如甘油等的选择是另一个值得探讨的问题。添加的目的在于抑制单链复性,同时也可改变凝胶的机械性能,作用如一种阻滞剂,能够减缓 DNA 分子的电泳速率,使筛分更加精细;同时甘油也是一种极性物质,对荷电的 DNA 分子的构象不可避免会产生影响,但具体变化无法预知。综合效应既可能是抑制泳动速率的差异产生,也有可能使这种差异更为明显。或者说,甘油及其不同浓度对不同基因片段产生的影响各不相同。比如,SRY 基因的突变分析中我们加入了 10% 的甘油,SOX9 基因中加入时区带模糊不清、单链带极弱,不加甘油结果反而理想。

【PCR-SSCP 分析的实验实践】

近年来中南大学生命科学学院分子生物实验室用该技术先后对 9 例女性性反转患者 SOX9 基因、7 例女性性反转患者 SRY 基因、1 家系 β – globin 基因(β – 地中海贫血的产前诊断)及 8 例骨关节病患者软骨细胞线粒体 DNA 等进行了突变分析,并进一步对结果阳性者进行了序列分析以明确突变位置和类型。在总结该技术主要影响因素的基础上，我们进行了一些方法学的摸索改进，为将该技术建立为一种方便快捷、灵敏度高、适用范围广的基因诊断方法奠定了基础。

在实践应用中我们体会到 PCR-SSCP 分析还具有以下特点和经验：

（1）PCR 扩增特异性好，无非特异片段；一旦有，应对 PCR 产物进行回收纯化，以避免假阳性结果。即使特异性很好，PCR 产物也最好纯化以去除盐及其他成分，使单链 DNA 更易形成稳定的构象以提高分辨率。

（2）为避免假阳性，PCR 产物选用与 SSCP 相同灵敏度的手段进行检测，如将待检 PCR 产物进行聚丙烯酰胺凝胶电泳和银染显色，可以确保随后银染法中出现的异常 SSCP 区带是基因突变的结果。反之，如果只按常规用琼脂糖凝胶和 EB 染色来观察扩增情况，就没有办法保证异常区带的来源，因为银染的检测灵敏度要比 EB 染色高出 200 倍。产量少的非特异 PCR 产物在 EB 染色时分辨不出、但银染时形成明显区带的情况完全可能发生。这样做的另一好处在于：一些小片段缺失或插入型突变本来就可以通过聚丙烯酰胺凝胶电泳而检测出来，

（3）对较大片段，采用热 SDS 变性法及高至 18V/cm 左右的电压，可获得稳定、重复性好的 PCR-SSCP 分析结果，且电泳时间将缩短很多。

（4）用线性 PCR 可直接扩增单链 DNA，从而避免了变性不理想或变性后易复性等问题，但由于只有一种引物参加反应，导致扩增效率低下。我们使用常规 PCR 产物做模板、增加起始模板分子数而使该问题得以解决。正常 PCR 完成后，体系中目的扩增基因的分子数将达到 10^{10} 左右，取其中 $1\mu L$ 即分子数为 $(1/50)\times 10^{10}$ 作线性 PCR 的模板，经 30 个扩增循环后单链产物也可达 10^{10}，甚至满足了 EB 染色的灵敏度要求。采用这种方法时，每个双链 DNA 分子均需分别用两条引物进行扩增和突变分析。

不同基因片段 PCR-SSCP 分析的具体条件见表 17-1。

表 17 – 1　PCR-SSCP 分析条件举例

基因名称	SRY	SOX9	β – globin	ATP 酶编码基因
胶浓度（g/ml）	10%，并含 10% 甘油	8%	8%	6%
交联度（a：b）	49：1	29：1	49：1	37.5：1
变性方法	碱变性法	加热变性法	热 SDS 变性法	热 SDS 变性法
缓冲系统	Tris/甘氨酸	TBE	TBE	TBE
电压及电泳时间	恒压 120V电泳 18 小时	恒压 160V电泳 10 小时	恒压 160V电泳 10 小时	恒压 220V电泳 3 小时
显色方法	银染	EB 染色	EB 染色	银染
结果	2 例突变	1 例突变	复合杂合子	12 例突变
备注	线性 PCR – SSCP			

（朱敏）

参考文献

[1] ALI IF, BABAK F, FAZLOLLAH MS, et al. Rapid detection of MDR-Mycobacterium tuberculosis using modified PCR-SSCP from clinical Specimens [J]. Asian Pac J Trop Biomed. 2014；4(Suppl 1)：S165-70. doi：10. 12980/APJTB. 4. 2014C1186.

[2] SUZUKI Y, ORITA M, SHIRAISHI M, et al. Detection of ras gene mutations in human lung cancers by single-strand conformation polymorphism analysis of polymerase chain reaction products [J]. Oncogene. 1990；5(7)：1037 – 1043.

18　细胞蛋白质提取

蛋白质是一种复杂的有机物，是生命的物质基础。研究蛋白质的结构和功能，从分子水平认识生命现象，已成为现代生物学研究的主要方向。研究蛋白质，首先要得到高度纯化并具有生物活性的目的蛋白。蛋白质的制备工作涉及物理、化学和生物等各方面知识，在所有提取方法的应用中必须注意保存生物大分子的完整性，防止酸、碱、高温、剧烈机械作用而导致所提物质活性的丧失。

18.1　细胞总蛋白提取

【实验原理】　蛋白质抽提是指在细胞破碎过程中，将生物材料在水，缓冲液或稀盐溶液等适当溶剂中浸泡，使胞内的蛋白质等内容物释放到溶剂中。血浆，消化液和分泌液等体液中可溶性蛋白质，可不经抽提直接进行分离。细胞内一般蛋白质的抽提，应先将细胞膜或细胞壁破碎，然后用适当溶剂将蛋白质溶出，再用离心法除去不溶物，得到初抽提液。抽提蛋白质的理想条件是尽可能促进蛋白质在溶剂中溶解，而减弱蛋白水解酶活力，以减少细胞的自溶过程。主要通过选择适当 pH、温度、溶剂和加适量蛋白水解酶抑制剂。

【仪器和试剂】

（1）仪器：超声仪或 1 mL 无菌注射器。

（2）试剂：RIPA 细胞裂解液、cocktail 蛋白酶抑制剂、PBS 溶液。

【实验步骤】

（1）收集约 $5 \times 10^6 - 1 \times 10^7$ 个细胞，4℃ 800 rpm 离心 5 分钟，弃上清液。

（2）用 1 mL 预冷的无菌 PBS 洗涤细胞 2 次，4℃ 800 rpm 离心 5 分钟，弃上清液。

（3）每管加入 200~300 μL 含 10% cocktail 蛋白酶抑制剂的 RIPA 细胞裂解液（体积根据细胞数量而定，如需检测磷酸化蛋白，则需另加入磷酸酶抑制剂），充分混匀细胞和细胞裂解液，冰上裂解 30 分钟。

（4）冰上超声处理细胞，每次超声 2 秒钟，间隔 3 秒钟，为 10~20 次（或用 1 mL 无菌注射器抽 5~7 次）。

（5）4℃ 13000 rpm 离心 15 分钟，收集上清液溶液至另一干净并预冷的 1.5 mL 离心管中，即为抽提的细胞总蛋白，分装后于 -80℃ 冰箱保存备用。

【注意事项】

(1)提取过程必须保持低温。

(2)RIPA 细胞裂解液用量和超声时间需根据细胞数量调整。

18.2 胞浆、胞核蛋白提取

在研究细胞时经常要研究细胞的不同组份,而研究得最多的两个细胞组份就是细胞核和细胞浆。分离细胞核蛋白和细胞浆蛋白,不仅可以用于研究蛋白在细胞内的定位,而且很多时候分离出来的核蛋白可以用于转录调控方面的研究,例如 EMSA,footprinting 等。

【实验原理】 通过试剂盒提供的细胞浆蛋白抽提试剂 A 和 B,利用细胞膜及核膜对不同渗透压的不同反应,首先在低渗透压条件下,使细胞充分膨胀,破坏细胞膜,释放出细胞浆蛋白,然后通过离心得到细胞核沉淀。最后通过高盐的细胞核蛋白抽提试剂抽提得到细胞核蛋白。

【仪器和试剂】

(1)仪器:低温高速离心机。

(2)试剂:胞浆胞核抽提试剂盒。

【实验步骤】

(1)室温解冻试剂盒中的三种试剂:细胞浆蛋白抽提试剂 A、细胞浆蛋白抽提试剂 B 和细胞核蛋白抽提试剂。颠倒混匀后置于冰上备用。取适当量的细胞浆蛋白抽提试剂 A 和细胞核蛋白抽提试剂,在使用前数分钟内加入 PMSF,使 PMSF 的最终浓度为 1mM。

(2)收集细胞

贴壁细胞:用 PBS 洗一遍,用细胞刮子刮下细胞,或用 EDTA 溶液处理细胞。尽量避免用胰酶消化细胞,以免胰酶降解需抽提的目的蛋白。离心收集细胞,弃上清液。

悬浮细胞:用 PBS 洗一遍,离心收集细胞,弃上清液。

(3)每 20 μL 细胞沉淀加入 200 μL 添加了 PMSF 的细胞浆蛋白抽提试剂 A(对于 2×10^6 个 Hela 细胞,其细胞沉淀的体积大约为 20 μL 或 40 mg)。

(4)剧烈振荡 5 秒钟,使细胞沉淀完全悬浮并分散,冰浴 10~15 分钟。

(5)加入细胞浆蛋白抽提试剂 B 10 μL。剧烈振荡 5 秒钟,冰浴 1 分钟。

(6)剧烈振荡 5 秒钟,4℃ 12000~16000 rpm,离心 5 分钟。

(7)立即吸取上清液至一预冷的离心管中,即为抽提得到的细胞浆蛋白。可立即使用或 –80℃保存备用。

（8）完全吸尽残余的上清液，将剩余沉淀加入 50 μL 添加了 PMSF 的细胞核蛋白抽提试剂。

（9）剧烈振荡 15～30 秒钟，把细胞沉淀完全悬浮并分散。冰浴 30 分钟，其中每隔 1～2 分钟就剧烈振荡 15～30 秒钟。

（10）4℃12000～16000 rpm 离心 10 分钟。

（11）立即吸取上清液至一预冷的离心管中，即为抽提得到的细胞核蛋白。可立即使用或 –80℃保存备用。

【注意事项】

（1）抽提蛋白的所有步骤都需在冰上或4℃进行。

（2）抽提的胞浆胞核蛋白要避免反复冻融。

（3）PMSF 一定要在抽提试剂加入到样品中前 2～3 分钟内加入，以免 PMSF 在水溶液中很快失效。

（萧小鹃）

19　外源基因在大肠埃希菌中表达和蛋白质纯化

　　大肠埃希菌具有两个显著特征：操作简单和能在廉价的培养基中高密度培养，使其在大多数科研应用中已成为高效表达异源蛋白最常用的原核表达系统。尽管大肠埃希菌有众多的优点，但并非每一种基因都能在其中有效表达。这归因于每种基因都有其独特的结构、mRNA 的稳定性和翻译效率、蛋白质折叠的难易程度、宿主细胞蛋白酶对蛋白质的降解、外源基因和 *E. coli* 在密码子利用上的主要差别以及蛋白质对宿主的潜在毒性等。大肠埃希菌作为表达系统的主要障碍包括：不能像真核蛋白那样进行翻译后修饰、缺乏将蛋白质有效释放到培养基中的分泌机制和充分形成二硫键的能力。另一方面，许多真核蛋白在非糖基化的形式下能保留其生物学活性，因而也就可以用大肠埃希菌来表达。

　　【实验原理】　乳糖（lac）操纵子是研究得最为详尽的大肠埃希菌基因操纵子，利用其调控机制为基础设计和构建的表达系统已得到了广泛的应用，pET 系统表达载体是一种高效的大肠埃希菌表达系统。在 pET－28 系统中，宿主菌 BL21 经噬菌体 λDE3 溶源化后，后者的 lacUV5 强启动子及位于其下游的 T7RNA 聚合酶基因被整合到宿主菌的基因组 DNA 中。当目的基因被人为的克隆至 pET 载体的多克隆位点（T7lac 强启动子的下游）中后，宿主菌在非代谢性乳糖类似物 IPTG（异丙基－β－D－巯基半乳糖苷）的诱导作用下能产生大量的 T7RNA 聚合酶，后者特异性的识别 pET 表达载体中的 T7 启动子序列，从而高效的表达目的重组蛋白。由于 IPTG 不会被宿主菌利用，因此向培养液中加入少量的 IPTG 就能对 lacUV5 和 T7lac 强启动子产生持久的诱导作用。

　　金属离子亲和层析是利用金属离子的络合或形成螯合物的能力来吸附蛋白质的分离系统。组氨酸的咪唑基团，半胱氨酸的巯基，色氨酸的吲哚基团可提供电子与金属离子结合，结合后含这些残基的蛋白质在亲和层析柱中受到阻滞。用螯合剂将金属离子固定在固体表面会减少蛋白质－金属相互反应的自由度，蛋白质也因此不容易失活，在后继的分离纯化过程中仍然保持较高活性。将柱子浸没于某种金属离子（如 Cu^{2+}、Zn^{2+}、Ni^{2+}、CO^{2+}）缓冲液中，直至螯合到固定相上的金属离子和溶液中的金属离子达到平衡，然后经洗涤可将含有生物活性物质的样品上柱，与固定化金属－配基有亲和力的分子都将被滞留，其余则流出柱外。目的蛋白质表面暴露的供电子氨基酸残基，如组氨酸的咪唑基，色氨酸的吲哚基，十分有利于蛋白质与固定化金属离子结合。金属盐的种类和结构，流动相的组成、pH、离子强度等会影响亲和层析的效果。

【仪器和试剂】

(1)仪器：超超净工作台、细菌培养摇床、冷冻离心机、离心管、层析柱、分子纯化系统等。

(2)试剂：IPTG，LB 液体培养基，LB 固体培养基，卡那霉素，NTA 介质填料，Bugbuster master mix，10 mM 咪唑，300 mM NaCl，50 mM NaH_2PO_4 溶液。

【实验步骤】

(1)挑取单个重组菌落至 5 mL 的 AMP(+)LB 培养基中，37℃振荡培养过夜，次日按 1∶100 的比例转接到新鲜 AMP(+)LB 培养基中。

(2)37℃振荡培养约 2 小时，当 OD_{600} 达到 0.4 ~ 0.5 时，加入 IPTG 至终浓度为 1 mM，15℃震荡培养 24 小时；分别以 5 000 rpm 离心 5 分钟。

(3)收集菌体，称重后，每克菌加入 5 mL 的 Bugbuster master mix，室温缓慢震荡裂解 20 分钟，4℃16000 rpm 离心 20 分钟。

(4)收集诱导表达的重组菌裂解上清液经 Ni – NTA 亲和层析纯化，分别用漂洗液(10 mM 咪唑，300 mM NaCl，50 mM NaH_2PO_4 溶液)漂洗 3 次。

(5)再用洗脱液(250 mM 咪唑，300 mM NaCl，50 mM NaH_2PO_4 溶液)洗脱，收集洗脱液，进行 10% SDS – PAGE 电泳，考马斯亮蓝染色。

【注意事项】

(1)不同的表达质粒因启动子不同，诱导表达方法并不完全相同，可根据具体情况而定。选择表达载体时，要根据所表达蛋白的最终应用考虑。

(2)菌体沉淀一定要在冰浴中冻融。

(萧小鹃)

20　蛋白质浓度测定（BCA 法）

蛋白质含量的测定方法有很多，如紫外线吸收法、考马斯亮蓝法、双缩脲法、Folin－酚法、BCA 法等，但每种方法都有其特点和局限性，因而需要根据不同情况选用适当的方法，以满足不同需求。BCA（bicinchoninine acid）法具有试剂稳定，抗干扰能力较强，结果稳定，灵敏度高的特点，因此现在应用广泛。

【实验原理】　二价铜离子在碱性条件下，可以被蛋白质还原成一价铜离子，一价铜离子和 BCA A 液相互作用，产生敏感的颜色反应。两分子的 BCA 螯合一个铜离子，形成紫色的反应复合物，该水溶性复合物在 562 nm 处有强力的吸光性，吸光度和蛋白质的浓度在广泛的范围内有良好的线性关系。因此，可以根据吸光值换算出蛋白质浓度。

【仪器和试剂】

(1)仪器：酶标仪。

(2)试剂：BCA 蛋白浓度测定试剂盒。

【实验步骤】

(1)配置工作液：根据标准品及待测样品的个数总和的两倍（两个复孔），按 BCA 试剂 A 和试剂 B 体积比为 50∶1 配置适量 BCA 工作液，充分混匀，置于常温备用。

(2)配置标准浓度蛋白：浓度分别为 2 mg/mL、1 mg/mL、0.5 mg/mL、0.25 mg/mL、0.125 mg/mL 0.0625 mg/mL、0 mg/mL，取原标准品 BSA（2 mg/mL）按 2 倍稀释法用 PBS 稀释得到（2 倍稀释法：取 50 μL 2 mg/mL 的原标准品 BSA 加到 50 μL 的 PBS 溶液中，混匀，取出 50 μL 添加到下一个盛有 50 μL PBS 的 1.5 mL 离心管中，以此类推，分别得到 1 mg/mL、0.5 mg/mL 、0.25 mg/mL、0.125 mg/mL、0.0625 mg/mL 浓度的蛋白）。

(3)调整待测蛋白浓度（一般稀释 10×）：用 PBS 进行稀释（如稀释 10×，可取 5 μL 蛋白稀释到 45 μL PBS 中得到 50 μL 体系）。

(4)上样：将配置好的标准蛋白和待测蛋白以每孔 20 μL 的量加入 96 孔板中，每个样品 2 个重复。

(5)加工作液：每个样品孔中加 200 μL 配置好的工作液，轻轻混匀，37℃孵育 30 分钟。

(6)将 96 孔板冷却到室温，用酶标仪测定 570 nm 波长下的 OD 值，根据标准曲线计算待测样品的蛋白浓度。

　　例：EXCEL 处理数据

　　铺板和酶标仪读数如表 20 - 1 所示：

表 20 - 1　铺板和酶标仪的读数

空白孔 OD 值 1	空白孔 OD 值 2	样品 1 OD 值 1	样品 1 OD 值 2
PBS OD 值 1	PBS OD 值 2	样品 2 OD 值 1	样品 2 OD 值 2
0.0625 mg/mL OD 值 1	0.0625 mg/mL OD 值 2	样品 3 OD 值 1	样品 3 OD 值 2
0.125 mg/mL OD 值 1	0.125 mg/mL OD 值 2	样品 4 OD 值 1	样品 4 OD 值 2
0.25 mg/mL OD 值 1	0.25 mg/mL OD 值 2	样品 5 OD 值 1	样品 5 OD 值 2
0.5 mg/mL OD 值 1	0.5 mg/mL OD 值 2	样品 6 OD 值 1	样品 6 OD 值 2
1 mg/mL OD 值 1	1 mg/mL OD 值 2	样品 7 OD 值 1	样品 7 OD 值 2
2 mg/mL OD 值 1	2 mg/mL OD 值 2	样品 8 OD 值 1	样品 8 OD 值 2

　　某次实验的结果，求平均值，见表 20 - 2 所示：

表 20 - 2　实验结果的平均值

标准品浓度	OD 值 1	OD 值 2	平均值
0	0.056	0.055	0.0555
0.0625	0.097	0.101	0.099
0.125	0.155	0.128	0.1415
0.25	0.204	0.228	0.216
0.5	0.395	0.346	0.3705
1	0.687	0.679	0.683
2	1.163	1.26	1.2115

　　样品 OD 值处理，求平均值，见表 20 - 3 所示：

表 20 - 3　样品 OD 值处理后的平均值

	样品 OD 值 1	样品 OD 值 2	平均值
样品 1	0.416	0.427	0.4215
样品 2	0.495	0.59	0.5425
样品 3	0.774	0.552	0.663
样品 4	0.785	0.729	0.757
样品 5	0.673	0.647	0.66

　　以标准品浓度为纵坐标, 平均 OD 值为横坐标做散点图, 右键点其中一个点选择添加趋势线, 选项中选择"显示公式", "显示 R 平方值"。得到结果如图 20 - 1 所示。

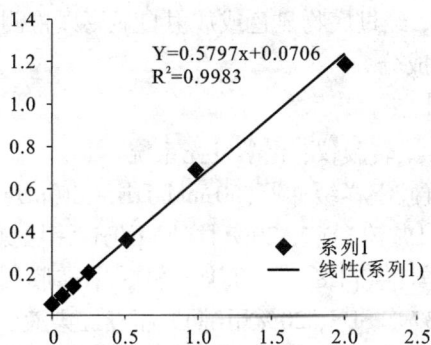

图 20 - 1　"显示 R 平方值"的结果

将样品平均值代入方程, 即可求出样品浓度 Y。

【注意事项】

检测吸光值之前去反应体系液面的气泡, 减少其对吸光值的影响。

（萧小鹃）

21　蛋白质免疫印迹法

细胞中基因表达的最终产物是蛋白质，因此检测蛋白质是研究基因表达最常用、最有效的手段之一。蛋白质免疫印迹法也称为 Western 免疫印迹，是分子生物学、生物化学和免疫遗传学中常用的一种实验方法。

【实验原理】　Western 免疫印迹的基本原理与 Northern 印迹杂交和 Southern 印迹杂交十分相似，都是由凝胶电泳、转膜、杂交和信号显示等步骤组成。不同之处是 Western 免疫印迹检测的是蛋白质，使用的凝胶是 SDS－聚丙烯酰胺凝胶，所用的探针是蛋白质抗体，而不是核酸。经过 PAGE 分离的蛋白质样品，转移到固相载体(如 PVDF 膜)上，固相载体以非共价键形式吸附蛋白质，且能保持电泳分离的多肽类型及其生物学活性不变。以固相载体上的蛋白质或多肽作为抗原，与对应的抗体起免疫反应，再与酶或核素标记的第二抗体反应，经过底物显色或放射自显影以检测电泳分离的特异性目的基因表达的蛋白成分。

【仪器和试剂】

(1)仪器：电泳仪；转膜仪；化学发光系统。

(2)试剂：SDS 凝胶上样缓冲液(50 mM Tris－Cl(pH 6.8)，100 mM 二硫苏糖醇，2% SDS，0.1% 溴酚蓝，20% 甘油)；Tris－甘氨酸电泳缓冲液(25 mM Tris，250 mM 甘氨酸(pH8.3)，0.1% SDS)；转膜缓冲液(39 mM 甘氨酸，48 mM Tris，0.037% SDS，20%甲醇)；丽春红染液。

【实验步骤】

(1)蛋白质样品制备

1)根据预计将要上样的蛋白质样品量[25～50 μg，计算如下：所需蛋白体积 = 25 μg/(Y×10)]，取适量体积的蛋白质样品于预冷的 1.5 mL 离心管中，加入 5×SDS 上样缓冲液(体积约为蛋白质样品体积的25%)，通过调节上样缓冲液的体积将各样品混合液的终体积调节至相同。

2)将样品混合管置于煮样试管架上，于沸水浴中煮样 5 分钟。然后离心 5 秒钟，使溶液沉到管底。

(2)SDS－聚丙烯酰胺凝胶的制备：确定凝胶的体积，参考分子克隆实验指南(表 21－1)所给出的数值，根据不同丙烯酰胺浓度配制分离胶溶液。

表 21 - 1　配制 Tris - 甘氨酸 SDS 聚丙烯酰胺凝胶电泳分离胶所用溶液

成　分	配制不同体积和浓度凝胶所需各成分的体积(mL)				
	10	15	20	25	30
8%胶					
水	4.6	6.9	9.3	11.5	13.9
30% 丙烯酰胺混合液	2.7	4.0	5.3	6.7	8.0
0.5 mol/L Tris(pH8.8)	2.5	3.8	5.0	6.3	7.5
10% SDS	0.1	0.15	0.2	0.25	0.3
10% 过硫酸铵	0.1	0.15	0.2	0.25	0.3
TEMED	0.006	0.009	0.012	0.015	0.018
10%胶					
水	4.0	5.9	7.9	9.9	11.9
30% 丙烯酰胺混合液	3.3	5.0	6.7	8.4	10.0
1.5 mol/L Tris(pH8.8)	2.5	3.8	5.0	6.3	7.5
10% SDS	0.1	0.15	0.2	0.25	0.3
10% 过硫酸铵	0.1	0.15	0.2	0.25	0.3
TEMED	0.004	0.006	0.008	0.01	0.012
12%胶					
水	3.3	4.9	6.6	8.2	9.9
30% 丙烯酰胺混合液	4.0	6.0	8.0	10.0	12.0
1.5 mol/L Tris(pH8.8)	2.5	3.8	5.0	6.3	7.5
10% SDS	0.1	0.15	0.2	0.25	0.3
10% 过硫酸铵	0.1	0.15	0.2	0.25	0.3
TEMED	0.004	0.006	0.008	0.01	0.012

　　将配制好的液体吹打混匀,灌胶,再用注射器将双蒸水缓慢均匀地加于分离胶上层,待胶凝固后(光下可见明显的水胶分离线)将上层水倒掉,并用滤纸尽量将水吸干(注意不要碰到分离胶)。然后按表 21 - 2 中给出的数值配制不同体积的5%浓缩胶。

表 21 - 2　配制 Tris - 甘氨酸 SDS 聚丙烯酰胺凝胶电泳 5% 浓缩胶所用溶液

成　分	配制不同体积凝胶所需各成分的体积(mL)				
	3	4	5	6	8
水	2.10	2.70	3.40	4.10	5.50
30% 丙烯酰胺混合液	0.50	0.67	0.83	1.00	1.30
1.5 mol/L Tris(pH6.8)	0.76	1.00	1.26	1.50	2.00
10% SDS	0.03	0.04	0.05	0.06	0.08
10% 过硫酸铵	0.03	0.04	0.05	0.06	0.08
TEMED	0.003	0.004	0.005	0.006	0.008

　　将配制好的浓缩胶灌入已凝固的分离胶上层,随后立即插入梳齿,待上层胶凝固之后,可以在保湿的条件下储存在4℃,或者直接进行后续实验。

　　(3)电泳与转膜

　　1)将胶板放入垂直电泳槽内,并加入电泳缓冲液,随后拔出梳齿,将制好的蛋白样本加入孔中,先50 V,20 mA 恒流进行电泳30分钟之后,随后将电压调至80 V 恒压电泳约100分钟(或者直接恒流20 mA,3小时左右,具体情况待定)。

　　2)电泳结束后,清水冲洗胶板,随后将凝胶剥下,小心的将浓缩胶切除,将分离胶浸泡于预冷的转移缓冲液中约15分钟,清洗杂质。

　　3)预先裁剪出大小适宜的 PVDF 膜或 NC 膜和滤纸,尽量使膜面积稍大于凝胶,但不大于海绵。将 PVDF 膜完全浸泡在甲醇中约30秒钟,NC 膜则不需要浸泡。

　　4)在预先倒满转移液的塑料盘中依次加入转膜用的夹子(正极一侧在下,保持水平)、一块海绵垫、滤纸、浸泡好的 PVDF 膜、浸泡好的凝胶、滤纸和另一块海绵垫,整个操作过程中要不断赶走气泡,在夹紧夹子前要确认各层中没有气泡(否则会影响转膜结果)。

　　5)将夹子放入电泳转移槽子中,确认夹子的正负极与转移槽正负极相对,整个转移槽埋在冰中进行转膜。根据将要检测的蛋白质分子质量大小确定转膜时间,小分子蛋白一般为恒压80 V,1.5小时;大分子蛋白一般为恒压100 V,2小时。

　　6)转膜结束后打开夹子,小心去除负极一端的海绵、滤纸和胶,在

PVDF 膜的右上角剪一个角以确定正面，然后取出，根据预染蛋白 Marker 标准判断转膜效果及目的条带的大致位置。

（4）抗原抗体反应

1）封闭：将 PVDF 膜浸泡于含 5% 脱脂奶粉的 TBST 封闭液中（如要检测磷酸化蛋白，则需使用含 5% BSA 的 PBST 封闭液进行封闭），室温下，置于水平摇床上振摇 1~2 小时。

2）剪膜：依据预染蛋白 Marker 标准判断目的蛋白的条带位置，并将其小心剪下，膜的宽度应适当，并尽量保留周围可能出现条带的位置（这一步根据需要可以选择剪膜或者不剪）。

3）一抗孵育：用 5% BSA 溶液将一抗稀释至适宜浓度，并加入到大小合适的孵育槽中，将 PVDF 膜置于其中，稀释好的一抗溶液应当至少没过 PVDF 膜。4℃ 下摇床摇动封闭过夜。

4）洗膜：室温下，用 1 × PBST 在摇床上洗涤 PVDF 膜 2~4 次，每次 10 分钟。

5）二抗孵育：根据一抗选择相应属性的二抗，用含 5% 脱脂奶粉的 PBST 将辣根过氧化物酶标记的二抗稀释至适宜浓度，并加入到大小合适的孵育槽中，将 PVDF 膜置于槽中，室温下摇床摇动孵育 2 小时。

6）洗膜：室温下，用 PBST 在摇床上洗涤 PVDF 膜 3 次，每次 10 分钟。

（5）显影

1）将保鲜膜平整的铺于显影台上，并用滤纸赶走气泡，将孵育好的 PVDF 膜取出置于保鲜膜上，放置整齐，并用滤纸轻轻吸去 PVDF 膜上的 PBST 液体，以免稀释 ECL 发光液从而影响显影效果。

2）取适量 ECL 试剂 A、B 液等体积混合后滴于 PVDF 膜上，避光孵育 5 分钟，用滤纸吸去剩余的发光试剂，并将显影台放入化学发光系统，根据荧光强度用 image 软件设置曝光时间（5 秒钟~30 分钟）。待成像后将图片以 .tif 格式保存。

3）用灰度分析软件 Quantity One 软件对实验结果进行灰度扫描。

【注意事项】

（1）ECL 化学发光剂产生的光信号衰变较快，加入发光剂后，应立即采用不同时间进行曝光。

（2）转膜完成后，可采用用考马斯亮兰染色凝胶，以观察蛋白质的残留状态。

（萧小鹃）

参考文献

［1］Liu J, Guo XH, Mohandas N, Chasis JA and An X. Membrane remodeling during reticulocyte maturation. Blood. 2010, 15(10): 2021 – 2027.

［2］Liu J, Zhang J, Ginzburg Y, Li H, Xue F, De Franceschi L, Chasis JA, Mohandas N, An X. Quantitative analysis of murine terminal erythroid differentiation in vivo: novel method to study normal and disordered erythropoiesis. Blood. 2013, 121(8): e43 – 49.

［3］Sun H, Wu Y, Fu D, Liu Y, Huang C. SIRT6 regulates osteogenic differentiation of rat bone marrow mesenchymal stem cells partially via suppressing the nuclear factor – κB signaling pathway. Stem Cells. 2014, 32(7): 1943 – 1955.

［4］陶永光. 肿瘤分子生物学与细胞生物学实验手册. 长沙: 湖南科学技术出版社, 2014.

［5］张胜权. 医学生物化学与分子生物学实验教程. 北京: 科学出版社, 2009.

［6］J. 萨姆布鲁克, D. W. 拉塞尔. 分子克隆. 第3版(下册). 黄培堂译. 北京: 科学出版社, 2008.

22　细胞培养

随着现代生命科学技术的发展，组织细胞培养技术已被广泛的用于细胞生物学、细胞遗传学、分子遗传学、分子生物学等领域的研究。细胞培养包括细胞原代培养和细胞传代培养两大类。

22.1　细胞原代培养

【实验原理】　原代培养是直接从生物体获取细胞进行培养。由于细胞刚刚从活体组织分离出来，故更接近于生物体内的生活状态。这一方法可为研究生物体细胞的生长、代谢、繁殖提供有力的手段，同时也为以后传代培养创造条件。最常用的原代培养有组织块培养和分散细胞培养。组织块培养是将剪碎的组织块直接移植在培养瓶壁上，加入培养基后进行培养。分散细胞培养则是将组织块用机械法或化学法使细胞分散。从胎儿或新生儿的组织分离到活性最好的游离细胞，经典的方法是用蛋白水解酶(如胰蛋白酶和胶原酶)消化细胞间的结合物，或用金属离子螯合剂(如 EDTA)除去细胞互相粘着所依赖的 Ca^{2+}，再经机械轻度振荡，使之成为单细胞。

【仪器和试剂】

(1)材料：孕鼠(胚胎小鼠)或新生 1~3 天乳鼠。

(2)器材：培养瓶、青霉素瓶、小玻璃漏斗、三角烧瓶、平皿、巴氏吸管、试管、移液管、无菌纱布、无菌眼科剪、废液缸、血球计数板、蜡盘、手术器械、大头针、离心管、显微镜、75% 乙醇棉球，2% 碘酊。

(3)试剂：新生小牛血清，培养基(RPMI1640 或 DMEM)，0.125% 胰蛋白酶溶液，D-Hank's 液，75% 乙醇，双抗生素(青霉素和链霉素)。

【实验步骤】

(1)取材(以胚胎小鼠为例)：将孕鼠拉颈椎处死，投入75% 乙醇浸泡数秒消毒，提出孕鼠控掉乙醇，放置于蜡盘中用大头针固定。用手术器械逐层分离皮肤和肌肉组织，剖开孕鼠腹腔。注意不同的解剖层次使用不同的消毒器械。最后取出孕鼠双角子宫置于无菌平皿内。

用 D-Hank's 液洗涤 3 次，剪开子宫取出胚胎。除去子宫、血液和筋膜等组织。

(2)用弯头剪把胚胎尽量剪碎，每个组织块小于 1 mm^3。在操作时应尽量用平皿盖半盖住平皿以防空气中尘埃落下污染组织。再用 D-Hank's 液洗涤 2～3 次，自然沉淀。用吸管吸去上清液。以下可按两种方法进行，即消化法和组织块培养法。

（3）若使用消化法，则将组织块放入三角烧瓶内加入 10～30 mL 0.125% 胰蛋白酶，37℃磁力搅拌消化 15～30 分钟。然后加入少量血清终止消化。用几层无菌纱布过滤。取过滤液，800 rpm/分钟离心 5～10 分钟收集细胞。弃上清液，加入带有双抗的培养基，放入培养瓶中培养。

（4）若进行组织块培养，使组织块剪切均匀，用吸管反复轻轻吹打组织块后，加入几滴血清于组织块中，再用弯头吸管将组织块悬液吸起。在一小培养瓶中逐个铺展开，注意将瓶底涂抹均匀。将瓶子翻转倒置后在 37℃ 培养箱内放置 2～3 小时。待组织块微干与瓶壁粘牢后再轻轻将瓶子翻转过来，从边角加入 4～5 mL 培养基，使细胞接触到培养基，放培养箱内继续进行培养。

【注意事项】

（1）严格进行动物皮肤消毒，使用三套器械取材。新生动物皮肤先用 2% 碘酊液消毒，成年鼠先用 3%～5% 碘酊液消毒后用 75% 乙醇消毒。

（2）严格进行无菌操作，防止细菌、真菌、支原体污染，避免化学物质污染。

（3）吸取液体前，瓶口和吸管进行火焰消毒；经火焰消毒后的吸管一定要用 Hank's 液冷却。防止烫伤、烫死细胞。吸取液体时，避免瓶口和吸管接触碰撞。

（4）离心管入台前，管口、管壁应消毒。

22.2　细胞传代培养

【基本原理】　贴壁细胞经培养生长增殖形成单层细胞，悬浮细胞经培养充满培养液或形成细胞团后，需要进行分离培养，这一操作称为传代或再培养。如拖延传代，细胞会因增殖过度，培养基营养缺乏和代谢产物积累而发生中毒。

细胞传代培养中着重介绍贴壁细胞、悬浮细胞的传代培养。

22.2.1　贴壁细胞的传代培养

【试剂和器材】

（1）主要试剂：0.25% 胰蛋白酶、D-Hank's 液、细胞培养液、新生小牛血清、75% 乙醇。

（2）器材：与细胞原代培养所需仪器器材相同。

【实验步骤】

(1)吸除或倒掉瓶内旧培养液,用 2 mL Hank's 液洗一遍,吸除或倒入废液缸。

(2)以 25 mL 培养方瓶为例,向瓶内加入约 1 mL 0.25% 胰蛋白酶(以能覆盖瓶底为限)。

(3)37℃ 或室温 25℃以上消化 3 分钟左右(若室温低于 25℃,消化时间适当延长),将正在消化的贴壁细胞置倒置显微镜下观察,发现胞质回缩,细胞间隙增大,呈针眼状,应立即终止消化(可直接加数滴培养液,终止消化)。

(4)吸除或倒掉消化液,加入含 10% 小牛血清的细胞培养液,依次从培养瓶底部一侧开始到另一侧结束,用吸管将细胞吹打成悬液,吹打时用力不要太猛烈,尽量保持吸管在液体内吹打,以免形成气泡。

(5)采用计数板对细胞进行计数(如非实验用,不计数亦可),按一定的密度要求把细胞悬液等份分装入数个培养瓶中,每瓶加入 5 mL 新的培养液,轻轻吹打均匀,盖好瓶盖,置二氧化碳培养箱继续培养(图 22 −1)。

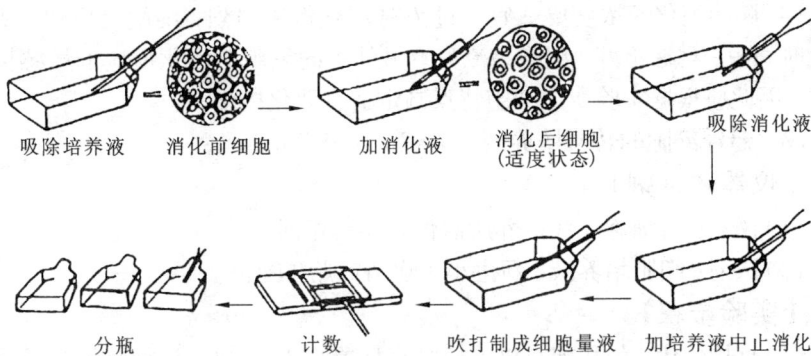

吸除培养液　消化前细胞　　加消化液　　消化后细胞　　吸除消化液
　　　　　　　　　　　　　　　　　　　(适度状态)

分瓶　　　　　计数　　　吹打制成细胞量液　加培养液中止消化

图 22 −1　CHO 贴壁细胞消化传代示意图

(6)结果观察:以 Hela 细胞为例,细胞传代培养后,经过悬浮、贴壁生长进入潜伏期、对数生长期,2~3 天增殖即可长满瓶底。我们可以从以下几点来观察细胞的生长情况。

1)培养液的观察:肉眼观察新鲜培养液为桔红色,测 pH 为 7.2 左右,如发现培养液变浅变黄,应考虑培养液中代谢产物(呈酸性)所致,需立即换液。如传代 4 小时左右,肉眼观察培养液浑浊、暗淡,则应考虑细胞已被污染,应立即终止培养。

2)倒置显微镜下观察:以 CHO 细胞为例,生长良好的 CHO 细胞,透明度大,折光性强,细胞呈扁平的多角形,胞质近中央处有圆形的细胞核,细胞间紧密连接,呈片状。生长不良的 CHO 细胞,细胞折光性变弱,胞质中出现空泡,细胞间隙加大,失去原有的透明状。如果细胞崩解,漂浮,则应尽快查清细胞死亡的原因。

【注意事项】

(1)根据实验要求,备齐实验用品,将培养用品放在超净工作台内合适的位置,减少因物品不全、东西摆放零乱、拿取频繁造成的污染机会。实验前要用75% 乙醇棉球擦洗超净工作台,然后用紫外线消毒超净工作台30分钟(培养的细胞及培养用液不能用紫外线照射)。

(2)实验操作中物品或细胞被污染,应立即更换,避免交叉污染。多人做实验时,应使用各人的用品,不能共用。加液时,要更换吸管,避免不良反应发生。

(3)胰酶消化时间要适度。消化过短,细胞不易从瓶壁脱落;而消化过长,细胞会脱落流失。

(4)胰酶消化液浓度要适宜。过浓时消化作用强烈,细胞反应快,所需消化时间短,掌握不好,细胞易流失。另外不同细胞对消化反应的敏感性不一样,因此应根据实验所用细胞特点制定适宜消化措施。

22.2.2 悬浮细胞的传代培养

【仪器和试剂】

(1)仪器:与细胞原代培养所需仪器器材相同。

(2)试剂:细胞培养液、新生小牛血清或胎牛血清。

【实验步骤】

(1)直接传代:传代前将培养瓶竖直静置约30分钟,让悬浮细胞慢慢沉淀在瓶底后,将上清液吸掉 1/2 ~ 2/3,用吸管吹打制成细胞悬液,计数板计数(如非实验用,不计数亦可),把细胞悬液等份分装入数个培养瓶中,每瓶加入一定的含 10% 小牛血清的细胞培养液,轻轻混匀,盖好瓶盖,置二氧化碳培养箱继续培养。

(2)离心后传代:将细胞悬液移入已灭菌带盖离心管内,800 ~ 1000 rpm 离心5 ~ 8 分钟,去上清液,加入一定的含 10% 小牛血清的细胞培养液到离心管中,用吸管吹打成细胞悬液,计数板计数后(如非实验用,不计数亦可),然后分瓶培养。

　　【注意事项】　把握好传代时机。在细胞汇合 80%～90% 阶段最好，过早传代，细胞产量少；过晚则会影响细胞状态。

22.3　培养用品的清洗和消毒灭菌

22.3.1　玻璃器皿的清洗和消毒

　　(1)浸泡：因一般新的普通玻璃器皿比较偏碱性，同时有一些灰尘沾在其表面，可以先用自来水初步刷洗后，于 5% 盐酸溶液浸泡过夜，浸泡时要将器皿完全浸泡在液体中，如使用过的玻璃器皿应立即浸入清水中，避免因蛋白质或其他物资凝固后沾附于玻璃上，增加工作量。

　　(2)刷洗：经浸泡过的器皿用中性洗衣粉水刷洗，刷洗时用力要均匀，从器皿的一侧刷向另一侧，注意瓶角及瓶口，然后用流水反复冲洗，直至除尽泡沫为止，晾干。

　　(3)清洁液浸泡：入清洁液浸泡，浸泡器皿时动作要缓慢，从浸泡缸边缘轻轻放入，一定要让器皿内气泡排出，整个器皿泡在清洁液中，至少 7 小时以上。配制清洁液时要戴好防护镜，耐酸手套，系好耐酸围裙，以防皮肤受伤。配制过程中，要先加热溶解重铬酸钾，待重铬酸钾完全冷却后，然后缓缓加入浓硫酸。由于加入硫酸时产生大量热量，所以加入硫酸时动作要缓慢、均匀。配制容器用耐高温，耐酸碱的优质塑料桶，下面垫有塑料盆。待清洁液完全冷却后可改用泡酸缸或瓷缸存储。

　　清洁液可根据需要，配制成以下两种不同浓度，一般常用次强液。

重铬酸钾(g)	100	120	63
浓硫酸(mL)	100	200	1000
蒸馏水(mL)	1000	1000	200

　　(4)冲洗：所浸泡的器皿必须用流水冲洗，如用手工操作，每瓶都得用水灌满，倒掉，一般重复 8～10 次，然后用一蒸馏水冲洗 1～2 遍，再用二蒸水冲洗一次，倒立，晾干或烘干备用。

　　(5)包装：一般用牛皮纸，棉布，铝饭盒，储槽等。对培养瓶，培养皿，吸管，瓶塞等，都应先作局部包装后，再打包(消毒前写好消毒日期，名称)。

　　(6)器皿消毒灭菌：根据实验要求和器皿类型，采用不同的消毒灭菌方法。可选择物理方法如高压蒸汽，干热，紫外线照射等；化学方法如消毒剂，抗生素等。玻璃器皿、金属器械通常采用高压蒸汽灭菌(15 磅, 30 分钟), 橡胶类(10 磅, 15 分钟); 不能耐高温的用品, 可用消毒剂浸泡或紫外线照射。

22.3.2　实验试剂的消毒

试剂消毒灭菌主要指平衡盐溶液及一些不会因高温破坏其成分的溶液可采用高压蒸汽灭菌。培养液, 胰酶及含有蛋白质, 具有生物活性的试剂可采用过滤除菌。

22.4　细胞计数方法和细胞活力鉴定方法

【实验原理】　细胞计数: 通过吸取一定体积的细胞悬液于血球计数板上, 然后计数血球计数板四角大方格中的细胞数, 再通过相应公式换算, 计算出培养细胞的密度。

细胞活力鉴定: 因只有生长状态好的细胞才有较强的传代的能力, 所以在接种前应先检查一下细胞的活力。细胞损伤或死亡时, 某些染料可穿透变性的细胞膜, 与解体的 DNA 结合, 使其着色。而活细胞能阻止这类染料进入细胞内。借此, 可以鉴别死细胞与活细胞, 并可计算出细胞存活率。

【试剂和器材】

(1)材料: 组织细胞或培养细胞。

(2)器材: 血球计数板、盖玻片、巴氏吸管、显微镜。

(3)试剂: 0.25% 胰蛋白酶溶液、细胞培养液、新生小牛血清、0.4% 台盼蓝溶液。

【实验步骤】

(1)准备计数板: 准备好洁净的计数板和盖玻片。

(2)制备细胞悬液并染色: 用消化法收集贴壁培养细胞或直接收集悬浮培养细胞, 轻轻反复吹打使细胞悬浮均匀后, 立即吸细胞悬液少许, 向另一离心管中滴入细胞悬液 9 滴, 再滴入台盼蓝染液一滴, 混匀, 置 2~3 分钟。

(3)加悬液: 在计数板上盖玻片的一侧加 10 μL 细胞悬液, 以不溢出盖玻片为度。

(4)计数: 在低倍显微镜下观察计数板四角大方格中的细胞数, 生长状态好的细胞胞体完整, 透明不着色, 凡着色细胞均为死细胞。细胞压中线时, 只计左侧和上方者, 不计右侧和下方者。一般细胞密度不低于 10^4/mL, 若细胞数量不够, 可通过将细胞悬液离心后, 浓缩悬液, 使其充分打匀后再滴片观察(图 22-2)。

(5)计算: 计数结果代入下式, 得出细胞密度。

细胞数/毫升原液 = (4 个大方格细胞数之和/4) × 10^4 × 稀释倍数

细胞存活率(%) = 活细胞总数/(活细胞总数 + 死细胞总数) × 100%。

【注意事项】

(1)消化单层细胞时,一定要制成单个细胞悬液后,再滴片计数。

(2)如果连续取样计数,应在取样前,再次混匀细胞悬液避免计数结果上的误差。

(3)如在计数时,发现 2 个以上的细胞组成的细胞团,应按单个细胞计数,如细胞团超过 10% ,则应延长消化时间,若细胞数少于 200 个/10 mm^2 或多于 500 个/10 mm^2 时,说明稀释不均匀,需打匀细胞悬液后再计数。

(曾赵军)

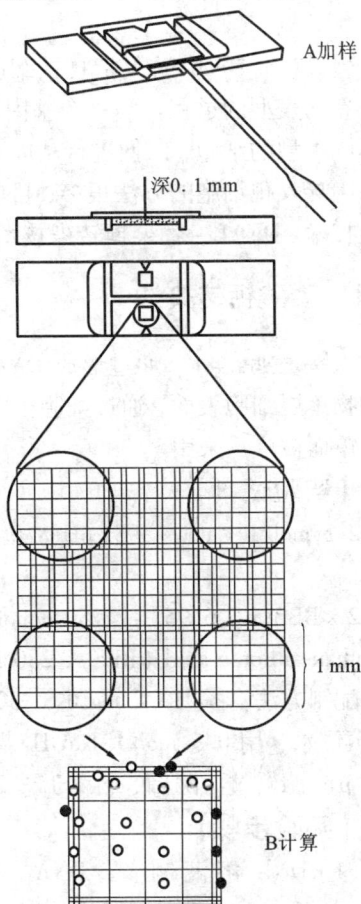

图 22 - 2　细胞计数方法

参考文献

[1] 胡维新 . 分子生物学常用实验操作 . 长沙:湖南科学技术出版社,2003.

[2] 陶永光 . 肿瘤分子生物学与细胞生物学实验手册 . 长沙:湖南科学技术出版社,2014.

[3] Gerold G, Pietschmann T. The HCV life cycle: in vitro tissue culture systems and therapeutic targets. Dig Dis. 2014; 32(5): 525 – 537.

[4] Nass N, Kalinski T. Tamoxifen resistance: from cell culture experiments towards novel biomarkers. Pathol Res Pract. 2015; 211(3): 189 – 197.

[5] Kantardjieff A, Zhou W. Mammalian cell cultures for biologics manufacturing. Adv Biochem Eng Biotechnol. 2014; 139: 1 – 9.

23　细胞转染

转染(transfection)是指真核细胞主动摄取或被动导入外源 DNA 片段而获得新的表型的过程。当一个基因被克隆之后,研究者总是希望将其导入各种不同类型的细胞,以便进行功能方面的研究,如基因表达调控研究。将目的基因导入靶细胞的方法很多,目前较多使用的是磷酸钙转染技术、脂质体转染技术、DEAE – 葡聚糖转染技术及电穿孔转染技术等。

23.1　磷酸钙转染法

【实验原理】　通过形成 DNA – 磷酸钙沉淀物,使之粘附到培养的哺乳动物单层细胞表面,通过细胞内吞作用将目的基因导入靶细胞。该法因操作简单而被广泛采用。

【实验试剂】

2.5 mol/L CaCl$_2$,TE(pH 8.0),D – Hank's 液,0.25% 胰蛋白酶,无菌水。

2×BBS(pH 6.95):含 50 mmol/L N,N – bis(2 – hydroxyethyl) – 2 – a 分钟 oethanesulfonic acid (BES),280 mmol/L NaCl,1.5 mmol/L Na$_2$HPO$_4$

配制方法:将 213.2 mgBES、327.3 mg NaCl、3.6 mg Na$_2$HPO$_4$溶解于 15 mL 蒸馏水,用 0.5 mol/L NaOH 调至 pH 6.95,蒸馏水定容至 20 mL。用 0.22 μm 滤器过滤除菌,储存于 – 20℃。

【实验步骤】

(1)DNA 溶液制备:DNA 溶于 0.1 × TE(pH 8.0),浓度 0.5 ~ 1.0 μg/mL。为了获得高转化效率,质粒 DNA 可经氯化铯 – 溴乙锭密度梯度离心法纯化。载体 DNA 用前应通过乙醇沉淀或氯仿抽提。

(2)转染前 24 小时,用胰蛋白酶消化对数生长期的细胞,以 5 × 10^5 细胞/mL 的密度重新种于六孔组织培养板,在适当的含血清培养基中于 37℃ 5% CO$_2$培养箱内培养,待细胞密度达 50% ~75% 时即可用于转染。

(3)向一新的灭菌 1.5 mL Eppendorf 管中加入所制备的 DNA 溶液 6 ~ 10 μg,无菌水定容至 90 μL,再加入 10 μL CaCl$_2$(2.5 mol/L)溶液,轻轻混匀;逐滴缓慢加入 100 μL 2 × BBS 缓冲盐溶液,轻弹管壁混匀,室温放置 20 ~ 30 分钟,其间将形成细小沉淀。温育结束时,用小吸管尖轻轻吹打一次,重悬混合液。

（4）将 DNA – 磷酸钙重悬混合液转移至含单层细胞的培养液中，轻轻左右晃动一下培养板，使培养液得以混合；另一方法是去除细胞培养液，用不含血清的培养基洗涤细胞一次，然后将上述重悬混合液逐滴缓慢加入培养孔中，作十字运动使其分散均匀，室温下静置 30 ~ 50 分钟，然后再加入 2 mL 含 10% 血清的培养基，于 37℃ 5% CO_2 细胞培养箱中培养。

（5）培养 24 ~ 48 小时后收获细胞即可进行瞬时表达的检测或 D – Hank's 液洗涤细胞后，用适当的选择培养基（如含 G418 等）进行稳定转化克隆的筛选。

（6）筛选鉴定及表达 ①瞬时表达：转化后 48 ~ 60 小时，提取细胞 DNA 或 RNA 进行后续鉴定；如检测新产生的蛋白质，可用免疫荧光、Western Blotting 等方法进行分析；②稳定转化克隆的筛选：转染后用非选择培养基培养 24 小时，使转染的外源基因得以表达。0.25% 胰蛋白酶消化，按 1:10 比例稀释，用适当的选择培养基于 37℃、5% CO_2 细胞培养箱培养 10 ~ 14 天。每 2 ~ 4 天更换培养液，10 ~ 14 天后可出现单细胞集落。同时对未转染的细胞用同样的选择培养基培养筛选，作为对照。

【注意事项】

（1）DNA 应尽可能地纯化，避免 RNA 或蛋白质的污染，以免降低转化效率。

（2）混合转染体系时，要连续而缓慢地混匀，然后再温和振荡，以避免急速形成粗沉淀物而减低转化效率。

（3）BBS 液的 pH 可明显影响沉淀颗粒的形成。一般需预先调节好 BBS 液的 pH，边调节边观察形成颗粒的状态，直至形成的颗粒状态最佳，才进行正式的转染实验。

磷酸钙颗粒状态的判定：将含有 DNA – 磷酸钙重悬混合液的玻璃试管对着光线观察，见溶液呈浑浊状态、略带白色，但肉眼又看不到颗粒，在高倍显微镜下则可见均匀的细小颗粒。此时的颗粒为比较适中的状态。如果用肉眼即能看到颗粒，则说明所形成的颗粒太大；如果 20 分钟以后溶液仍然透明，则说明无颗粒形成或形成的颗粒太小。

23.2　脂质体转染法

【实验原理】　脂质体(liposome)转染是利用阳离子脂质单体与带负电的 DNA 混合后，可自动形成包埋外源 DNA 的脂质体，然后与细胞共孵育，即可通过细胞内吞作用将外源 DNA 转移至细胞内的一种转染方法(图23－1)。

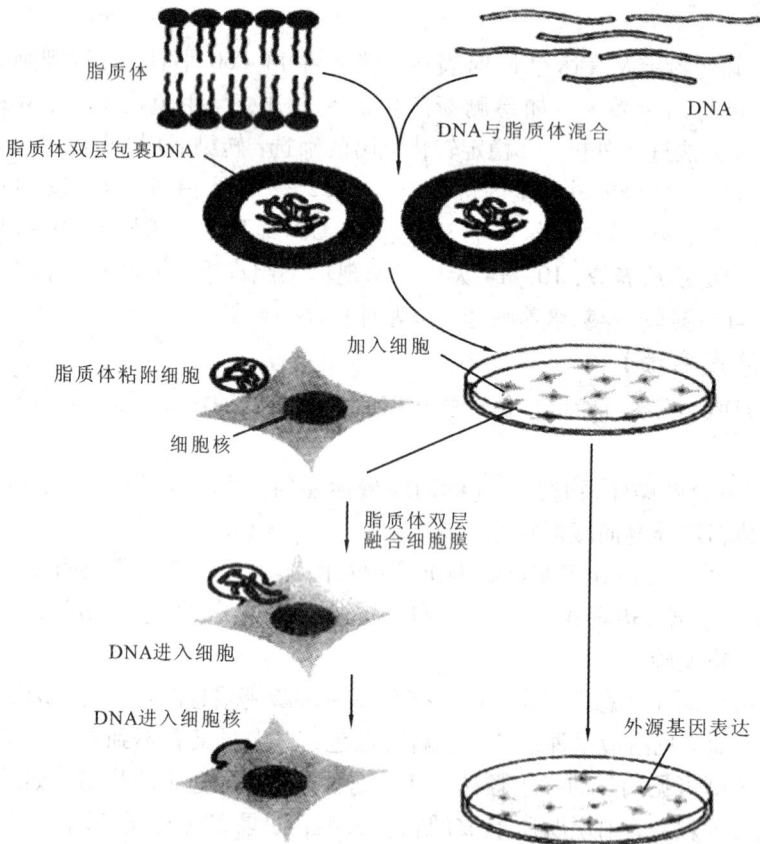

图 23－1　脂质体转染示意图

【实验试剂】　DMEM 培养液，胎牛血清，脂质体转染剂 Lipofectin，D－Hank's 液，0.25% 胰蛋白酶。

【实验步骤】

(1)用胰蛋白酶消化贴壁细胞,进行细胞计数。按细胞 $5 \times 10^4/mL$ 在 35 mm 六孔组织培养板中接种对数期生长的细胞,在含 10% 胎牛血清的 DMEM 完全培养基中于 37℃5% CO_2 培养箱内培养,待细胞密度达 80% ~90% 时即可用于转染。

(2)在灭菌 1.5 mL Eppendorf 管中配制 DNA/脂质体混合物:A 管用 100 μL 无血清的 DMEM 培养液稀释 6 ~10μg 质粒,B 管加入脂质体转染剂 Lipofectin 溶液 10 μL ,将两管中的液体合并,轻轻混匀,室温孵育 30 分钟,使 DNA 与阳离子脂质单体充分结合。

(3)去除六孔组织培养板中的培养液,用无血清的 DMEM 培养液轻柔洗涤细胞 1 次,加入转染混合液。对 35 mm 六孔组织培养板每孔可直接在细胞上加入 1 mL DNA/脂质体复合物,5% CO_2 培养箱内 37℃ 培养温育 3 ~5 小时。

(4)加新鲜配制的含 20% 胎牛血清的 DMEM 完全培养液再孵育细胞 24 ~48 小时。

(5)去除培养液及转染混合液,无血清 DMEM 培养基轻柔洗涤细胞 1 次,每孔加入 2 mL 含 10% 新鲜胎牛血清的 DMEM 完全培养液继续温育 24 ~48 小时。

(6)细胞培养 24 ~48 小时后收获细胞,可进行瞬时表达分析或 D - Hank's 液洗涤细胞,0.25% 胰蛋白酶消化细胞传代后,用适当的选择培养基 (如含 G418 等)进行稳定转化克隆的筛选。

【注意事项】

(1)DNA 应尽可能地纯化,避免 RNA 或蛋白质的污染,以免降低转化效率。

(2)接种细胞密度要适宜,一般细胞密度达 80% ~90% 、细胞状态较好时用于转染。

(3)过量的脂质体转染剂 Lipofectin 对细胞有一定程度的毒性,细胞孵育 24 ~48 小时后应去除培养液及转染混合液并用无血清 DMEM 培养基轻柔洗涤细胞。

(曾赵军)

参考文献

[1] 胡维新. 分子生物学常用实验操作. 长沙：湖南科学技术出版社, 2003.

[2] 陶永光. 肿瘤分子生物学与细胞生物学实验手册. 长沙：湖南科学技术出版社, 2014.

[3] Chiou HC, Vasu S, Liu CY, Cisneros I, Jones MB, Zmuda JF. Scalable transient protein expression. Methods Mol Biol. 2014; 1104: 35 - 55.

[4] Geisse S, Voedisch B. Transient expression technologies: past, present, and future. Methods Mol Biol. 2012; 899: 203 - 219.

[5] Jafari M, Soltani M, Naahidi S, Karunaratne DN, Chen P. Nonviral approach for targeted nucleic acid delivery. Curr Med Chem. 2012; 19(2): 197 - 208.

24 细胞增殖检测

检验细胞存活或增殖的方法有很多，实验中常用的是通过细胞计数测定细胞绝对生长数，从而判定细胞活力，也可以通过直接测定进行分裂的细胞评价细胞的增殖能力，如胸腺嘧啶核苷(3H－TdR)渗入法、羟基荧光素二醋酸盐琥珀酰亚胺脂(CFSE)检测法、Brdu 检测法及台盼蓝染色或集落形成实验；用于细胞活力测定的方法有很多，如 SRB、Alamar Blue 及四唑盐类MTT、MTS、CCK8 等。在本节中，我们简单介绍一下细胞生长曲线、CCK－8和集落形成实验法。

24.1 细胞生长曲线

细胞生长曲线是测定细胞绝对生长数的常用方法，也是判定细胞活力的重要指标，是培养细胞生物学特性的基本参数之一。

【实验原理】 细胞传代后，经过长短不一的潜伏期，即进入大量分裂的指数生长期，在达到饱和密度后，细胞停止生长，进入平顶期，然后退化衰老。因此典型的生长曲线即可分为潜伏期、指数生长期、平顶期及退化衰老四个阶段。通过测定生长曲线，不仅可以了解所培养的细胞的生物学特性、测定细胞绝对生长数、判断细胞活力，而且还可用于测定药物、基因等外源因素对细胞生长的影响。本实验采用计数法测定细胞生长曲线，通过连续对培养细胞计数(通常设置连续计数 5 天)，然后以存活细胞数对培养时间作图，即得到该种细胞的生长曲线。

【试剂和器材】

(1)器材：CO_2 培养箱、超净工作台、倒置显微镜、加样器、血球计数板、96 孔细胞培养板。

(2)试剂：细胞培养基(含 10% 小牛血清)、0.25% 胰蛋白酶、PBS。

【实验步骤】

(1)细胞悬液制备：取生长良好接近汇合的贴壁细胞，胰酶消化，再加新鲜培养基制成细胞悬液后计数。若细胞本身就是悬浮培养的，则无需胰酶消化。

(2)以每孔 4000 个细胞的密度将细胞接种在 96 孔板中，每个时间点设置 2~3 个复孔，以减小误差。

(3)根据接种细胞的时间点每天对细胞准时绝对计数，把每孔的培养基包括全部细胞(贴壁细胞需用胰酶消化)一并转移至 1.5 mL 离心管中,并在显微镜下观察每个小孔的细胞是否收集完全。结果多次洗涤和转移,直至孔板中细胞的细胞收集完全。

(4)将收集的细胞的总体积,进行适当倍数的稀释,采用细胞计数板计数细胞,算出每孔的细胞密度,然后计算出每孔的绝对细胞数目。

(5)绘图:根据连续计数结果,绘制细胞生长曲线。

24.2　CCK-8 测定细胞活力

【实验原理】　细胞活力(细胞增殖活力或细胞毒性活力)检测方法有多种,本节中介绍 Cell counting kit-8(CCK-8)试剂盒,该试剂盒是一种基于 WST-8【2-(2-Methoxy-4-nitrophenyl)-3-(4-nitrophenyl)-5-(2,4-disulfophenyl)-2H-tetrazolium Sodium Salt,$C_{20}H_{13}N_6NaO_{11}S_2$】的应用于细胞增殖和细胞毒性的检测试剂盒;WST-8 是一种类似于 MTT 的化合物,在电子耦合试剂存在的情况下,可以被线粒体内的一些脱氢酶还原生成橙黄色的 formazan(参考图 24-1)。细胞增殖越多越快,则颜色越深;细胞受的毒性越大,则颜色越浅。对于同样的细胞,颜色的深浅和细胞数目呈线性关系。

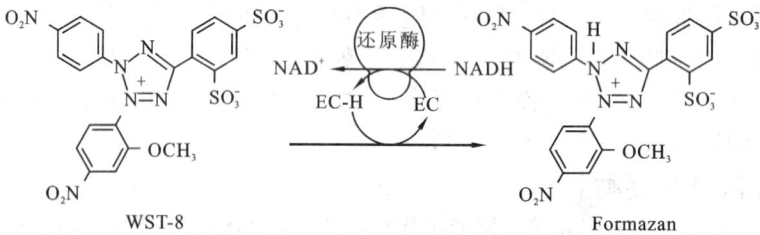

图 24-1　WST-8 检测原理图

【试剂和器材】

(1)器材:CO_2 细胞培养箱、超净工作台、多道加样器(排枪)、ELX-800 型酶标仪,96 孔细胞培养板。

(2)试剂:细胞培养基(含 10% 小牛血清)、0.25% 胰蛋白酶、CCK-8 试剂盒。

【实验步骤】

(1)接种细胞:收集对数期细胞,根据细胞生长速度和受试时间的长短,调整细胞悬液密度,每孔加入 100 μL 细胞悬液(1000 ~ 5000/孔)。

(2)处理细胞:以药物干扰实验为例,接种细胞 24 小时后每孔中加入一定浓度的待测药物,可设 3 ~ 5 个药物浓度梯度,每个浓度设置 3 个复孔;或根据实验目的选择合适的处理方式。

(3)培养:5% CO_2 细胞培养箱,37℃ 培养 24 ~ 72 小时(根据实验需要设定)。

(4)检测:每孔加入浓度为 6 mg/mL 的 CCK – 8 溶液 10 μL(约占细胞培养液体积的 10%),5% CO_2 培养箱内继续孵育 1 ~ 4 小时,于酶标仪 450 nm 波长处测定各孔的吸光值。

(5)活力计算:

细胞活力(%) = [A(加药) – A(空白)]/[A(0 加药) – A(空白)] × 100

A(加药):有细胞、CCK8 溶液和药物的孔的吸光度。

A(空白):有培养基、CCK8 溶液,没有细胞的孔的吸光度。

A(0 加药):有细胞、CCK8 溶液,没有药物的孔的吸光度。

(6)绘制曲线:纵坐标为实际吸光读数或细胞活力,横坐标为时间点或药物浓度。

【注意事项】

(1)通常细胞增殖实验在 96 孔板中每孔加入细胞悬液 100 μL(约 2000 个细胞),细胞毒性实验每孔加入 100 μL(约 5000 个细胞),具体每孔所用的细胞的数目,还需根据细胞的大小,细胞增殖速度的快慢等因素决定。

(2)在细胞培养箱内继续孵育 1 ~ 4 小时,对于大多数情况孵育 1 小时就可以了。时间的长短根据细胞的类型和细胞的密度等实验情况而定,初次实验时可以在 1、2、3 和 4 小时后分别用酶标仪检测,然后选取吸光度范围比较适宜的一个时间点用于后续实验。

(3) 96 孔板的边缘孔可用 dd H_2O 填充防止溶液蒸发而引起实验误差。

24.3 细胞集落形成实验

【实验原理】 平板集落形成实验(colony – formation assay)是用来考察单个细胞增殖能力的有效方法。该法能直接检测单个细胞的增殖能力。其具体做法是通过倍比稀释制备单细胞悬液,接种一定量的细胞,经培养 10 ~ 14 天后,检测集落数目和大小,一个集落即由一个细胞多次增殖形成。通过结晶紫染色,在显微镜下计数,计算形成集落数与接种细胞数的比值即能够反映细胞的增殖活性。软琼脂集落形成实验(soft agar colony – formation assay)

又称停泊非依赖生长实验(anchorage – independent growth assay),肿瘤细胞丧失了接触抑制,失去"着壁"生长特性,可不依赖固体基质在半固体琼脂糖培养基中形成细胞集落。该方法是测试转化细胞恶性程度的重要指标,常用来评价肿瘤细胞的增殖活性或药敏试验效果。

【试剂和器材】

(1)器材:倒置显微镜、培养皿或培养板。

(2)试剂:结晶紫染色液、低熔点琼脂、1640 培养基、胎牛血清(FBS)、Basal Medium Eagle、L – Glutamine、Gentamicin、碳酸氢钠、1 × PBS(pH7.4)、超纯水。

【实验步骤】

(1)平板集落形成实验

1)细胞悬液的制备:用一般传代方法将对数生长期的细胞制成单细胞悬液,计数。

2)接种细胞:将细胞悬液做梯度倍数稀释,根据实验目的以适当的细胞密度接种于培养皿或培养板中。

3)培养:置于37℃,5% CO_2 培养箱中培养,静置2~3周。

4)染色:当培养皿中出现肉眼可见的克隆时,终止培养。弃去培养液,用 PBS 液小心浸洗2~3次,加甲醇5 mL 固定15分钟,0.1%结晶紫或 Giemsa 染色液染色10~30分钟,流水缓缓洗去染液,空气干燥。

5)计数:镜下计数含50个细胞以上的克隆数,取3个孔的克隆平均值。

(2)软琼脂克隆形成实验

1)按照以下配方准备琼脂凝胶和 BME(Basal Medium Eagle):

1.25% agar:取6.25g 琼脂粉,溶于500 mL 双蒸水中,高温高压灭菌,常温保存备用。临用前微波炉加热至完全溶解,46℃保温备用。

2 × BME:BME 一瓶[sigma(B9638)9.2g/瓶],2.2 g 碳酸氢钠充分溶解于500 mL 双蒸水中,0.22 μm 滤器过滤,4℃ 保存备用。

1 × BME + 10% FBS:取一定量的1 × PBS 稀释2 × BME,并加入终浓度为10%的 FBS,37℃ 保温备用。

2)准备下层琼脂凝胶(180 mL 体系),可参见表24 – 1。

表 24 – 1　下层琼脂凝胶

成分	体积
2 × BME	70 mL
L – Glutamine(200 mM)	2 mL
Gentamicin(50 mg/mL)	100 μL
1 × PBS	18 mL
FBS	18 mL
1.25% agar(预热后加入)	72 mL

将准备好的下层琼脂凝胶迅速加入到 6 孔板中，每孔 3 mL，超净工作台中静置 1 小时，使其充分凝固。

3)制备细胞悬液。取对数生长期细胞，常规消化后计数，用含 10% FBS 的 1 × BME 稀释成密度为 24000 个/mL 的细胞悬液备用。

4)制备含有细胞悬液的上层琼脂凝胶。取下层琼脂凝胶 2.4 mL，加入 1.2 mL 细胞悬液，轻轻吹打混匀，迅速加入已铺好下层琼脂凝胶的 6 孔板中，每孔 1 mL，待上层琼脂凝固后，置于 37℃，5% CO_2 培养箱中培养，静置 1 ~ 3 周。显微镜下观察、计数、成像。

（刘静 周卫华）

参考文献

[1] Zhang C, Chen XH, Zhang X, et al. Human umbilical cord blood – derived stromal cells, a new resource in the suppression of acute graft – versus – host disease in haploidentical stem cell transplantation in sublethally irradiated mice [J]. The Journal of biological chemistry, 2011, 286(15): 13723 – 13732.

[2] Zhao QZ, Dou KF. Methylation of Ras association domain family protein 1, isoform A correlated with proliferation and drug resistance in hepatocellular carcinoma cell line SMMC – 7721 [J]. Journal of gastroenterology and hepatology, 2007, 22(5): 683 – 689.

[3] Pozzi V, Mazzotta M, Lo Muzio L, et al. Inhibiting proliferation in KB cancer cells by RNA interference – mediated knockdown of nicotinamide N – methyltransferase expression [J]. International journal of immunopathology and pharmacology, 2011, 24(1): 69 – 77.

[4] 陶永光. 肿瘤分子生物学与细胞生物学实验手册. 长沙：湖南科学技术出版社, 2014.

25　细胞凋亡检测

细胞凋亡是指在一定的生理、病理情况下，机体为维护内环境的稳定，通过基因调控，在一系列酶参与下，使生物体内一些无用的、老化的细胞高度有序的、自动死亡的过程。细胞凋亡有别于细胞坏死，它具有自身的形态学特点和生化特性：形态上，保持完整细胞膜结构的细胞皱缩，细胞核固缩，特异性的细胞浆大泡，染色质浓集，核破裂后被细胞膜包裹形成凋亡小体等。在凋亡过程中，可发生特异性级联反应，Ca^{2+}、Mg^{2+} 的核酸内切酶被激活，它优先作用于连接 DNA 的核小体间区域，将 DNA 链切割成 $180 \sim 200$ bp 或其倍数的片段，通过在琼脂糖凝胶电泳上显示，可出现"梯状"电泳图谱。因凋亡细胞在组织中散在分布，胞膜完整，不会引起局部炎症反应和损伤。而细胞坏死因呈团分布，细胞膜受损，细胞内容物外溢，引起局部炎症和损伤，同时 DNA 降解，电泳不呈梯状图谱。

研究细胞凋亡的方法包括三方面，细胞凋亡的形态学特征检测，细胞凋亡的生化特征测及细胞凋亡的流式细胞仪检测。细胞凋亡的形态学鉴定主要是通过光学显微镜、荧光显微镜和电子显微镜对组织和细胞进行观察。检测细胞凋亡的生化与分子生物学方法主要有琼脂糖凝胶电泳方法、原位末端标记法、ELISA 法和流式细胞仪法等。随着流式细胞分析术的不断发展，应用该项技术检测细胞凋亡已建立了多种方法，具有分析细胞量大、敏感性高、快捷等优点，并能从多方面证实凋亡和坏死的区别，同时还可以检测同一群体不同亚群细胞中的细胞凋亡，并进行分选。流式细胞术分析细胞凋亡已成为研究细胞凋亡的重要手段之一。下面我们主要介绍常规琼脂糖凝胶电泳和流式细胞仪法。

25.1　常规琼脂糖凝胶电泳

利用琼脂糖凝胶电泳检测细胞凋亡的基本方法有 3 种：常规琼脂糖凝胶电泳、脉冲场倒转琼脂糖凝胶电泳（field inversion gel electrophoresis，FIGE）和琼脂糖凝胶电泳的定量检测。FIGE 对只产生大片段 DNA 而没有寡核小体片段产生的凋亡特别有用。而琼脂糖凝胶电泳的定量检测是在常规琼脂糖凝胶电泳的基础上，将放射性核素标记于已经提取出来的寡核小体片段的 5′末端，放射自显影后进行定量分析。此方法具灵敏度高的优点，但由予需要使用放射性核素和专门设备，其应用受到限制。下面仅介绍使用较广泛的常规琼脂糖凝胶电泳法。

【实验原理】 细胞凋亡时的最明显的生化特征是 Ca^{2+}、Mg^{2+} 离子依赖的内源性核酸酶的激活将细胞核染色体从核小体间裂断，形成由 180~200 bp 或其多聚体组成的寡核苷酸片段。通过将这些片段从细胞中提取出来，进行琼脂糖凝胶电泳，溴乙锭染色后在紫外线灯下可观察到特征性的"梯状（ladder）"带。

【试剂和器材】

（1）器材：UV 紫外投射仪、电泳仪和水平电泳槽。

（2）试剂：

1）磷酸缓冲液（PBS）：称取 1.392g KH_2PO_4，0.276 g $NaH_2PO_4 \cdot H_2O$，8.770 g NaCl 溶于 900 mL 双蒸水，调 pH 至 7.4，再用双蒸水补足至 1000 mL。

2）细胞裂解液：10 mM Tirs-Cl（pH 8.0），100 mM NaCl，25 mM EDTA，0.5% SDS，100 μg/mL 蛋白酶 K。

3）RNase：用 TE 缓冲液配制成 10 mg/mL，于 100℃、15 分钟灭活 DNase，自然冷却。

4）平衡酚。

5）氯仿：异戊醇（24:1）。

6）3 mol/L 乙酸钠，冷无水乙醇。

7）TE 缓冲液：0.1 M Tris-Cl （pH 8.0），10 mM EDTA。

8）50×TAE 电泳缓冲液：称取 242 g Tris 碱，57.1 mL 冰醋酸，100 mL 0.5 M EDTA（pH 8.0）加双蒸水定容到 1000 mL。

9）DNA ladder 分子质量标准品。

10）上样缓冲液：0.25% 溴酚蓝，0.25% 二甲苯青，30% 甘油，用水溶解，4℃ 保存。

11）琼脂糖。

【实验步骤】

（1）收集细胞（5×10^6 个），1000 rpm，离心 5 分钟，去上清液。

（2）PBS 洗 1 次，1000 rpm 离心 5 分钟，去上清液。

（3）加细胞裂解液 0.5 mL 重悬细胞，50℃ 水浴 3~5 小时，不时振摇或 37℃ 过夜。

（4）加 0.5 mL 平衡酚抽提，上下颠倒几次混匀，13000 rpm，离心 5 分钟。

（5）上清液移至另一离心管，加 0.5 mL 氯仿∶异戊醇(24∶1)抽提，上下颠倒几次混匀，13000 r/分钟，离心 5 分钟。

（6）上清液移至另一离心管，加 50 μL 的 3 M 乙酸钠和 l mL 无水乙醇，上下颠倒几次混匀，于 −20℃沉淀过夜。

（7）13000 rpm，离心 10 分钟，沉淀 DNA，去上清液，真空抽干或室温干燥。

（8）加 50~100 μL TE 缓冲液，另加 5 μL RNase，37℃静置 30 分钟。

（9）取 20 μL 样品加上样缓冲液 2~5 μL 上样，1%琼脂糖凝胶电泳（电压 50V，电泳 2~4 小时），UV 下观察。

（10）溴乙锭染色 20~30 分钟，紫外线灯下观察 DNA 条带（图 25−1），正常活细胞 DNA 显基因组条带，位于加样孔附近；凋亡细胞的 DNA 则由于 DNA 降解为 180 bp 或其多聚体组成的寡核苷酸片段显"梯状(ladder)"条带。坏死细胞或凋亡后期的继发性坏死细胞 DNA 由于不规则降解，显一条模糊的"涂片状(smear pattern)"。

【注意事项】

（1）实验过程中，关键要防止 DNA 酶的作用和剧烈震荡造成 DNA 断裂。

（2）为了能充分将 DNA 片段分开，电泳时采用的总电压不宜过大，一般为 50 V 左右；电泳时间不能过短，一般 2~4 小时为宜。

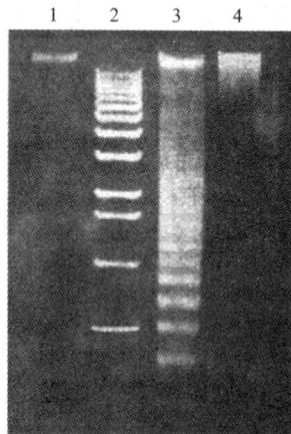

图 25−1　细胞凋亡的 . 琼脂糖凝胶电泳图谱

1—对照；2—DNA 分于质量标志；3—细胞凋亡（梯状 DNA）；4—细胞坏死（smear）

25.2 Annexin-V/PI 法检测细胞凋亡

【实验原理】 磷脂酰丝氨酸(PS)能与连接素 V(Annexin-V)发生特异性结合。PI 为核酸荧光染料,不能透过正常细胞膜,只能进入已经破损的细胞膜。细胞发生凋亡时,其细胞膜的磷脂对称性改变而使 PS 暴露于细胞膜外(即 PS 翻转),且凋亡细胞仍然保持其细胞膜的完整性,因而能与 Annexin-V(荧光素标记的 Annexin-V,如 Annexin-V – FITC)结合,而不能结合核酸荧光染料 PI(propidium iodide,碘化丙啶);仍保留细胞膜结构的坏死细胞虽 PS 不发生翻转,但由于其细胞膜的通透性发生了改变,Annexin-V 仍能进入细胞内与细胞膜内表面的 PS 结合,但同时也能被 PI 着色;晚期凋亡细胞因 PS 外翻和膜通透性发生了改变,被 Annexin-V 和 PI 标记,也呈 Annexin-V$^+$/PI$^+$;正常细胞因胞膜完整且不发生 PS 翻转现象,所以不能被 Annexin-V 和 PI 标记,表现为双阴性。因此可以通过 Annexin-V/PI 复染法定量分析凋亡细胞和坏死细胞(图 25 –2)。

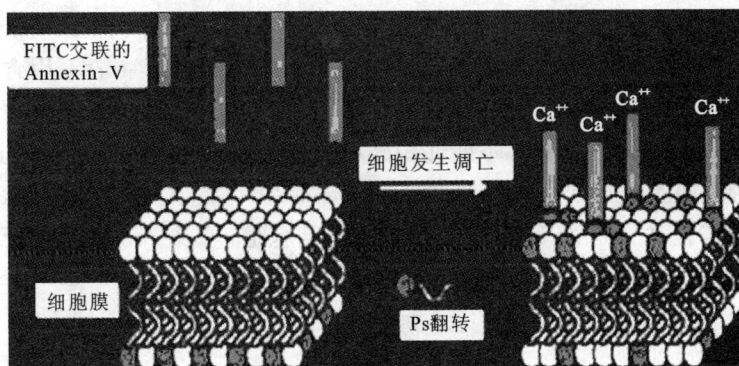

图 25 – 2 细胞凋亡时细胞膜变化

【试剂和器材】

(1)器材:BD FACSDiva™流式细胞仪、低温离心机、加样器、流式管等。

(2)试剂:Annexin-V – FITC、Annexin-V – FITC 结合液、PI 染色液、1×PBS溶液。

【实验方法】

(1)收集细胞:收集细胞,每管 1×10^{6}个细胞,1000 rpm 离心 5 分钟,弃上清液。

（2）洗涤细胞：将细胞弹匀后，每管中加入 1 mL PBS 溶液洗涤细胞 2 次，2000 rpm 离心 5 分钟，弃上清液（上清液需吸取干净）。

（3）Annexin-V 染色：每管中加入 195 μL Annexin-V – FITC 结合液，轻轻重悬细胞后，加入 5 μL Annexin-V – FITC 溶液，轻轻混匀，室温避光孵育 10 分钟。

（4）重悬细胞：孵育完成后，2000 rpm 离心 5 分钟，弃上清液。每管加入 190 μL Annexin-V – FITC 结合液，轻轻重悬细胞。

（5）PI 染色：每管加入 10 μL PI 染色液，轻轻混匀细胞，室温避光放置 20 分钟。孵育完成后，即可上样检测。

【注意事项】

（1）染色后宜尽快检测，时间过长可能会导致凋亡或者坏死细胞的数量增加，影响实验结果。

（2）如果细胞收集过程中使用了胰酶，需注意去除残留的胰酶。残留的胰酶会消化并降解 Annexin-V – FITC，最终导致染色失败。

（3）由于 Annexin-V 为钙离子依赖的磷脂结合蛋白，只有在钙离子存在的情况下与 PS 的亲和力才大，因而在消化细胞时，建议一般不用含 EDTA（钙离子螯合剂）的消化液。

（4）为保持细胞活性，不能使用破坏细胞膜完整性的固定剂和穿透剂固定或穿膜（如乙醇）。

（5）实验对照样品管设置要求：未染色细胞组，单染 Annexin-V – FITC 细胞组，单染 PI 细胞组。

（刘静）

参考文献

［1］Liao F, Dong W, Fan L. Apoptosis of human colorectal carcinoma cells is induced by blocking hepatoma – derived growth factor ［J］. Med Oncol, 2010, 27(4): 1219 – 26.

［2］Svensson D, Gidlof O, Turczynska KM, et al. Inhibition of microRNA – 125a promotes human endothelial cell proliferation and viability through an antiapoptotic mechanism ［J］. Journal of vascular research, 2014, 51(3): 239 – 45.

［3］胡维新. 分子生物学常用实验操作. 长沙：湖南科学技术出版社，2003.

26 流式细胞术检测细胞周期

细胞周期是指细胞从一次分裂完成开始到下一次分裂结束所经历的全过程。一个细胞周期包括分裂间期和分裂期,其中分裂期包括 G1 期、S 期、G2 期和 M 期。在细胞周期中,其 DNA 含量随着细胞进入周期不同阶段而不同,通常正常细胞 G0/ G1 期具有二倍体的 DNA 含量(2N),G2/M 期 DNA 含量是 G0/ G1 期的 2 倍(4N),而 S 期介于两者之间(2N–4N)。因此,通过核酸染料标记 DNA,用流式细胞仪进行分析,即可得到细胞周期各个阶段的 DNA 分布状态,最终了解细胞周期分布情况。

检测细胞 DNA 理想的荧光染料应满足:荧光染料与细胞 DNA 具有特异性结合,且有一定量效关系,即:①DNA 含量的多少与荧光染料的结合成正比;②荧光强度与 DNA 吸收荧光分子的多少成正比;③荧光脉冲与直方图中的通道值成正比。

PI(propidium iodide,碘化丙啶)和 EB(ethidium bromide,溴化乙啶)都能嵌入到双链 DNA 和 RNA 的碱基对中与之结合,无碱基特异性。为了获得特异的 DNA 分布,染色前必须用 RNA 酶处理细胞,排除双链 RNA 的干扰。PI和 EB 的另一特点是不能进入具有完整细胞膜的细胞内,因此可用来检验死、活细胞。虽然 PI 和 EB 的各种理化特性都类似,但是与 EB 相比,由于 PI 的发射光谱峰向长波方向移动,因而在做 DNA 和蛋白的双参数测量时,PI 的红色荧光和 FITC 的绿色荧光更易于区分和测量;与 EB 相比,用 PI 测得的DNA 分布的变异系数(CV 值)低,因此 PI 得到了更广泛的应用。本节以 PI法为例介绍细胞周期检测。

【实验原理】 PI 法是较常见的一种周期检测方法。PI 是一种插入性核酸荧光染料,能与细胞内 DNA 结合,其结合的量与 DNA 的含量成正比关系,通过流式细胞仪检测到的与 DNA 结合的 PI 荧光强度可间接反映细胞周期各个阶段 DNA 含量的多少。PI 与细胞内 DNA 的结合是通过使用特定的破膜剂使其进入细胞内部,进而嵌入到双链 DNA 的碱基对中与之结合,无碱基特异性。经 PI 染色后的细胞即可通过流式细胞仪来检测其周期变化。

【试剂和器材】

(1)器材:BD FACSDiva™流式细胞仪、低温离心机、加样器、流式管。

(2)试剂:PI 染液(100 μg/mL,溶于 1×PBS,pH7.4)、70% 预冷乙醇、1×PBS溶液。

【实验步骤】

(1)收取细胞:每个待测管收集 1×10^6 个细胞(贴壁培养细胞需先用胰酶消化后再收集),1000 rpm 离心 5 分钟,弃上清液。

(2)洗涤细胞:将细胞轻轻混匀后,用每管中加入 1 mL PBS 溶液洗涤细胞,1000 rpm 离心 5 分钟,弃上清液。

(3)固定:每管中缓慢逐滴加入 1 mL 70% 预冷乙醇固定,充分混匀后,4℃过夜。

(4)洗涤:1000 rpm 离心 5 分钟,去除乙醇。每管中加入 1 mL PBS 洗涤细胞,1000 rpm,离心 5 分钟,弃上清液。

(5)PI 染色:每管中加入 10 μL PI 染液,室温避光反应 20 分钟。

(6)洗涤:每管中加入 1 mL PBS 溶液,洗涤细胞,1000 rpm 离心 5 分钟,弃上清液。

(7)上机:每管中加入 300 μL PBS 溶液,重悬细胞后即可上样检测。

【注意事项】

(1)在流式细胞仪上机检测过程中,检测流速不要太大,应采用低速收取样本。

(2)G_0/G_1 突然发生变化或漂移:①流式细胞仪管路有气泡或被阻塞,建议检测管路是否通畅或是否有气泡;②PI 浓度不够,建议增加 PI 浓度;③PI 孵育的时间不够,建议增加孵育的时间。

(3)细胞周期图峰较宽:①流式细胞仪的流速太快,建议调整流式细胞仪的流速;②样品中有气泡,检查样品中是否有气泡;③样品中有坏死细胞,建议更换样品。

(4)无样品峰:①样品中可能无细胞核,坏死细胞过多,建议在显微镜下观察样品或更换样品;②细胞碎片过多。

(刘静 周卫华)

参考文献

[1] Du Z, Tong X, Ye X. Cyclin D1 promotes cell cycle progression through enhancing NDR1/2 kinase activity independent of cyclin – dependent kinase 4 [J]. The Journal of biological chemistry, 2013, 288(37): 26678 – 87.

[2] Moshnikova A, Frye J, Shay JW, et al. The growth and tumor suppressor NORE1A is a cytoskeletal protein that suppresses growth by inhibition of the ERK pathway [J]. The Journal of biological chemistry, 2006, 281(12): 8143 - 52.

27 细胞划痕实验

【实验原理】 细胞划痕实验又称细胞伤口愈合实验，是检测实体肿瘤细胞等多种贴壁型细胞在各种实验条件如基因敲除和药物处理后细胞水平迁移能力的一种简单有效的方法。此实验不仅操作简单、费用低廉，而且实验条件易调整、结果直观易获取，使用倒置显微镜在不同时间点，观察并获取细胞迁移一定距离的图片，即可定量检测该细胞的迁移能力。

【试剂和器材】

(1)器材：恒温细胞培养箱、倒置显微镜、灭菌 Tip、移液器、marker 笔、直尺。

(2)试剂：血清、培养基、1×PBS 缓冲液。

【实验步骤】

(1)标记：将 6 孔培养板倒置在生物安全柜台面，用直尺比对着用标记笔在孔板背面均匀地画不少于 5 条平行线。

(2)细胞铺板：将 4×10^5 个细胞重悬于 2 mL 10% 的完全培养基培养，接种于 6 孔培养孔板内，置于 37℃ 细胞培养箱内培养（根据实验目的、细胞生长速度等因素调整培育时间、接种细胞数目及孔板规格）。

(3)划线：待细胞处于约 90% 融合时将孔板取出，在生物安全柜内小心吸弃培养基，用不同规格 Tip 头（根据细胞转移能力和实验时间选择 10 μL 或 200 μL Tip 头）垂直于背面所画横线及孔板底面匀力匀速划痕，使划痕宽度均匀且与背面横线形成十字交叉，然后用 PBS 轻轻清洗 2~3 遍，洗去脱落的细胞。

(4)培养：根据实验目的加入无血清或含 1% 血清培养基，继续培养一定时间。

(5)获取图片：每隔不同时间点如 6 小时，12 小时，24 小时，48 小时，在倒置显微镜下观察细胞迁移距离，在不同时间点对单层细胞同一个观察点进行观测并成像。

(6)统计分析：利用 Photoshop 或 Image – Pro Plus 6.0 软件对划痕缩窄距离进行分析，并使用 SPSS12.0 统计软件进行独立样本 T 检验。

【注意事项】

(1)建议先做预实验，选择合适的 TiP 头规格、观察时间点等进行摸索。

（2）为排除细胞增殖对细胞迁移距离的影响，划痕后一般须用无血清或仅含 1% 血清培养基培养细胞。

（3）为保证细胞状态完好，划痕以后观测实验时间不宜拉得过长，一般需在 72 小时内完成。

（刘静）

参考文献

［1］Xu L, Deng X. Suppression of cancer cell migration and invasion by protein phosphatase 2A through dephosphorylation of mu‐and m‐calpains［J］. The Journal of biological chemistry, 2006, 281(46): 35567‐35575.

［2］Supino R, Petrangolini G, Pratesi G, et al. Antimetastatic effect of a small‐molecule vacuolar H+‐ATPase inhibitor in in vitro and in vivo preclinical studies［J］. The Journal of pharmacology and experimental therapeutics, 2008, 324(1): 15‐22.

［3］章静波. 精编细胞生物学实验指南. 北京: 科学出版社, 2007.

28　细胞 Transwell 侵袭实验

【实验原理】　体外重组基底膜侵袭实验是研究肿瘤侵袭力及药物抗侵袭、转移的重要方法，Matrigel 侵袭实验将含基质成分的 Matrigel 胶铺在有孔的滤膜上，在体外模拟基底膜，在滤膜下室面加入趋化剂，当肿瘤细胞与间质细胞加入上室后，肿瘤细胞刺激间质细胞分泌大量的水解酶降解重组基底膜，在滤膜背面趋化剂的趋化下，使肿瘤细胞穿过降解的基底膜到下室面，通过检测滤膜下室面的细胞量来定量反映肿瘤细胞的侵袭能力。

【试剂和器材】

(1)器材：恒温细胞培养箱、倒置显微镜。

(2)试剂

1)NIH/3T3 条件培养液或选用其他的化学吸引剂或抑制剂。

2)0.5 mol/L EDTA, pH 为 8.0 细胞培养液、含有 0.1% BSA (w/v, 依细胞种类而定)。

3)Diff – Quik 固定液和 0.2% 结晶紫染色。

4)Boyden 培养池(单孔或 48 孔)。

5)不含聚烯吡酮(PVP)的聚碳酸盐膜，孔径为 8μm 或 12μm (如 Neuro probet 膜, Neuro Prob)，滤膜大小应适合放于涂布 Matrigel 的 Boyden 培养池，单个培养池的滤膜直径为 13 mm, 48 孔培养池的滤膜大小为 25 mm×80 mm。

6)Matrigel (Becton Dickinson Labware 或 Sigma 公司提供)。

【实验步骤】

(1)Transwell 小室制备：用标记笔在滤膜的模糊面标记数字，用冷蒸馏水稀释 Matrigel，浓度为 1 μg/μL。用吸管将 25μl Matrigel 注于滤膜模糊面的中心处，生物安全柜中过夜风干。将 NIH/3T3 条件培养液或其他化学吸引剂加入 Boyden 培养池下室，直至液面呈现半月形隆起。将预涂有 Matrigel 的滤膜放于下孔上方，并用垫圈加固。

(2)接种细胞：吸出培养液，加入 0.5 mol/L EDTA 覆盖培养皿的细胞层，然后从培养皿中取出肿瘤细胞。在室温条件下，用台式离心机将细胞悬液离心(170 g)5 分钟。然后，吸去上清液，用无血清培养液混悬细胞，调整细胞密度为 5×10^5 个/mL (用 48 孔培养皿时密度为 1×10^6 个/mL)。将细胞加入培养皿的上孔(0.5 mL 孔每孔加入 100000～200000 个细胞, 0.05 mL孔每孔加入 50 000 个细胞)。

（3）将细胞置于 37℃，5% CO_2 细胞培养箱内继续培养 3~6 小时。

（4）细胞染色：取出培养皿，用 Diff–Quik 固定液固定滤膜。然后取出滤膜，用固定液浸泡 10 秒钟，再分别用结晶紫染色染色 30 分钟，最后用自来水洗 10 秒钟。

（5）结果计数：用棉签擦去滤膜上面的细胞，然后将滤膜封在载玻片上，下面朝下，计数滤膜上的细胞。

【注意事项】

（1）每次实验的数据一般应以 3 个复孔结果为准，包括 3 个阴性对照孔（下室无迁移因子）。如果使用 48 孔培养池，每种浓度实验包括 3 个阳性孔和 3 个阴性孔（只含培养液）。

（2）除特殊情况，应在 37℃ 和 5% CO_2 的条件下进行细胞培养，一些培养液（如 DMEM），需调节 CO_2 水平，将 pH 维持在 7.4。

（刘静 周卫华）

参考文献

［1］Su B, Gao L, Baranowski C, et al. A genome–wide RNAi screen identifies FOXO4 as a metastasis–suppressor through counteracting PI3K/AKT signal pathway in prostate cancer ［J］. PloS one, 2014, 9(7)：1411.

［2］Botkjaer KA, Deryugina EI, Dupont DM, et al. Targeting tumor cell invasion and dissemination in vivo by an aptamer that inhibits urokinase–type plasminogen activator through a novel multifunctional mechanism ［J］. Molecular cancer research：MCR, 2012, 10(12)：1532–1543.

29　双荧光素酶报告基因实验

【实验原理】　双荧光素酶一般指萤火虫和海肾荧光素酶，它们都具有生物发光报告基因的特点，但由于进化起源不同，因而酶学结构与底物不同。双荧光素酶报告基因实验是目前研究转录因子参与靶基因调控、验证 MicroRNAs（miRNA）分子与其靶蛋白结合的直接、有效策略。在进行双荧光素酶报告基因实验时，首先将靶基因特定片段构建到荧光素酶报告基因质粒上，一般常用的荧光素酶报告基因质粒载体包括 Promega 公司的 psiCHECK －2 载体（图 29 － 1）和 Ambion 公司的 pMIR － PEPORT™ System 等。以 psi-CHECK － 2 载体为例，该载体应用海肾荧光素酶作为主要报告基因，靶基因特定序列被克隆至海肾荧光素酶翻译终止密码子下游的多克隆位点。psi-CHECK － 2 载体含有第二个报告基因——萤火虫荧光素酶，被设计用于终点裂解检测，作用是使海肾荧光素酶表达归一化，可以得到强劲且可重复的数据。然后将待检测的转录因子或 miRNAs 表达质粒与报告基因质粒共转染 HEK293 细胞或其他相关细胞系。转录因子或 miRNAs 通过与靶基因的激活或结合影响荧光素酶基因的表达。最后根据报告基因质粒结构先后加入特定的荧光素酶底物，荧光素酶与底物反应，产生荧光素，通过检测荧光的强度可以测定荧光素酶的活性，从而验证 miRNAs 或转录因子与靶基因特定序列结合及反式激活能力。

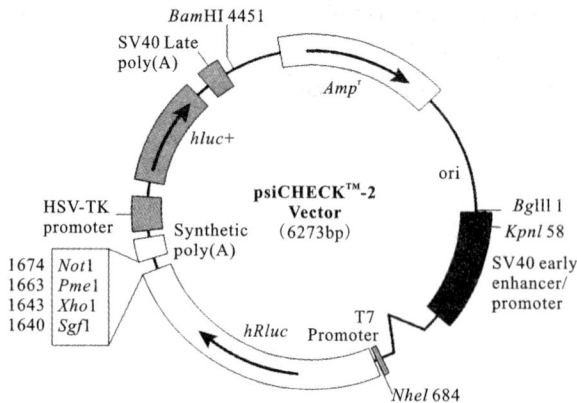

图 29 － 1　psiCHECK － 2 载体图谱

双荧光素酶报告基因实验是目前研究转录因子参与目的基因调控的有效策略,可用于研究转录因子和其靶基因启动子中的特异序列结合及反式激活能力。此外,双荧光素酶报告基因实验也是证明 miRNAs 分子与其靶分子结合的最直接和经典的实验。构建待研究 miRNA 靶基因全长 3′UTR 或含潜在结合位点部分 3′UTR 序列的野生型及突变型的双荧光素酶报告载体,通过检测荧光素酶活性检测 miRNA 对荧光素酶表达和活性的调节,可确定 miRNA 与其靶蛋白分子是否直接结合。

下面以双荧光素酶报告基因检测 miRNA 分子与其靶基因结合实验为例介绍实验步骤。

【试剂和器材】

(1)仪器:单管式化学发光检测仪(Berthold,德国产)。

(2)试剂或材料

1)靶基因野生型 3′UTR 荧光素酶报告基因质粒。

2)特定的 miRNA 过表达质粒。

3)靶基因突变型 3′UTR 荧光素酶报告基因质粒。

4)Dual – Luciferase ®双萤光素酶报告基因检测系统(Promega,美国)。

【实验步骤】

(1)构建野生型和突变型荧光素酶报告基因质粒:现以 psiCHECK – 2 载体为例,将含预测靶基因的 3′UTR 全长或含结合位点 3′UTR 片段连接至海肾荧光素酶(hRluc)终止密码子下游 Xho I 和 Pme I 酶切位点处,进而构建出荧光素酶报告基因质粒。即如果 miRNA 能够靶向此 3′UTR,则会导致海肾荧光素酶表达下调,而独立存在的萤火虫荧光素酶的表达并不会受到影响,通过检测海肾荧光素酶活性的降低即可监测 miRNA 对目的基因的调控效果。

(2)共转染荧光素酶报告基因质粒和 miRNA 过表达质粒或对照:野生型和突变型重组载体质粒与 miRNAs 过表达质粒或对照共转染至 24 孔板中对数期 HEK293T 细胞,野生型和突变型重组质粒与 miRNAs 过表达质粒质量比为 1:10 或 1:20,共转染 48 小时后进行荧光素酶活性检测。

(3)荧光素酶活性检测:检测方法参照 Dual – Luciferase ®双萤光素酶报告基因检测系统(Promega)试剂盒说明书。

1)用 PBS 清洗 24 孔板中细胞 2 次,尽量吸干 PBS。

2)用无菌蒸馏水稀释 5 × 裂解液至 1 × 裂解液,每孔加入 150 μL 1 × 裂解液。

3)将24孔板置于微型振荡器上振荡10分钟。

4)将裂解后悬液转移至1.5 mL EP管中,12000 rpm 离心2分钟取上清液(可不离心)。

5)加20 μL 裂解后悬液于一新的1.5 mL EP管中,加入50 μL 萤火虫荧光素酶底物,轻轻混匀后立即检测光强度,检测设定延时2秒钟,检测10秒钟。

6)加入1×海肾荧光素酶底物(含终止剂)50 μL,轻轻混匀后立即检测光强度,检测设定延时2秒钟,检测10秒钟。

4) 数据分析:将各孔 hRluc 的荧光值与校正荧光(hluc)的荧光值做比,将比值与对照孔的比值进行统计分析,判断 miRNA 是否与预测靶蛋白3′UTR 结合及预测靶蛋白3′UTR 结合位点的突变是否影响 miRNA 与其结合。

(刘静)

参考文献

[1] Zhang J, Ying ZZ, Tang ZL, et al. MicroRNA – 148a promotes myogenic differentiation by targeting the ROCK1 gene [J]. The Journal of biological chemistry, 2012, 287(25): 21093 – 21101.

[2] Liu H, Lin H, Zhang L, et al. miR – 145 and miR – 143 regulate odontoblast differentiation through targeting Klf4 and Osx genes in a feedback loop [J]. The Journal of biological chemistry, 2013, 288(13): 9261 – 9271.

30　RNA 干扰技术

RNA 干扰(RNA interference，RNAi)是生物进化过程中遗留下来的一种在转录后通过小 RNA 分子调控基因表达的现象。它由双链 RNA(double-stranded RNA, dsRNA)启动，在 Dicer 酶的参与下，把 RNA 分子切割为小分子干扰 RNA(small interfering RNA/short interfering RNA, siRNA)，并特异性地与 mRNA 的同源序列结合，从而产生相应的功能表型缺失的现象。根据 dsRNA 作用效果分为 3 种类型：阻抑作用、部分降解和完全降解，其共同特点都表现为抑制作用，以达到降解或者关闭特定基因表达的目的。RNA 干扰广泛存在于生物界，在不同物种中 RNA 干扰被赋予不同的名称，在植物体中被称为基因共抑制(co – suppression)，在真菌中被称为基因阻抑(qulling)，而在动物体内被称为 RNA 干扰。RNA 干扰现象是 Fire 和 Montgomerym 在 1998 年 2 月发现的，他们将体外转录得到的纯化后的单链 RNA 和经纯化的双链 RNA 分别注射线虫时发现，单链 RNA 对基因抑制效应十分微弱。相反，双链 RNA 则能高效特异性地抑制相应基因的表达。真菌、植物、水螅、涡虫、锥虫(Trypanosoma brucei)和小鼠等大多数生物中均存在 RNA 干扰现象。2001 年，Elbashir 等首次用长度约为 19 – 23 个碱基对的双链 siRNA 在哺乳动物细胞中诱发基因沉默现象，证实哺乳动物细胞中也普遍存在 RNA 干扰机制，从而引起 RNA 干扰的研究热潮。由于几乎所有的物种都保留着 RNA 干扰的机制，这揭示了 RNA 干扰很可能是出现于生命进化的早期阶段，而且起着重要的作用，RNA 干扰也越来越为人们所重视。

30.1　siRNA 干扰技术

【实验原理】　RNAi 是由双链 RNA(double – stranded RNA, dsRNA)诱导的多步骤、多因素参与的过程，其真正的机理尚未明了。目前认为其可能分为以下几个阶段进行：

起始阶段。dsRNA 进入细胞，被 Dicer 核酸酶特异识别，以一种依赖 ATP 的形式将 dsRNA 切割成长 21 ~ 23 nt(或 bp)的小片段 siRNA，siRNA 又被称为引导 RNA (guide RNA)，是识别靶 RNA(target mRNA)的标志，siRNA 的生成启动了 RNA 干扰反应。

效应阶段。siRNA 通过与核酸酶等蛋白质结合形成 RNA 诱导沉默复合体(RNA – induced silencing complex，RISC)，并依靠 ATP 提供能量解开 siR-

NA 双链，激活 RISC。活化后的 RISC 定位到与 siRNA 中的反义链互补的靶 mRNA 转录本上，并在距离 siRNA 3'端 12 个碱基的位置切割 mRNA，使靶 mRNA 降解。在 RNA 干扰的效应阶段，RISC 复合物起了相当重要的作用。siRNA 与 RISC 复合物形成一种小干扰核糖蛋白粒子(small interfering ribonu-cleoprotein particles，siRPP)。

放大效应。RNA 干扰效应阶段的 mRNA 降解，反过来可以作为依赖 RNA 多聚酶(RNA dependent RNA polymerase，RdRP)的 RNA 模板，合成双链 RNA 分子，加入到 RNA 干扰的启动阶段，从而放大 RNA 干扰的作用。也就 是说，在 RNA 干扰的启动和效应阶段，都存在着 siRNA 的扩增和 RNA 干扰 的放大效应。另一方面也说明，RNA 干扰的启动和效应阶段并不是两个绝对 独立的过程，而是相互交错进行的。

【试剂和器材】

(1)器材 实时荧光定量 RT – PCR(real – time fluorescent quantitative re-verse transcription polymerase chain reaction，qRT – PCR)检测系统、蛋白质免 疫印迹(Western Blot)检测系统、荧光显微镜。

(2)试剂

1)脂质体转染试剂，Opti – MEM 培养基(gibco)。

2)qRT – PCR 相关试剂，Western Blot 相关试剂。

3)血清，细胞培养基，双抗。

【实验方法】

(1)目的 siRNA 的设计及 siRNA 对照(siRNA 设计原理略，可委托专业 公司完成设计和合成)。

(2)siRNA 的转染。

贴壁细胞：

1)转染前一天，以完全培养基将细胞密度调整为 5×10^4 细胞/mL，接种 于 24 孔板，每孔 0.5 mL。当细胞汇合达到 70% ~90%时可以用于转染。

2)在新的灭菌 eppendorf 管中加入 50μL 的 DMEM 无血清培养基(或 Opti – MEM，或其他无血清培养基)中，再加入 20 pmol siRNA，轻轻混匀。

3)轻轻混匀 lipofectamin 试剂，取 1μL lipofectamin 试剂加入到另一个预 先装有 50 μL 的 DMEM 无血清培养基(或 Opti – MEM，或其他无血清培养 基)的灭菌 eppendorf 管中，轻轻混匀，室温放置 5 分钟。

4)将稀释好的 siRNA 溶液和 lipofectamin 溶液轻柔混合在一起，室温放 置 20 分钟，以便形成 siRNA/lipofectamin 复合物。

5)将 100μL siRNA/lipofectamin 复合物逐滴加入到含有细胞和培养基的培养板孔中，来回轻柔摇晃细胞培养板。

6)将细胞培养板置 CO_2 细胞培养箱中，37℃继续培养 24~48 小时后，进行转染后的其他检测步骤。如果细胞株比较敏感，孵育 4~6 小时后，除去复合物，更换成完全培养基。

悬浮细胞：

1)转染当天，收集对数生长期的细胞，800 rpm 离心 5 分钟，弃上清液，用含 10% FBS 的完全培养基重悬细胞，调整细胞悬液到一定密度(如 $5 \times 10^5/$ mL)，铺于 6 孔板中，每板 1 mL。

2)在新的灭菌 eppendorf 管中加入 50μL 的 DMEM 无血清培养基(或 Opti – MEM，或其他无血清培养基)中，再加入 20 pmol siRNA，轻轻混匀；

3)轻轻混匀 lipofectamin 试剂，取 1μL lipofectamin 试剂加入到另一个预先装有 50 μL 的 DMEM 无血清培养基(或 Opti – MEM，或其他无血清培养基)的灭菌 eppendorf 管中，轻轻混匀，室温放置 5 分钟。

4)将稀释好的 siRNA 溶液和 lipofectamin 溶液轻柔混合在一起，室温放置 20 分钟，以便形成 siRNA/lipofectamin 复合物。

5)将 100μL siRNA/lipofectamin 复合物逐滴加入到含有细胞和培养基的培养板孔中，来回轻柔摇晃细胞培养板。

6)细胞在 CO_2 培养箱中 37℃继续培养 24 – 48 小时后，进行转染后的其他检测步骤。如果细胞株比较敏感，孵育 4 – 6 小时后，除去复合物，更换培养基为完全培养基。

(3)RNAi 效果检测

1)显微镜观察：如果 siRNA 带有荧光标记，转染 24 – 48 小时后，可在倒置荧光显微镜下观察转染效率。

2)qRT – PCR 检测：通常在转染 48 小时后，回收细胞，提取总 RNA，逆转录，最后通过 qRT – PCR 检测 siRNA 对目的基因 mRNA 水平的敲低效果。

3)Western Blot 检测：转染 48 小时后，回收细胞，提取总蛋白，Western Blot 检测 siRNA 对目的基因蛋白水平的敲低效果。

【注意事项】

(1)尽量使用无核酶的灭菌一次性耗材。

(2)注意严格按要求操作确保转染的效果。

(3)siRNA/lipofectamin 复合物的浓度过高或过低均可能影响干扰效果。可通过合适的阳性对照优化转染。

（4）本实验所用细胞传代次数不宜太多。

30.2 慢病毒干扰技术

慢病毒是一类反转录病毒的总称，包括多种灵长类慢病毒和非灵长类慢病毒。慢病毒载体则是一类重组反转录病毒载体，由慢病毒经过改造而成，具有更高的生物安全性和外源基因的表达效率。各种慢病毒载体的结构和作用机制基本相同，主要由三种包含不同结构的质粒构成，分别是转移质粒、辅助质粒、包膜糖蛋白表达质粒。其中，转移质粒除包含我们感兴趣的外源基因外，同时还保留了病毒的 LTR 区和其他对病毒的整合复制起重要作用的元件。其中 LTR 区包含了慢病毒的启动子、增强子、包装信号、整合位点（attachment site，Att）等结构。包装序列能够使识别病毒 RNA 将其衣壳化并装配到病毒颗粒中，Att 位点使病毒基因可以整合入宿主基因。同时转移质粒中还加入了内部启动子驱动外源基因转录。辅助质粒整合进入包装细胞后表达蛋白多聚体 gag，编码病毒的衣壳蛋白及病毒的其他模序结构（matrix structure），同时表达蛋白 pol，pol 蛋白具有反转录酶及整合酶的活性，负责对病毒载体基因的结构元件进行切割，促使载体基因整合入宿主细胞基因组中。

【实验原理】 慢病毒载体介导 RNAi 就是将慢病毒载体高效感染和整合的特性与 RNAi 特异性抑制同源基因表达的作用相结合。慢病毒载体介导 RNAi 的表达载体主要有两类：一类是分别转录有义 RNA 和反义 RNA，两条链在细胞内互补结合生成 siRNA；另一类则是转录短发卡 RNA（short hairpin RNA，shRNA），shRNA 表达框主要包括：RNA 聚合酶Ⅲ（RNA polymeraseⅢ，PolⅢ）依赖的启动子、shRNA 结构序列以及终止子。其中，shRNA 结构序列由两段中间有 4 - 10 个碱基的互补序列相向组成。慢病毒感染细胞后，将此 shRNA 表达框整合进宿主细胞基因组。shRNA 在宿主细胞被转录后，两段互补序列碱基配对结合，中间序列则成为茎环结构。茎环结构可被 Dicer 酶识别并切除，产生的 siRNA 将执行 RNAi 功能。

慢病毒的感染，是利用慢病毒的高感染性，可以将外源基因有效地整合到宿主染色体上，从而达到持久性表达。为产生高滴度的病毒颗粒，需要利用表达载体和包装质粒共转染细胞，在细胞中进行病毒的包装，包装好的慢病毒颗粒分泌到细胞外的培养基中，离心取得上清液（此为病毒原液）后，可以直接用于宿主细胞的感染，抑或将病毒原液经过超速离心浓缩后（此为病毒浓缩液）再感染宿主细胞；目的基因进入宿主细胞之后，经过反转录，整合到基因组，从而高水平的表达效应分子。通过对表达载体加入筛选的抗性标签，可以筛选稳定干扰目的基因的细胞系。

【器材和材料】

(1)器材：CO_2 培养箱，生物安全柜，加样器，培养皿，离心管，吸头等。

(2)试剂：细胞培养板，细胞生长所需的合适培养基，筛选抗生素：嘌呤霉素。

【实验步骤】

(1)慢病毒的包装(公司购买病毒或参照病毒包装试剂盒)。

(2)慢病毒的感染：

1)准备待感染细胞：细胞接种密度取决于细胞增殖速度，保证感染时细胞融合度达到 50% ~ 90%。增殖快的细胞，感染效率高，感染时细胞融合度为 50% 即可；增殖慢的细胞，感染效率低，感染时细胞融合度可大于 90%。

2)确定待感染细胞的嘌呤霉素筛选浓度：首先确定浓度的标准：人源性细胞对嘌呤霉素比较敏感，嘌呤霉素筛选浓度一般 1 μg/mL 左右；鼠源性细胞对嘌呤霉素相对耐受。筛选浓度一般大于 1 μg/mL。浓度低，假阳性高；浓度高，生物学特性受影响。正常情况下，未经感染病毒时，在含嘌呤霉素培养基中培养 24 小时内，细胞死亡率低于 10%；培养 48 小时，细胞死亡率超过 50%；培养 72 小时，细胞基本全部死亡。

3)病毒感染：①准备 7 mL 培养基 + 3 mL 病毒原液(空白对照病毒或目的病毒)的混合液 10 mL(注意：当宿主细胞为干细胞时，最好使用病毒浓缩液来提高感染效率；病毒浓缩液的使用量可根据不同细胞的 MOI 值进行换算；MOI：感染复数，即为感染时病毒与细胞数的比值，一般为 30 ~ 50)；②去除细胞培养液，将上述准备好的混合液加入到待转染的细胞中，再加入 Polybrene，使其终浓度为 5 ~ 10 μg/mL，并标注清楚(注意：若宿主细胞为贴壁细胞，吸去旧培养基，然后加入混合液；若宿主细胞为悬浮细胞，先将细胞收集离心，去除上清，然后将混合液和细胞共同加入到培养皿或培养瓶中)；③感染 24 小时后，更换含有适当浓度嘌呤霉素的培养基进行阳性感染细胞筛选。未感染组细胞也更换含嘌呤霉素的培养基；④继续培养并观察。未感染组细胞在加入筛选培养基后的 24 小时开始出现死亡，但死亡细胞比例不高，到 48 小时时，未感染组细胞会出现大量死亡，此时病毒感染组细胞如果感染成功，一般不会出现或出现少量细胞死亡；⑤未感染组细胞全部死亡(一般 2 ~ 3 天)，感染组存活细胞即为被病毒成功感染的目的细胞(注意：在加入病毒感染后，有些细胞会在培养基中出现明显的大量的黑色小颗粒，甚至出现轻度浑浊,这属正常现象,并不代表细胞被细菌污染)。

(3)慢病毒感染效果鉴定

1)被病毒感染的细胞表型改变。一般在被病毒感染时,会一定程度抑制细胞的增殖,但也有的细胞增殖不受影响。在克隆筛选的过程中,感染后的第一次分裂,细胞增殖和相关表型不会明显改变,但从第二代或第三代以后,沉默基因的功能会逐渐显现出来(一般为筛选后的第3天起),如影响细胞的增殖、凋亡和形态学的改变等。

2)通常在未感染组细胞全部死亡时,即可对感染组细胞的基因表达效果进行检测。所比较的细胞一定是感染空白对照组和目的基因组之间进行比较,而不是把未感染组细胞和感染目的基因组细胞之间进行比较。

(刘静)

参考文献

[1] Linxweiler M, Schorr S, Schauble N, et al. Targeting cell migration and the endoplasmic reticulum stress response with calmodulin antagonists: a clinically tested small molecule phenocopy of SEC62 gene silencing in human tumor cells [J]. BMC cancer, 2013, 13: 574.

[2] Zhang Y, Hu Y, Feng Y, et al. The inhibitory and combinative mechanism of HZ08 with P-glycoprotein expressed on the membrane of Caco-2 cell line [J]. Toxicology and applied pharmacology, 2014, 274(2): 232-239.

[3] Emmanouilidou A, Karetsou Z, Tzima E, et al. Knockdown of prothymosin alpha leads to apoptosis and developmental defects in zebrafish embryos [J]. Biochemistry and cell biology, 2013, 91(5): 325-332.

31　染色质免疫共沉淀技术(ChIP)

染色质免疫共沉淀技术(chromatin immunoprecipitation，ChIP)是目前唯一可用来研究体内蛋白质与 DNA 相互作用的一种技术，它利用抗原抗体之间反应的特异性，能真实、完整地反映体内蛋白质因子与基因组 DNA 的结合状况，是确定与特定基因组区域相结合的蛋白质或确定与特定蛋白质相结合的基因组区域的一种较好的方法。

ChIP 技术除了可以灵敏地检测靶蛋白与特异 DNA 片段的结合情况外，还可用于研究组蛋白的各种共价修饰与基因表达的关系。核小体组蛋白能进行乙酰化、甲基化、磷酸化、泛素化等多种翻译后的共价修饰，组蛋白的各种共价修饰形成的组合，以协同或拮抗的方式诱导特定靶基因的生物学功能，与真核基因的表达密切相关。

近年来，随着 ChIP 技术的不断发展和完善，将 ChIP 与其他技术相结合，使其应用范围得到了扩大。如将 ChIP 与基因芯片技术相结合建立的 ChIP - chip 方法已广泛用于特定反式作用因子靶基因的高通量筛选；ChIP 与体内足迹法相结合，可用于寻找反式作用因子在体内的结合位点；RNA - ChIP 可用于研究 RNA 在基因表达调控中的作用。因此，随着对基因功能研究的不断深入，ChIP 技术已被越来越多地应用于科研的各个领域。

【实验原理】　ChIP 技术是基于体内分析发展起来的方法，其基本原理是在生理状态下，将细胞内的蛋白质与 DNA 交联在一起，通过超声将 DNA 随机打断成 200～1000bp 长度范围内的 DNA 小片段，然后利用抗原抗体的特异性识别反应，沉淀蛋白质 - DNA 复合物，特异性地富集能与靶蛋白相结合的 DNA 片段，通过对目的片段的纯化与检测，从而获得蛋白质与 DNA 相互作用的信息(图 31 - 1)。

【试剂和器材】

(1)实验仪器：台式离心机、低温离心机、掌中宝离心机、细胞超声破碎仪(Misonix)、旋转培养器、PCR 仪或荧光定量 PCR 仪、电泳仪、水平电泳槽、垂直电泳槽、凝胶成像系统。

(2)试剂：

1)37% 甲醛、蛋白酶抑制剂(或包括磷酸酶抑制剂)、1×PBS、2.5 mol/L 甘氨酸、5 mol/L NaCl、Protein A + G Agrose/salmon sperm DNA 琼脂糖珠、蛋白酶 K、10 mg/mL RNase A、DNA 纯化试剂盒、特异性抗体及阴性对照抗体

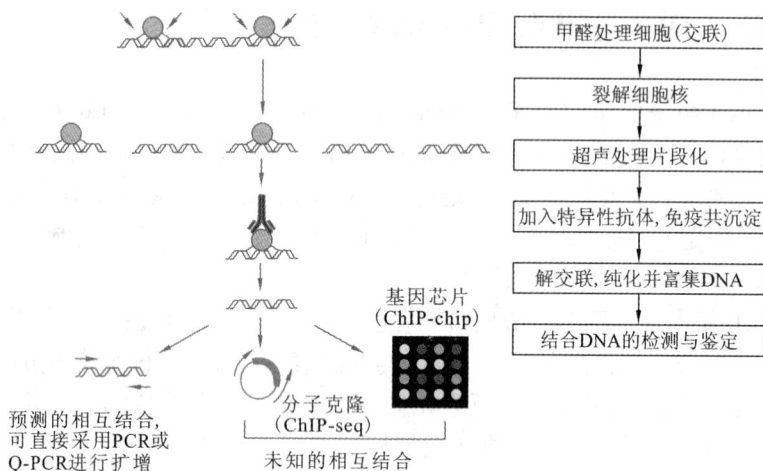

图 31 – 1　ChIP 技术原理示意图

(特异性抗体宿主来源的普通 IgG)。

2)细胞裂解液：5 mmol/L PIPES(pH 8.0)，85 mmol/L KCl，0.5% NP40，蛋白酶抑制剂。

3)SDS 裂解液(核裂解液)：50 mmol/L Tris – Cl(pH 8.0)，10 mmol/L EDTA(pH 8.0)，1% SDS，蛋白酶抑制剂。

4)ChIP 稀释缓冲液：0.01% SDS，1% Triton X – 100，1.2 mmol/L EDTA，16.7 mmol/L Tris – Cl(pH 8.0)，167 mmol/L NaCl，蛋白酶抑制剂。

5)低盐洗涤缓冲液：0.1% SDS，1% Triton X – 100，2 mmol/L EDTA(pH 8.0)，150 mmol/L NaCl

6)高盐洗涤缓冲液：0.1% SDS，1% Triton X – 100，2 mmol/L EDTA(pH 8.0)，500 mmol/L NaCl

7)LiCl 洗涤缓冲液：0.5 mol/L LiCl，1% NP40，100 mmol/L Tris – Cl(pH 9.0)，1% 脱氧胆酸(deoxycholic acid)

8)洗脱缓冲液(临时配制)：50 mmol/L NaHCO$_3$，1% SDS

9)TE：10 mmol/L Tris – Cl，1 mmol/L EDTA，pH8.0

【实验步骤】

(1)细胞固定、甲醛交联：约需 2×10^7 个细胞。

1)贴壁细胞的处理：将细胞接种于直径为 10 cm 的培养皿内，培养至细胞融合率为 85% 左右。直接向培养皿内加入 37% 甲醛,按每 10 mL 培养基中加入 270 μL 甲醛,使得甲醛的终浓度为 1%,轻轻混匀,37℃ 孵育 10 分钟。

2)悬浮细胞的处理:收集 20 mL 细胞悬液置于 50 mL 离心管中($5 \times 10^5/$mL),加入 540 μL 37% 甲醛,使甲醛终浓度为 1%,轻轻混匀,37℃ 旋转孵育 10 分钟。

(2)加入甘氨酸溶液,使其终浓度为 0.125 mol/L,室温放置 5 分钟,终止交联反应。

(3)4℃ 1000 rpm 离心 10 分钟,收集细胞。(贴壁细胞先用细胞刮刮下,转移至 50 mL 离心管内,再离心。悬浮细胞可直接离心)

(4)以冰预冷的 $1 \times PBS$(含蛋白酶抑制剂)漂洗细胞 2 次(10 mL/次),同上离心。将上清液尽量去除干净,保持没有液体残留。

(5)将上述细胞按 $1 \times 10^6/$管进行分装。每管中加入 0.5 mL 含有蛋白酶抑制剂的细胞裂解液,轻轻混匀,冰浴 5 分钟。

(6)4℃ 5000 rpm 离心 10 分钟,去除上清液。

(7)每管中加入 0.2 mL 含有蛋白酶抑制剂的 SDS 裂解液,轻轻混匀,冰浴 10 分钟,充分裂解细胞。

(8)超声处理细胞:(此过程需在冰上操作,超声时需使细胞始终处于冰浴中,并尽量减少气泡的产生)

1)仪器设置:功率可设为最大输出功率的 20% ~ 30%。时间设为 10 ~ 30 秒/次,共 3 ~ 4 次(不超过 6 次)。采用 2 ~ 3 mm 超声头,每 2 次超声之间间隔 1 分钟。

2)控制超声的功率大小及超声时间,使产生的 DNA 片段为 200 ~ 1000bp(最佳为 400 ~ 800bp)。

3)4℃ 14000 rpm 离心 10 分钟,将上清液转移至另一新的离心管中,−80℃ 冻存。

(9)超声效果检测

1)解交联:取 0.2 mL 经超声处理的样品,加入 8 μL 5 mol/L NaCl(终浓度为 0.3 mol/L),混匀,65℃ 孵育 4 小时,解除蛋白和基因组 DNA 之间的交联。

2)加入 1 μL RNase A,37℃ 孵育 30 分钟。

3)加入 1 μL 蛋白酶 K,55℃ 孵育 1 小时。

4)采用 DNA 纯化试剂盒或者以苯酚/氯仿抽提的方式纯化 DNA。

5)取 5~10 μL 纯化后的 DNA 进行琼脂糖凝胶电泳检测(琼脂糖凝胶浓度为 1%),观察超声处理基因组 DNA 的剪切效果。

(10)蛋白质-DNA 复合物的免疫共沉淀

1)取 0.2 mL 上述冻存于-80℃的经超声处理过的样品,转移至一新的 2 mL 离心管中,置于冰浴中解冻。

2)加入 1.8 mL 含蛋白酶抑制剂的 ChIP 稀释缓冲液,稀释处理后的样品。

3)取出 20 μL 作为"input",冻存于-80℃。

4)余下的样品中加入 70 μL Protein A+G Agrose/salmon sperm DNA (约 35 μL 为沉淀,35 μL 为液体),4℃旋转孵育 30 分钟,以减少 Protein A+G Agrose/salmon sperm DNA 与靶蛋白及靶 DNA 序列之间的非特异性结合。

5)4℃ 1000 rpm 离心 1 分钟,将上清液转移至一新的 2 mL 离心管。

6)加入适量针对靶蛋白的特异性一抗(约为 0.5~1μg),4℃旋转孵育过夜。并设置阴性对照组。(以所用抗体宿主来源的普通 IgG 作为阴性对照,如一抗是兔源性的,则选用正常兔 IgG 作为阴性对照)

7)加入 60 μL Protein A+G Agrose/salmon sperm DNA (约 30 μL 为沉淀, 30 μL 为液体),4℃旋转混匀 1 小时。

8)4℃ 1000 rpm 离心 1 分钟,将上清液尽量去除干净,切勿触及沉淀块。

9)依次使用以下溶液洗涤沉淀,每次洗涤时各种缓冲液的用量均为 1 mL,4℃旋转孵育 3~5 分钟,4℃ 1000 rpm 离心 1 分钟,将上清液尽量去除干净,切勿触及沉淀块。

①低盐洗涤缓冲液,洗 1 次。

②高盐洗涤缓冲液,洗 1 次。

③LiCl 洗涤缓冲液,洗 1 次

④TE,洗 2 次。

(11)蛋白质-DNA 复合物之间解交联

1)于上述 TE 洗涤后的沉淀块中加入 250 μL 洗脱缓冲液(需新鲜配制),涡旋 15 秒钟,室温旋转孵育 3~5 分钟。

2)4℃ 1000 rpm 离心 1 分钟,将上清液转移至另一新的 Epp 管中。

3)沉淀中再加入 250 μL 洗脱缓冲液,同上再洗脱 1 次。

4)合并两次洗脱的上清液,加入 20 μL 5 mol/L NaCl,混匀,65℃孵育 4 小时,解除蛋白和基因组 DNA 之间的交联。

5)-20℃冻存。

(12)沉淀后的 DNA 片段的纯化：上述样品已可直接用于 PCR 检测，也可按以下步骤进行纯化后再进行 PCR 检测。

1)于上述两次洗脱的样品中加入 10 μL 0.5 mol/L EDTA，20 μL 1 mol/L Tris(pH6.5)，1 μL 20 mg/mL 蛋白酶 K。

2)55℃孵育 1 小时。

3)采用 Promega 公司的 Wizard DNA clean‒up System 进行 DNA 纯化。

①将 Wizard® DNA Clean‒Up Resin 树脂彻底混匀。

②于上述经蛋白酶 K 消化后的每个样品中加入 1 mL 混匀的树脂，颠倒混匀。

③装柱：将上述混合液以 5 mL 注射器装入试剂盒中所带柱子中。

④以 2 mL 80% 的异丙醇洗柱子 1 次。

⑤弃去注射器，将柱子套在 1.5 mL 的 Epp 管上，室温 14000 rpm 离心 2 分钟。

⑥将柱子转移至另一新的 Epp 管上，加入 30 μL 已预热至 70℃的无核酶水洗脱 DNA，室温孵育 1 分钟。

⑦室温 14000 rpm 离心 1 分钟，收集洗脱的 DNA，‒20℃保存。

4)"input" 的处理

①"input" 无需进行上述 DNA 纯化处理。

②于 20 μL "input" 中加入 1 μL 5 mol/L NaCl，混匀，65℃孵育 4 小时，解除蛋白和基因组 DNA 之间的交联。

③‒20℃冻存。

(13)Western Blot 检测 ChIP 的特异性(此步骤可选做)

1)ChIP 第 10‒(9)步洗涤完成后，尽量去除上清液，加入 25 μL 2 × SDS 上样缓冲液，沸水浴煮沸 10 分钟。

2)取 10~20 μL 样品上样进行 SDS‒PAGE 电泳，并进行 Western blotting 检测，抗体选用 ChIP 时所用特异性一抗，以确定所获得的 DNA 片段是与靶蛋白特异性结合的。

(14)PCR 检测 DNA 片段

1)普通 PCR 检测

① 20 μL 反应体系如下，见表 31‒1：

表 31 - 1　20 μL 反应体系

试剂名称	体积(μL)
模板	2
10 × LA PCR buffer	2
10 μmol/L 上游引物	0.5
10 μmol/L 下游引物	0.5
2.5 mmol/L dNTPs	2
LA Taq DNA polymerase	0.25
Nuclease - Free Water	7
Total	20

②反应程序如下：95℃变性 5 分钟，95℃ 20 秒钟，60℃ 20 分钟，72℃ 30 秒钟，共进行 45 个循环，最后于 72℃延伸 10 分钟。

③扩增完成后，取 5μL 扩增产物用于 2% 琼脂糖凝胶电泳检测。

2) Q - PCR 检测

① 20 μL 反应体系如下，见表 31 - 2：

表 31 - 2　20μL 反应体系

试剂名称	体积(μL)
模板	2
2 × SYBR Taq Mix	10
10 μmol/L 上游引物	0.5
10 μmol/L 下游引物	0.5
Nuclease - Free Water	7
Total	20

② 反应程序如下：95℃变性 5 分钟，95℃ 15 秒钟，60℃ 20 秒钟，68℃ 20 秒钟，共进行 50 个循环，最后插入熔解曲线。

③ 分别计算实验组与阴性对照组相对于"input"的表达量。其计算公式为：$\Delta Ct($实验组$) = Ct($实验组$) - [Ct($input$) - \log_2($input 的稀释倍数$)]$，

ΔCt(阴性对照组) = Ct(阴性对照组) – [Ct(input) – $\log_2$(input 的稀释倍数)]。input 的稀释倍数 = (input 保留的体积/样品稀释后的总体积) – 1。如在本实验中,样品总体积为 2 mL,input 保留的体积为 20 μL,则 input 的稀释倍数 = (20/2000) – 1 = 100。最后以 $2^{-\Delta Ct(实验组)}$ 和 $2^{-\Delta Ct(阴性对照组)}$ 计算实验组与阴性对照组相对于"input"的表达量。

【注意事项】

(1)交联所用的甲醛终浓度为 1%,交联时间通常为 5 分钟至 1 小时,具体时间视实验而定。交联时间过长,可使细胞染色质难以超声破碎;交联时间过短,则可导致交联不完全,易产生假阴性结果。

(2)采用超声将染色质打断成 200 ~ 1000bp 大小的 DNA 片段,有利于靶蛋白暴露和随后的抗体识别。但在超声打断染色质过程中,容易引起升温或产生泡沫,导致蛋白质变性,从而影响 ChIP 的效率。因此,在超声处理时,整个过程应在冰上进行,且两次超声之间应有暂停,以利于样品降温。同时,超声探头要尽量深入管中,但应避免接触管底或侧壁,防止产生泡沫。总的超声时间也不能太长,以免导致蛋白质降解。

(3)在实验过程中,必须设置"input"对照。其一,可以根据"input"对照验证染色质 DNA 的断裂效果;其二,Input 中的靶序列的含量及染色质沉淀中的靶序列的含量,是计算 ChIP 效率的根据。

(4)beads 的选择:ChIP 是利用靶蛋白与其特异性抗体之间反应形成 DNA – 蛋白质 – 抗体复合物,然后使用 Agarose beads 或 Magna beads 沉淀此复合物,特异性地富集与靶蛋白结合的 DNA 片段。因此,需选择合适的 beads 来进行反应。Beads 在使用前需轻轻混匀。

(5)抗体选择:选择合适的抗体是 ChIP 实验成功的关键,并非所有的抗体都可用于 ChIP 实验,只有经过验证后的抗体才能确保实验结果的可靠性。如果靶蛋白确实没有商品化的适用于 ChIP 实验的抗体时,可以先进行蛋白质免疫沉淀(Immunoprecipitation)检测,总的说来,使用多克隆抗体优于单克隆抗体。

(6)阳性与阴性对照的设置:在做 ChIP 实验时,必须设置对照,才能对实验结果的可靠性进行评估。阳性对照通常选择与已知序列相结合的比较保守的蛋白质抗体,如组蛋白抗体或 RNA Polymerase II 抗体等。阴性对照则通常选择靶蛋白抗体物种来源的正常 IgG 或血清。另外,还需考虑靶蛋白抗体与 DNA 之间非特异性结合的可能性,因此,最好还设计一对阴性引物,即靶蛋白肯定不会结合的 DNA 序列,作为抗体的阴性对照。

（7）交联反应的逆转应使用不含 DNase 的 RNase A 和蛋白酶 K，逆转后的 DNA 可用酚/氯仿抽提和 DNA 纯化试剂盒两种方法对 DNA 进行纯化，而采用 DNA 纯化试剂盒纯化的 DNA 质量高，有利于下一步的 PCR 检测。

（8）纯化后的 DNA 鉴定常采用 PCR 和 Q - PCR。由于启动子区域富含 GC，因此以 LA Taq DNA 聚合酶进行扩增可以获得较好的扩增效果；其次，PCR 的循环数太少可导致假阴性结果；PCR 引物应多设计几对，扩增片段长度不能太长，200～300bp 长度比较合适。

（9）甲醛为有毒物质，在实验过程中应注意防护，戴手套，并在通风橱中进行操作。

（罗赛群）

32 凝胶迁移阻滞实验（EMSA）

蛋白质与 DNA 之间的相互作用对于 DNA 复制、重组和修复、转录和病毒组装等许多细胞进程具有关键性调控作用，而凝胶迁移阻滞实验（electrophoretic mobility shift assay，EMSA）是研究基因调控和 DNA 结合蛋白与其相关的 DNA 结合序列在体外相互作用的核心技术之一，具有简单、快速、灵敏、可靠的优点，既可进行定性分析，也可进行定量分析。

EMSA 技术最初仅用于研究 DNA 结合蛋白，现在也可用于研究 RNA 结合蛋白和特定的 RNA 序列之间的相互作用，通过加入特异性的抗体（supershift EMSA）还可检测特定的蛋白质和对未知蛋白进行鉴定；同时还可以定量检测这些核酸结合蛋白质的亲和性、丰度、结合和分离率常数及结合的特异性。EMSA 方法既可以鉴定特定基因调控序列中是否存在特定 DNA 结合蛋白的结合位点，也可以用来鉴定特定细胞核蛋白中是否存在某一基因调控序列的 DNA 结合蛋白，因而已成为筛选基因转录调控因子的最常用方法之一。

【实验原理】 当 DNA 结合蛋白与相应的 DNA 片段或寡核苷酸序列结合后，形成 DNA – 蛋白质复合物，导致 DNA 片段的分子质量及电荷均发生改变，因此在非变性聚丙稀酰胺凝胶电泳体系中，其电泳迁移率会发生改变。DNA – 蛋白质复合物的迁移速度比游离 DNA 片段的迁移速度更慢，发生迁移滞后现象。这种由于蛋白质的结合而使 DNA 的迁移速率发生偏移或延迟的现象，称为凝胶迁移或凝胶阻滞分析。当以放射性同位素或生物素标记核酸序列后，DNA – 蛋白质复合物在其电泳凝胶的自显影图谱上形成一个较游离 DNA 片段滞后的带型。

当加入特异性抗体后，使蛋白质先与特异性抗体结合，然后再与相应的 DNA 探针结合，可形成 DNA – 蛋白质 – 抗体复合物，在电泳时会比 DNA – 蛋白质复合物的迁移速度更慢，发生超迁移滞后现象（super shift）（图 32 – 1）。

由于不同的 DNA – 蛋白质复合物之间存在分子质量及电荷的差异，使得它们在电泳凝胶图谱上呈现出不同的带型，每一个条带代表一种不同的核酸结合蛋白质。在竞争反应中，采用能与蛋白质结合的 DNA 片段或寡核苷酸片段作为特异性竞争探针，同时采用其他非相关的 DNA 片段作为非特异性竞争探针，来确定 DNA 结合蛋白的特异性。

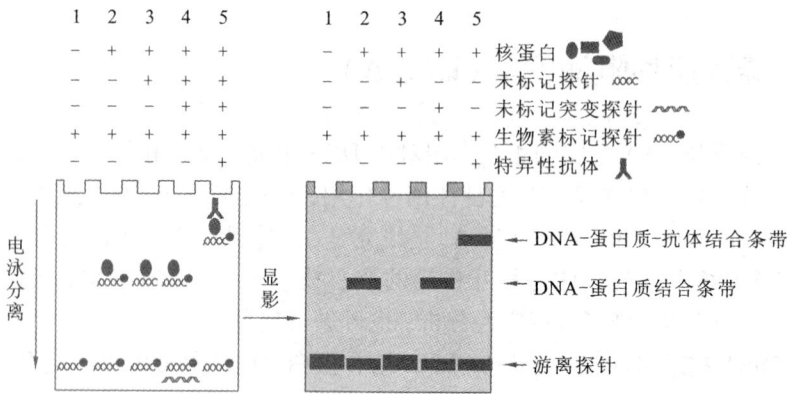

图 32 -1　EMSA 原理示意图

【试剂和器材】

(1)实验仪器:台式离心机、低温离心机、涡旋混匀器、垂直电泳槽及转移槽、电泳仪、化学发光成像系统。

(2)主要试剂:DNA 末端生物素标记试剂盒、DNA 探针、核蛋白提取试剂盒、EMSA 试剂盒、带正电荷的尼龙膜、40%(39:1)聚丙烯酰胺溶液、5×TBE、50% 甘油、10% 过硫酸胺、TEMED、蛋白酶抑制剂、特异性抗体、6×上样缓冲液、ECL 发光检测试剂盒。

【实验步骤】

(1)探针标记

1)50 μL 标记反应体系如下,见表 32 -1:

表 32 -1　50 μL 标记反应体系

试剂名称	体积(μL)
超纯水	19.7
5×TdT buffer	10
待标记探针(1 μmol/L)	14.3
Biotin -11 -dUTP(5 μmol/L)	5
TdT(10 U/μL)	1
Total	20

2）轻轻混匀，短暂离心，置于 37℃ 孵育 30 分钟。

3）加入 2.5 μL 标记终止缓冲液，轻轻混匀以终止反应。

4）TdT 的去除：加入 52.5 μL 氯仿/异戊醇（24:1），振摇 30 秒钟，室温 14000 rpm 离心 2 分钟，将上层水相转移至另一新的 Epp 管内，即为被生物素标记的探针。

（2）探针标记效率检测

1）取 5 μL 生物素标记的对照探针（0.4 μmol/L），以 TE 将其稀释至浓度为 10 nmol/L（标准品）。然后取出适量的标准品，依次稀释成 5、2.5、1、0.5 和 0.25 nmol/L。

2）取 3 μL 上述步骤所标记得到的探针（100 nmol/L），以 TE 稀释至浓度为 10 nmol/L（待测样品）。取出适量的待测样品，依次稀释成 5、2.5、1、0.5 和 0.25 nmol/L。

3）剪取一块大小合适的带正电荷尼龙膜，在膜上做好相应标记。分别取 2 μL 经过梯度稀释的标准品和待测样品，滴加到膜上，则探针浓度所对应的探针量见表 32-2：

表 32-2   探针浓度所对应的探针量

探针浓度（nmol/L）	0.25	0.5	1	2.5	5	10
对应的探针量（fmol）	0.5	1	2	5	10	20
生物素标记的标准品（μL）	2	2	2	2	2	2
生物素标记的待测样品（μL）	2	2	2	2	2	2

4）滴加完所有样品后，将尼龙膜置于室温下晾干。

5）紫外交联：将尼龙膜置于超净工作台内紫外线灯下 5~10 cm 处，紫外线照射 5~10 分钟。

6）采用生物素检测试剂盒、ECL 发光进行检测。

7）探针标记效率的计算：只有当探针标记效率 >30% 时，才能用于后续实验。但是为了实验简便起见，通常不必测定探针的标记效率。

（3）探针的纯化：通常探针可以不必纯化，甚至在有些时候，纯化后的探针会影响 EMSA 的结果。如需纯化，可以按照以下步骤进行操作。

1）取 100 μL 生物素标记好的探针，加入 25 μL 5 mol/L NH_4Ac 和 2 倍体积（200 μL）的无水乙醇，颠倒混匀。

2)−80℃沉淀1小时以上。

3)4℃ 14000 rpm 离心 30 分钟。小心去除上清液,切不可触及沉淀。

4)4℃ 14000 rpm 离心 1 分钟。小心吸去残余液体,微晾干沉淀,但不宜过分干燥。

5)加入 100 μL TE 溶解沉淀,−20℃保存。

(4)核蛋白的提取

1)收集细胞(约 2×10^7 个细胞)置于 15mL 离心管中,4℃ 1500 rpm 离心 5 分钟,弃上清液。

2)以预冷的 1×PBS 洗细胞 3 次,每次 10 mL,4℃ 1500 rpm 离心 5 分钟收集细胞,尽量将上清液去除干净。

3)加入 500 μL 冰预冷的细胞膜裂解 I 悬浮细胞,涡旋 15 秒钟,冰浴 10 分钟。

4)加入 27.5 μL 冰预冷的细胞膜裂解液 II,涡旋 5 秒钟,冰浴 1 分钟。

5)再次涡旋 5 秒钟,4℃ 14000 rpm 离心 5 分钟,弃上清液。

6)于上一步的细胞沉淀中加入 250 μL 预冷的细胞核裂解液,涡旋 15 秒钟,置于冰浴中,每隔 10 分钟 涡旋 15 秒钟,共冰浴 40 分钟,涡旋 5 次。

7)4℃ 14000 rpm 离心 10 分钟。

8)将上清液转移至一新的 Epp 管内,即为胞核蛋白,冻存于−80℃。

9)采用 BCA 方法测定核蛋白的浓度。

(5)核蛋白与探针结合反应

1)20 μL 反应体系如下,见表 32−3:

表 32−3　20 μL 反应体系

组　分	阴性对照管	结合反应管	冷竞争反应管	突变冷竞争反应管	Supershift结合反应管
ddH₂O	13	12	10	10	11
10×binding buffer(μL)	2	2	2	2	2
50%甘油(μL)	1	1	1	1	1
100 mmol/L MgCl₂(μL)	1	1	1	1	1
1μg/μL poly(dI-dC)(μL)	1	1	1	1	1

组　分	阴性对照管	结合反应管	冷竞争反应管	突变冷竞争反应管	Supershift结合反应管
1% NP40(μL)	1	1	1	1	1
未标记的探针(μL)	—	—	2	—	—
生物素标记的探针(μL)	1	1	1	1	1
突变探针(μL)	—	—	—	2	—
核蛋白提取物(μL)	—	1	1	1	1
1μg/μL 特异性抗体(μL)	—	—	—	—	1

2)将上述各反应体系轻轻混匀,短暂离心,室温反应至少 20 分钟。

(6)非变性聚丙烯酰胺凝胶的制备、电泳、转膜及紫外交联

根据 DNA 片段的长度,以 0.5 × TBE 缓冲液制备相应浓度的非变性聚丙烯酰胺凝胶。若 DNA 探针长度在 300 bp 以下,一般使用浓度为 3.5% ~ 10% 的非变性聚丙烯酰胺凝胶凝胶。

1)10% 非变性聚丙烯酰胺凝胶的制备,20 mL 体系如下,见表 32 - 4。

表 32 - 4　20 mL 体系

组分	体积
ddH$_2$O	12 mL
5 × TBE	2 mL
40% Acr/Bis(39:1)	5 mL
50% 甘油	1 mL
10% 过硫酸胺	150 μL
TEMED	15 μL

2)将上述试剂轻轻混匀,避免产生气泡;灌装至做胶的模具中,插入合适的梳板,于室温下聚合 1 ~ 2 小时。

3)预电泳:在电泳槽中加入 0.5 × TBE 电泳缓冲液,以 100 V 恒压电泳 30 分钟。

4)电泳：在上述反应管内分别加入 5 μL 上样缓冲液，轻轻混匀，短暂离心，全部上样于点样孔中。以 100~120 V 恒压电泳 1~1.5 小时。

5)转膜：首先将带正电荷的尼龙膜裁剪成合适大小，以 0.5×TBE 浸泡约 10 分钟；装载转膜三明治，以 0.5×TBE 作为转膜缓冲液；80 V 恒压(约 380 mA)转膜 30 分种至 1 小时。

6)紫外交联：转膜结束后，将膜拆下置于滤纸上，置于超净工作台紫外线灯下约 10 cm 处，紫外交联 10~15 分钟。

(7)洗膜及显色

1)将 Blocking Buffer 和 4×Wash Buffer 置于 50℃ 水浴中预热，使沉淀完全溶解。

2)将膜置于 Blocking Buffer 中封闭 15 分钟。

3)弃去 Blocking Buffer，加入 conjugate/Blocking Buffer(66.7 μL Stabilized Streptavidin - Horseradish Peroxidase Conjugate 加至 20 mL Blocking Buffer 中)，孵育 15 分钟。

4)将 4×Wash Buffer 以超纯水稀释为 1×Wash Buffer。

5)将膜转移至另一个容器中，加入 1×Wash Buffer 稍微漂洗一下。

6)再以 1×Wash Buffer 洗膜 4 次，每次 5 分钟，20 mL/次，并轻轻摇晃。

7)再将膜转移至另一个容器中，加入 30 mL Substrate Equilibration Buffer，轻轻摇晃孵育 5 分钟。

8)底物工作液的准备：将 6 mL Luminol/Enhancer Solution 与 6 mL Stable Peroxide Solution 等量混匀，即为底物工作液。

9)将膜从 Substrate Equilibration Buffer 中取出，以滤纸吸去多余的液体，置于一干净的容器中，将底物工作液加至膜上，使其覆盖整张膜表面，避光孵育 5 分钟，无需摇晃。

10)将膜从底物工作液中取出，以滤纸吸去多余液体，置于化学发光成像系统中检测。

【注意事项】

(1)DNA 探针的长度一般在 300 bp 以内。DNA 片段过大，在非变性聚丙烯酰胺凝胶中不易分离，较难监测到 DNA 迁移率的轻微改变。结合反应中加入探针的量为 10~50 fmol，通常为 20 fmol，DNA 量过大，则图谱中游离 DNA 区带过浓，而仅有小部分与 DNA 结合蛋白结合，因此影响结果分析。依所研究的 DNA 结合蛋白的不同，探针可以是双链，也可以是单链。

(2)检测转录调控因子这一类 DNA 结合蛋白时，可用纯化蛋白、部分纯化的蛋白或核蛋白抽提物。检测 RNA 结合蛋白时，依据目的 RNA 结合蛋白的位置，可用纯化蛋白、部分纯化的蛋白、核蛋白抽提物或胞浆蛋白。核蛋白抽提物必须相对较纯。应尽量减少非特异性 DNA 结合蛋白（如组蛋白）的含量，同时要防止核酸酶及磷酸酶污染，否则会导致 DNA 探针的降解。结合反应中加入核蛋白的量必须适中，一般为 2～20 μg，总体积控制在 5 μL 内，蛋白质过多会增加非特异性结合（假阳性），蛋白质过少则可能导致假阴性结果。

（3）DNA - 蛋白质复合物的稳定性受离子强度的影响极大。采用 0.5 × TBE 缓冲液制备聚丙烯酰胺凝胶并作为电泳缓冲液，这种低离子强度环境能增加 DNA 与蛋白质的结合力。在正式上样电泳前，必须先预电泳 1 小时，随后换掉预电泳的缓冲液，用新的 0.5 × TBE 作为电泳缓冲液，电泳约 1 小时。

（4）poly（dI∶dC）由肌苷和胞嘧啶组成，可抑制蛋白对标记探针的非特异结合，避免假阴性结果的出现。当用纯化的蛋白进行 EMSA 实验时，可不必加入 poly（dI∶dC）；若加入，则反应体系中 poly（dI∶dC）的终浓度不超过 50～100ng。若采用核蛋白抽提物进行 EMSA 实验时，则每 2～3 μg 核蛋白抽提物中加入 1 μg poly（dI∶dC）。

（5）为验证所测得的 DNA 与蛋白质的结合反应是否具有特异性，一般应进行竞争性抑制反应。其方法是于反应体系中加入过量的非标记的特异性 DNA 片段。如果结合反应是序列特异性的，则这些非标记的 DNA 片段可与标记的 DNA 片段竞争性地与核蛋白结合，结果导致图谱上滞后条带减弱或消失（图 32 - 2）。竞争探针的用量一般为正常探针的 50～200 倍，若竞争不完全，可将竞争探针的倍数提高至 400～1000 倍。

（6）进行 super shift 分析时，先将特异性抗体（＜5 μL）加至核蛋白中，室温下与核蛋白孵育 10～30 分钟后，再进行 EMSA 分析。

（7）溴酚蓝可能影响蛋白和 DNA 的结合，可以采用无色的上样缓冲液。如果使用无色上样缓冲液时感觉上样困难，可添加极少量的蓝色上样缓冲液稍微着色，使肉眼能观察到蓝颜色即可。

（8）在进行 Blocking Buffer 封闭、Streptavidin - HRP 标记及 Washing Buffer 洗涤、Equilibration Solution 平衡这些操作步骤时，应注意两点：一是尼龙膜的表面不能干燥；二是 Streptavidin - HRP 不能直接滴加在膜上，必须加在液体中混匀，然后将膜放在该液体中进行孵育。

（9）EMSA 方法本身存在许多缺点，如对于低亲和力的 DNA 与蛋白质之间的结合很难进行鉴定；难以比较不同 DNA 片段与蛋白质之间亲和力大小

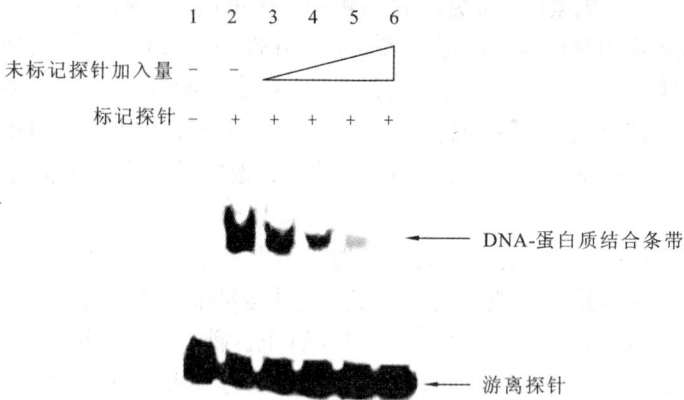

图 32 - 2　EMSA 竞争反应结果分析示意图

的差异；对于蛋白复合体与 DNA 的结合也无法鉴定。由于体外环境和体内环境存在着巨大的差异，EMSA 很难真正重建体内蛋白质与 DNA 之间的结合过程。因此，对 EMSA 方法进行改良或发展更好的研究蛋白质与 DNA 之间相互作用的技术很有必要。

（10）聚丙烯酰胺凝胶在未聚合时具有神经毒性，注意戴手套进行操作。

（罗赛群）

33　DNase Ⅰ 足纹分析法

　　足纹分析法(foot – printing)是一种检测 DNA 分子上特异蛋白质结合位点的实验方法,常用于在体外检测和鉴定转录因子与特异性 DNA 序列的结合分析,DNase Ⅰ 足纹法是最经典和最常用的足纹分析法。

　　【实验原理】　将待测双链 DNA 片段中一条单链的一端采用放射性核素选择性地进行末端标记,然后加入合适浓度的 DNase Ⅰ,在 DNA 链上随机形成缺口,经变性后进行电泳分离、放射自显影,即可形成相差一个核苷酸的梯度 DNA 条带图谱。而当待测 DNA 片段与相应的序列特异性 DNA 结合蛋白结合后,DNA 结合蛋白可保护相应的 DNA 序列,使其不被 DNase Ⅰ 水解,因此,这些 DNA 分子的 DNase Ⅰ 部分消化产物经电泳分离后,在放射自显影图谱上,DNA 梯度条带在相应于 DNA 结合蛋白的结合区域中断,从而形成一空白区域,与对照组相比较,此空白区域恰似蛋白质在 DNA 片段上留下的足迹,因此被形象地称作足纹法(图 33 – 1)。由于 DNA 探针的核苷酸序列是已知的,结合 DNA 化学测序并与对照组序列相比较,即可精确地读出待测 DNA 序列中蛋白质结合位点的核苷酸组成。

　　【试剂和器材】

　　(1)主要仪器:台式离心机、恒温水浴箱、测序胶电泳分离系统

　　(2)试剂:

　　1)待测质粒 DNA。

　　2)适当的限制性内切酶(视待测 DNA 序列的限制性酶切位点而定)。

　　3)TE 缓冲液:10 mmol/L Tris – Cl (pH 8.0), 1 mmol/L EDTA (pH 8.0)。

　　4)α-^{32}P – dNTP (>3000 Ci/mmol)混合液。

　　5)5 mmol/L dNTPs 混合液。

　　6)无 RNase 的 DNase Ⅰ。

　　7)纯化的 DNA 结合蛋白。

　　8)2 × 结合缓冲液:50 mmol/L Tris – Cl (pH 8.0), 100 mmol/L KCl, 12.5 mmol/L $MgCl_2$, 1 mmol/L EDTA, 20%甘油, 1 mmol/L DTT。

　　9)Ca^{2+}/Mg^{2+}溶液:5 mmol/L $CaCl_2$, 10 mmol/L $MgCl_2$。

　　10)终止缓冲液:200 mmol/L NaCl, 30 mmol/L EDTA, 1% SDS, 100 μg/mL 酵母 tRNA。

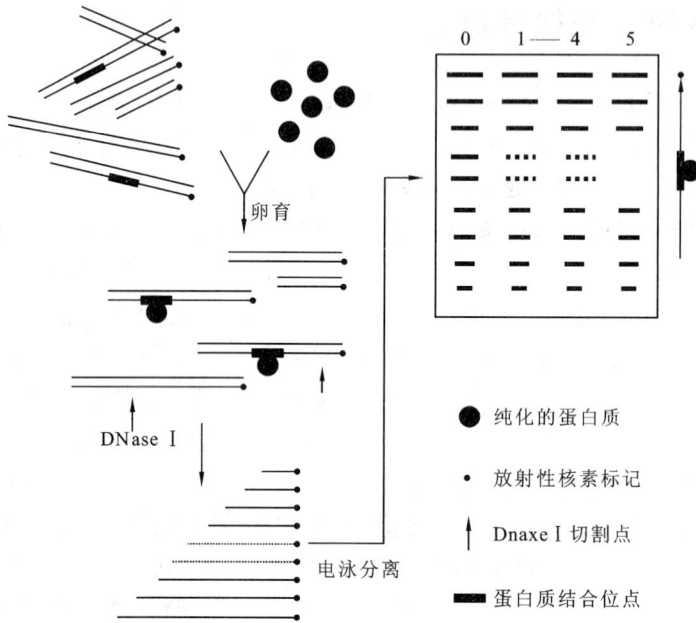

图 33 - 1　DNase I 足纹法原理示意图

　　11)上样缓冲液：100 mmol/L NaOH：甲酰胺(1:2, v/v), 0.1% 二甲苯青, 0.1% 溴酚蓝。

　　12)6 ~ 8% 聚丙烯酰胺测序胶。

　　13)10 × TBE 电泳缓冲液。

【实验步骤】

　　(1)末端填平法标记 DNA 探针

　　1)选用合适的限制性内切酶消化约 5 pmol 质粒, 使在距蛋白质结合位点 25 ~ 100 bp 处产生 3′ - 凹端。

　　2)乙醇沉淀、洗涤 DNA, 真空干燥后将 DNA 沉淀重新溶解于 5 μL TE 缓冲液。

　　3)按照表 33 - 1 操作, 以 Klenow 酶末端填平标记 DNA。

表 33 − 1　Klenow 酶末端填平标记 DNA

试剂名称	体积
DNA 溶液	5 μL
10 × Klenow 缓冲液	5 μL
α-^{32}P − dNTP	每种各 50 μCi
Klenow 酶	5 ~ 10U
ddH$_2$O	补充至 50 μL

4）混合后离心 5 秒钟，室温孵育 25 分钟。

5）加入 5 mmol/L dNTPs 混合液 2 μL，混匀离心后室温孵育 5 分钟。

6）乙醇沉淀 DNA 以去除未掺入的核苷酸。

7）用合适的限制性核酶内切酶消化，使待测 DNA 片段与载体 DNA 序列分开，产生仅在一条链的一端标记放射性核素的限制性片段，酶切位点应选择于距离蛋白质结合位点 150 bp 以外。

8）聚丙烯酰胺凝胶（3.5 ~ 12%，视 DNA 片段大小而定）电泳纯化 DNA 探针（以 0.5 × TBE 为电泳缓冲液，电泳分离后于紫外透射仪上切取 DNA 探针区带所在位置凝胶，置于 1.5 mL 离心管内，以 Tip 尖将其捣碎后，加入最小体积的 TE 缓冲液，于 4℃ 浸泡过夜或 37℃ 水浴 2 小时，离心回收上清液）。乙醇沉淀 DNA 并重新溶解于 50 ~ 100 μL TE 缓冲液，测定其放射活性（一般要求比放射活性 > 10^{4}cpm/pmol DNA）。

（2）蛋白质结合及 DNase I 消化

1）在两个 1.5 mL 微量离心管中分别按照表 33 − 2 配制反应体系：

表 33 − 2　配制反应体系

试剂名称	反应管	对照管
2 × 结合缓冲液	25 μL	25 μL
纯化的 DNA 结合蛋白 （或细胞核蛋白抽提物）	20 ng （或细胞核蛋白抽提物 20 μg）	0
末端放射性标记的 DNA 探针	5 ~ 40 ng	5 ~ 40 ng
ddH$_2$O	补充至 50 μL	补充至 50 μL

2)混匀后离心 5 秒钟，冰浴 10 分钟。

3)于每管中加入 50 μL Ca^{2+}/Mg^{2+} 溶液，混匀后离心 5 秒钟，室温孵育 1 分钟。

4)加入 3 μL 0.05 μg/μL DNase I，混匀后离心 5 秒钟，室温孵育 1 分钟。

5)加入 90 μL 终止缓冲液。

6)振荡混匀后，以酚:氯仿:异戊醇(25∶24∶1)进行抽提，乙醇沉淀，真空干燥 DNA。

(3)聚丙烯酰胺凝胶电泳及放射自显影

1)将 DNA 沉淀重新溶解于 5 μL 上样缓冲液，95℃水浴 2 分钟后迅速冰浴。

2)上样于 6~8% 聚丙烯酰胺测序胶。

3)1500 V 电泳至溴酚蓝抵达凝胶底部。

4)凝胶于 −70℃ 对 X 线片曝光，显影、定影后分析放射自显影足纹图谱。

【注意事项】

(1)DNase I 的质与量及作用时间是本实验成败的关键。DNase I 的反应终浓度一般应为 0.1~1 μg/mL，反应时间为 30 秒钟~2 分钟。由于不同批号及不同商家提供的 DNase I 的活性不同及反应体系的差异，加入酶的量及其作用时间也不一样。因此，必须通过预实验摸索最佳条件。

(2)采用 Klenow DNA 聚合酶进行 3′末端填平标记时，应在标记反应完成后，再加入过量的非放射性单核苷酸继续聚合一段时间，以确保末端平齐。

(3)如果探针 DNA 的序列未知，可同时进行 DNA 化学测序。根据化学测序结果即可直接读出 DNA 结合区的核苷酸序列。如果已知探针 DNA 的序列，一般也要同时进行化学测序以帮助定位。

(4)由于蛋白质与 DNA 的结合不可能是完全的，因此"足纹区"并非完全是一片空白，大多只是区带强度减弱。蛋白质与 DNA 的比例不适当或加入 DNase I 过多都可导致"足纹"模糊。

(罗赛群)

34　RNA 免疫共沉淀(RIP)

　　非编码 RNA 的发现使得 RNA 领域再次成为了生命科学研究关注的焦点。RNA 是一种不稳定的生物大分子,绝大多数 RNA 都需要与特定的 RNA 结合蛋白质相结合,形成 RNA - 蛋白质复合物后才能稳定存在于细胞中。而且,RNA 与 RNA 结合蛋白之间的动态关联贯穿并伴随着 RNA 转录、加工及修饰、胞内运输和定位、功能发挥及降解的整个生命循环。因此,利用 RNA 结合蛋白分离或发现鉴定功能性 RNA 分子是 RNA 研究领域中一个非常重要的研究方法。

　　RNA 免疫共沉淀(RNA immunoprecipitation, RIP)是一种研究细胞内 RNA 与蛋白质结合情况的技术,该技术采用针对目标蛋白的抗体把相应的 RNA - 蛋白复合物沉淀下来,经过分离纯化后对结合在复合物上的 RNA 进行测序分析。RIP 是了解转录后调控网络动态过程的一个有力工具。

　　【实验原理】　在生理状态下,采用紫外光(UV)交联的方法将细胞内的蛋白质与 RNA 交联在一起,然后利用抗原抗体的特异性识别反应,以 RNA 结合蛋白的特异性抗体免疫沉淀 RNA - 蛋白质复合物,再从沉淀的 RNA - 蛋白质复合物中分离得到能与特定 RNA 结合蛋白结合的 RNA。分离得到的 RNA 可以通过末端标记、变性胶电泳和 Northern blot 对 RNA 分子的大小进行鉴定;也可以通过 RT - PCR 或 qRT - PCR 进行定性检测;还可以利用高通量 RNA 测序方法对 RNA 序列进行分析(图 34 - 1)。

　　【试剂和器材】

　　(1)实验仪器:台式离心机、低温离心机、掌中宝离心机、紫外线灯、磁力分离架、旋转培养器、PCR 仪或荧光定量 PCR 仪、电泳仪、水平电泳槽、垂直电泳槽、凝胶成像系统。

　　(2)主要试剂:蛋白酶抑制剂 Cocktail、RNase 抑制剂、1 × PBS、蛋白酶 K、RIP 试剂盒、特异性抗体及阴性对照抗体(特异性抗体物种的正常 IgG)、TRIzol 提取试剂、cDNA 第一链合成试剂盒、2 × Taq Mix 或 2 × SYBR Taq Mix、水饱和酚(pH 6.5 ~ 7.0)、氯仿、异丙醇。

　　【实验步骤】

　　(1)RIP 完全裂解缓冲液的配制,按照每100μL 含有以下试剂进行配制(表 34 - 1):

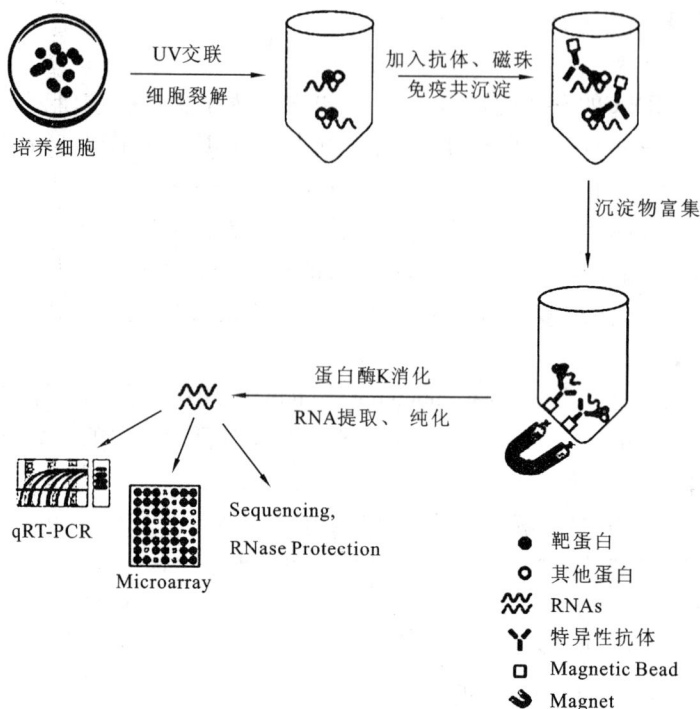

图 34 - 1　RIP 原理示意图

表 34 - 1　RIP 完全裂解缓冲液的配制

试剂名称	体积(μL)
RIP Lysis Buffer	100
Protease Inhibitor Cocktail	0.5
RNase Inhinbitor	0.25

（2）细胞处理与收集

1）悬浮细胞的处理与收集

①UV 交联细胞：将 10 cm 细胞培养皿的盖子打开，置于超净工作台紫外线灯下 5～10 cm 处，紫外线照射 10～15 分钟。

②收集细胞于 15mL 离心管中，4℃ 1500 rpm 离心 5 分钟收集细胞，共收

集 $5\sim10\times10^{7}$ 细胞。

③以冰预冷的 PBS 洗 3 次,每次 10 mL。

④以适量上述配制好的 RIP 完全裂解缓冲液重新悬浮细胞,Tip 反复吸打混匀,冰上孵育 5 分钟。

⑤将上述裂解的细胞按 200 μL/份分装,冻存于 -80℃。

2)贴壁细胞的处理

①UV 交联细胞:将 10 cm 细胞培养皿的盖子打开,置于超净工作台紫外线灯下 5～10 cm 处,紫外照射 10～15 分钟。

②去掉培养皿内培养基,以冰预冷的 PBS 洗 2 次,每次 10 mL。

③加入 10 mL 预冷的 PBS,刮下细胞,转移至 15 mL 离心管中。

④4℃ 1500 rpm 离心 5 分钟收集细胞,共收集 $5\sim10\times10^{7}$ 细胞。

⑤以适量上述配制好的 RIP 完全裂解缓冲液重新悬浮细胞,Tip 反复吸打混匀,冰上孵育 5 分钟。

⑥将上述裂解的细胞按 200 μL/份分装,冻存于 -80℃。

(3)磁珠处理

1)将 Protein A/G 包被的磁珠充分混匀,于每个反应管内加入 50 μL 混匀后的磁珠。

2)加入 500 μL RIP 洗涤缓冲液(RIP Wash Buffer),振荡混匀(Vortex)10 秒钟。将试管置于磁力分离架上,将液体吸除干净。

3)重复步骤(2)1 次。

4)加入 100 μL RIP 洗涤缓冲液重悬磁珠。

5)一抗孵育:于上述各反应管内分别加入 5 μL(约 5 μg)特异性抗体或对照 IgG 抗体,室温旋转孵育 30 分钟。短暂离心后,将试管置于磁力分离架上,将液体吸除干净。

6)加入 500 μL RIP 洗涤缓冲液,振荡混匀 10 秒钟。将试管置于磁力分离架上,将液体吸除干净。

7)重复步骤(6)1 次。

8)加入 500 μL RIP 洗涤缓冲液重悬磁珠,将这些结合有抗体的反应管置于冰上。

(4)免疫共沉淀

1)准备 RIP 免疫共沉淀缓冲液(RIP Immunoprecipitation Buffer),每个反应管需要 900 μL RIP 免疫共沉淀缓冲液,按照每 900 μL 含有以下试剂进行配制:

表 34 – 2　**RIP 免疫共沉淀缓冲液配制**

试剂名称	体积(μL)
RIP Wash Buffer	860
0.5M EDTA	35
RNase Inhinbitor	5

2)将上述以一抗包被过的磁珠反应管置于磁力分离架上,将液体吸除干净。

3)每个反应管以配制好的 900 μL RIP 免疫共沉淀缓冲液进行重悬。

4)快速解冻前述冻存于 – 80℃ 的细胞裂解液,4℃ 14000 rpm 离心 10 分钟。取出 10 μL 放入一新的 Epp 管中,标为"input",暂冻存于 – 80℃。同时,在这一步还可取出 10 μL 细胞裂解液上清液至另一 Epp 管中,进行 Western blot 检测。

5)在上述每个含有抗体包被磁珠的反应管中加入 100 μL 上述细胞裂解液上清液,使得免疫共沉淀的总体积为 1 mL。

6)将上述反应管置于4℃旋转孵育过夜。

7)短暂离心后,将上述反应管置于磁力分离架上,将液体吸除干净。

8)以预冷的 RIP 洗涤缓冲液洗磁珠 6 次,每次 500 μL。最后一次洗涤时,从中取出 50 μL 含有磁珠的混悬液置于另一新的 Epp 管中,用于检测免疫共沉淀的效率。

(5)蛋白质的消化

1)准备蛋白酶 K 消化缓冲液(Proteinase K Buffer),每个反应管需要 150 μL 蛋白酶 K 消化缓冲液,按照每 150 μL 含有以下试剂进行配制(表 34 – 3):

表 34 – 3　**蛋白酶 K 消化缓冲液配制**

试剂名称	体积(μL)
RIP Wash Buffer	117
10% SDS	15
Proteinase K	18

2)取上述 150 μL 配制好的蛋白酶 K 消化缓冲液重悬上一步免疫共沉淀后的磁珠。

3)"input"的处理：解冻前述冻存于 - 80℃ 的"input"，于其中加入 140 μL 蛋白酶 K 消化缓冲液，其配制如下，见表 34 - 4。

表 34 - 4 140 μL 蛋白酶 K 消化缓冲液配制

试剂名称	体积(μL)
RIP Wash Buffer	107
10% SDS	15
Proteinase K	18

4)55℃ 孵育 30 分钟。

5)短暂离心后，将反应管置于磁力分离架，将上清液体吸出转移至另一新的 Epp 管中。

(6)RNA 的纯化：RNA 纯化方法可以采用两种方法：其一是采用 TRIzol 试剂抽提，则可于上一步得到的上清液中直接加入 1 mL TRIzol 试剂进行抽提；其二是采用酚/氯仿抽提方法，则需于上一步得到的上清液中加入 250 μL RIP 洗涤缓冲液，使其终体积为 400 μL。

1)每管中加入 400 μL 酚/氯仿/异戊醇(125 : 24 : 1)，振摇 15 秒钟，室温 14000 rpm 离心 10 分钟。

2)将上层水相转移至另一新的 Eppendorf 管(约 350 μL)，加入 350 μL 氯仿，振摇 15 秒钟，室温 14000 rpm 离心 10 分钟。

3)将上层水相转移至另一新的 Epp 管(约 300 μL)，于其中加入以下试剂，见表 34 - 5：

表 34 - 5 上层水相转移后需加入的试剂

试剂名称	体积(μL)
Salt Solution I	50
Salt Solution II	15
Precipitate Enhancer	5
无水乙醇	850

若采用 TRIzol 试剂提取（上层水相约 700 μL），则加入以下试剂，见表 34 - 6。

表 34 - 6　若采用 TRIzol 试剂提取纯化 RNA 所需的试剂

试剂名称	体积(μL)
Salt Solution I	50
Salt Solution II	15
Precipitate Enhancer	5
异丙醇	700

4）将上述溶液充分混匀后，于 -80℃ 沉淀过夜。

5）4℃ 14000 rpm 离心 30 分钟，弃上清液。

6）加入 1 mL 80% 乙醇洗涤沉淀一次，4℃ 14000 rpm 离心 15 分钟，弃上清液。

7）室温干燥沉淀 15 分钟。

8）以 20 μL 无核酶水溶解 RNA，并置于冰上。

9）取 2 μL 进行 1.5% 琼脂糖凝胶电泳检测。同时，取 1 μL "input" RNA 测定其浓度及 A_{260}/A_{280} 的比值，用以评价 RNA 的质量，若比值低于 1.8，则可能影响下游实验。其余的 RNA 用以合成 cDNA 第一链。

（7）cDNA 第一链的合成

1）50 μL 反应体系如下，见表 34 - 7。

表 34 - 7　50 μL 反应体系所需试剂

试剂名称	体积(μL)
RNA	8
500ng/μL Oligo(dT)$_{16}$	1
40U/μL RNase Inhibitor	0.25
10mM dNTPs	2
5 × RT buffer	10
M - MLV	1

试剂名称	体积(μL)
Nuclease - Free Water	27.75
Total	50

2)轻轻混匀,于42℃孵育1小时后,终止反应。

(8)RT - PCR 检测

1)20 μL 反应体系所需试剂如下,见表34 - 8。

表 34 - 8 20 μL 反应体系所需试剂

试剂名称	体积(μL)
cDNA 第一链	2
2 × PCR Mix	10
10μM 上游引物	0.5
10μM 下游引物	0.5
Nuclease - Free Water	7
Total	20

2)反应程序如下:94℃变性2分钟,94℃ 20 秒钟,56℃ 20 秒钟,72℃ 30 秒钟,共进行50个循环,最后于72℃延伸10分钟。扩增完成后,取5μL 扩增产物用于1.5%琼脂糖凝胶电泳检测。

(9)qRT - PCR 检测

1)20 μL 反应体系所需试剂如下,见表34 - 9。

表 34 - 9 20 μL 反应体系所需试剂

试剂名称	体积(μL)
cDNA 第一链	2
2 × SYBR Taq Mix	10
10μM 上游引物	0.5

试剂名称	体积(μL)
10μM 下游引物	0.5
Nuclease – Free Water	7
Total	20

2)反应程序如下：95℃变性 2 分钟，95℃ 15 秒钟，56℃ 20 秒钟，68℃ 20 秒钟，共进行 50 个循环，最后插入熔解曲线。分别计算实验组与对照组相对于"input"的表达量。

【注意事项】

(1)熟练的 RNA 操作非常重要，应尽量避免 RNase 的污染。

(2)全部所用的溶液试剂均经过 DEPC 处理或由 DEPC 水配制，所需耗材也需经过 DEPC 处理。

(3)RNA 样品溶解与保存：如果下一步操作涉及酶反应，则以无核酶水溶解后，于 -80℃保存；如果下一步是电泳检测，则以 100% 去离子甲酰胺溶解。

(罗赛群)

35　蛋白质的相互作用

　　蛋白质相互作用是指两个或两个以上蛋白质分子，通过非共价键形成蛋白质复合物的过程。蛋白质间相互作用存在于机体每个细胞的生命活动过程中，生物学的许多现象如 DNA 复制、RNA 转录、RNA 剪切、蛋白质翻译、蛋白质分泌、细胞周期调控、信号转导和物质代谢等均受蛋白质间相互作用的调控。理解蛋白质相互作用的方式、作用程度、作用结果，将有助于分析蛋白质功能、探索个体发育机制、阐明疾病发生机制以及进行药物研发等众多问题的解决。目前已有多种方法用于蛋白质相互作用研究，常用的有免疫共沉淀、酵母双杂交、亲和层析、细胞内共定位分析等。

35.1　免疫共沉淀

　　免疫共沉淀(co-immunoprecipitation，co-IP)以抗体和抗原之间的特异性结合为基础，用于测定蛋白质相互作用。利用靶蛋白的特异性抗体使我们能间接捕获完整细胞内的蛋白质复合物，该蛋白质复合物可被分析以确定靶蛋白新的结合配体、结合亲和力和功能。

　　【实验原理】　免疫共沉淀的基本原理是，在保持蛋白质相互作用的条件下收获并裂解细胞，在细胞裂解液中加入一种已知蛋白质的特异性抗体，孵育后再加入可与抗体结合的蛋白 A/G − 琼脂糖珠沉淀收获抗原抗体复合物，若细胞中存在着与此已知蛋白质相结合的目标蛋白，就会形成"目标蛋白 − 已知蛋白 − 抗已知蛋白抗体 − 蛋白 A/G − 琼脂糖珠"复合物被沉淀下来。SDS − PAGE 后，再经免疫印迹或者质谱鉴定出目标蛋白。这种方法常用于测定两种蛋白质是否在体内结合，常使用针对这两种蛋白质的抗体分别进行 co-IP，以相互印证。与质谱技术结合，也可用于确定一种特定蛋白质的新的未知结合蛋白。

　　【仪器和试剂】

　　(1)仪器：SDS − PAGE 电泳转移系统、低温离心机

　　(2)试剂：IP 细胞裂解液、蛋白酶抑制剂(或磷酸酶抑制剂)、蛋白 A/G − 琼脂糖珠、蛋白浓度测定试剂盒、2 × SDS 上样缓冲液。

　　【实验步骤】

　　(1)预清除：去除全蛋白裂解液中可以和蛋白 A/G − 琼脂糖珠结合的非特异性蛋白。

1)贴壁细胞的处理：将细胞接种于直径为 10 cm 的培养皿内，培养至细胞融合率为 85% 左右，弃上清液，PBS 洗 2 遍，每皿细胞加入 500 μL 的细胞裂解液(含蛋白酶抑制剂)，细胞刮子刮取细胞并转移至离心管，冰上静置 25 分钟，4℃ 12000 rpm 离心 15 分钟，弃沉淀。蛋白质定量后，取 50 μg 总蛋白裂解液作为 Input。

2)取总蛋白质 200 μg ~ 1 mg，加入混匀的 20 μL 蛋白 A/G - 琼脂糖珠，最后用 IP 裂解液补齐至 500 μL。4℃ 转摇 1 ~ 2 小时，并 13 000 rpm 离心 5 分钟，转移上清液至新的离心管中。

（2）免疫共沉淀

1)分别加入 2 μg IgG 抗体或目的抗体至上清液中，4℃ 振摇上清液和抗体的混合液过夜。

2)4℃ 振摇过夜的上清液和抗体混合液中加入 20μL 蛋白 A/G - 琼脂糖珠，4℃ 振摇 2 小时。

3)13000 rpm 离心 5 分钟，收集沉淀，用冰冷的 1 × PBS 洗 5 次(或者用 IP 裂解缓冲液清洗)。

4)将珠子重悬在 20μL 2 × 加样缓冲液中，混匀。

5)珠子煮沸 5 分钟，解离珠子上的蛋白，13000 rpm 离心 5 分钟。

6)转移上清液至新的离心管中，上样，SDS - PAGE 凝胶电泳检测。

【注意事项】

（1）IP 细胞裂解采用温和的裂解条件，不能破坏细胞内存在的所有蛋白质 - 蛋白质相互作用。不同的细胞裂解缓冲液可能会有不同的免疫沉淀效果。采用 RIPA 裂解液获得的背景信号低，但会使某些激酶变性，同时也可能破坏某些蛋白质之间的相互作用。NP - 40 裂解液能保持激酶活性，同时不会破坏蛋白质复合物，但是背景高。磷酸盐缓冲液 RIPA 通常是最好的选择。磷酸盐在 pH7.2 缓冲能力强，同时也是磷酸酶抑制剂。而 Tris 在 pH7.2 不是一个很好的缓冲液，也不是磷酸酶抑制剂，不过在加入钙或锰(蛋白质结合或激酶活性维持所需)时需使用 Tris 缓冲液，否则还是首选磷酸盐。一般需要进行预实验来确定裂解条件，主要是盐浓度和去垢剂的浓度。

（2）所有的免疫沉淀实验都应在裂解细胞时使用蛋白酶抑制剂。对于磷酸化蛋白质，需要使用磷酸酶抑制剂。另外，EDTA 用于抑制裂解液中的磷酸化反应，通常使用浓度为 2 mmol/L。钒酸钠抑制所有的酪氨酸蛋白磷酸酶活性，最高使用浓度可至 200μmol/L，使用前现配。氟化钠是丝氨酸、苏氨酸蛋白磷酸酶抑制剂，通常使用浓度为 50 mmol/L。DTT 可以阻断新暴露的半胱氨酸形成的二硫键,从而阻断蛋白质聚集,在整个免疫沉淀过程中使用,必须现用现配,此外,还可以使用蛋白酶体抑制剂,如 MG123 等。

(3)全程低温操作也有助于稳定蛋白质间的相互作用及蛋白质活性。为减少蛋白质降解和变性,裂解细胞必须在冷室或冰上进行,所有的液体和用具都需要预冷。裂解后的离心应使用自动低温离心机。

(4)使用明确的抗体,确保抗体的特异性,即在不表达抗原的细胞裂解物中添加抗体后不会引起共沉淀。另外依赖于高质量的可用于免疫沉淀的特异性抗体。可以将几种抗体共同使用,并非所有的抗体都可以用于免疫沉淀,需要在实验中尝试。

(5)设置合理的实验对照。普通 IgG 为实验的阴性对照,注意选择同种属的无关抗体 IgG。如目的抗体为鼠来源的,则选择非鼠来源的 IgG 为阴性对照。一般取上样量 10% 为 Input(即全蛋白裂解液为 200μg,则取 20μg 做 Input)作为实验的阳性对照。

(6)由于蛋白质间相互作用属于弱结合,且可能只有少部分是出于结合状态,所有检查的敏感度和特异性都不十分理想。在免疫共沉淀实验中要保证实验结果的真实性,应注意:①确保共沉淀的蛋白是由所加入的抗体沉淀得到的,而并非外源非特异蛋白;②确定蛋白质间的相互作用是发生在细胞中,而不是由于细胞裂解后才发生,后续的蛋白质定位分析可以用来确定其是否真实发生相互作用。

35.2 酵母双杂交法

酵母双杂交系统(yeast two – hybrid system)以酿酒酵母为实验宿主。酵母的遗传能力及易操作性使其可以降低成本、高通量地评估大量的蛋白质相互作用。这一技术基于对真核生物调控转录起始过程的认识和报告基因技术的发展而建立,是目前蛋白质相互作用分析,尤其是筛选未知蛋白质相互作用最有力的工具。

【实验原理】 转录激活因子一般由两个或两个以上独立的结构域构成,最基本的有 DNA 结合结构域(binding domain,BD)和转录激活结构域(activation domain,AD)。单独的 BD 虽然能和启动子结合,但是不能激活转录;单独的 AD 由于不能接近启动子,也不能激活转录。如果将 BD 和 AD 编码的 cDNA 分别与两种具有配对相互作用的蛋白质分子的 cDNA 进行基因融合而表达为融合蛋白,依赖两种蛋白质分子之间的相互作用,就可以使 BD 和 AD 重新在空间上接近,呈现完整的转录因子活性,恢复对下游基因的表达激活作用。

酵母双杂交系统中的报告基因有 lacZ 报告基因及/或合成 His/Leu/Trp 的相关报告基因。前者通过蓝白筛选获得相互作用阳性克隆，后者通过在缺乏相应氨基酸的培养基中进行营养缺陷生长筛选。

【仪器和试剂】

（1）仪器：恒温培养箱、恒温振荡摇床、恒温水浴箱、离心机。

（2）试剂：

1）宿主酵母株：AH109（营养缺陷标记：－His、－Ade，报告基因：LacZ、MEL1）。

2）克隆载体：用于构建 BD/诱饵蛋白融合质粒（选择标记：Trp1、Kan^r）；用于构建 AD/文库（或待检）蛋白融合质（选择标记：Leu2、Amp^r）。

3）培养基：YPD 酵母生长全营养培养基；－Leu 营养缺陷型酵母培养基；－Trp 营养缺陷型酵母培养基；－Leu－Trp 营养缺陷型酵母培养基；－His－Leu－Trp 营养缺陷型酵母培养基；－Ade－His－Leu－Trp 营养缺陷型酵母培养基。

4）检测试剂：X-α-gal、X-β-gal。

5）引物：根据克隆载体序列合成 T7 测序引物、3′DNA－BD 测序引物、3′AD 测序引物及扩增插入序列的 PCR 引物。

6）cDNA 文库：可从公司购买或自行构建。

【实验步骤】

（1）"诱饵"融合蛋白重组表达载体构建

用酵母双杂交系统筛选未知相互作用蛋白质，首先需要构建"诱饵"（bait）蛋白重组表达载体，例如，将要分析的已知蛋白质的编码序列与 GAL4－BD 序列融合，形成在酵母中可表达的载体。

该载体必须能够在酵母中表达。实验系统所用的报告基因主要有营养型筛选（如－Trp、－Leu、－His）以及显色（lacZ）等，这些报告基因分别受 GAL－4 调控的 GAL1、GAL2、MEL1 启动子调控。目前一些生物技术公司都有各自的载体系统用于酵母双杂交实验，其差别在于报告基因、调控序列及筛选标志等。

（2）"猎物"融合蛋白重组表达文库构建

要筛选未知的相互作用蛋白质，需要一个可以表达细胞内各种蛋白质的"猎物"（prey）融合蛋白的 cDNA 文库，即将 cDNA 文库的各种序列与 GAL4－AD 序列融合，形成一个"猎物"文库。依据所研究的组织或细胞类型，尽量购买商品化的文库进行筛选，因为文库的质量直接影响筛选效果。如果所研究的细胞类型没有可供选择的文库，自行构建的文库一定要保证文库内的基因丰度，即能够代表的蛋白质种类要足够，好的文库滴度应达到 10^6 个 cDNA。

（3）在酵母细胞内筛选相互作用分子：首先将"诱饵"载体转入酵母细胞，筛选获得含有"诱饵"蛋白的酵母克隆，再将此细胞用于对文库的筛选。筛选时，将"猎物"表达文库（至少需要 200μgDNA）转入已含有"诱饵"蛋白的酵母细胞。

1）制备感受态酵母细胞：①将酵母集落接种于 50 mL YPD 全营养培养基，30℃ 250 rpm 振荡培养过夜（使 $OD_{600} > 1.5$）；②将过夜培养物转移至 300 mL YPD 全营养培养基（使 $OD_{600} = 0.2 \sim 0.3$），30℃、250 rpm 振荡培养 3 小时至 $OD_{600} = 0.4 \sim 0.6$；③室温下 5000 rpm 离心 5 分钟富集细胞并以 25 ~ 50 mL 无菌 TE 缓冲液（10 mmol/L Tris – Cl、pH 7.5，1 mmol/L EDTA、pH 8.0）或无菌水洗涤离心细胞沉淀 1 次；④将细胞沉淀重悬于 1.5 mL 新鲜制备的无菌 1×TE/LiAc 溶液（10 mmol/L Tris – Cl，1 mmol/L EDTA，100 mmol/L LiAc，pH 7.5）。

2）转化感受态酵母细胞：①向 50 mL 无菌管中依次加入 BD/诱饵蛋白 cDNA 融合质粒 20 ~ 100 μg，AD/文库融合质粒 10 ~ 50μg，鲑鱼精 DNA 2 mg，感受态酵母细胞 1 mL，PEG/LiAc 溶液（40% PEG – 4000，10 mmol/L Tris – Cl，1 mmol/L EDTA，100 mmol/L LiAc，pH 7.5）6 mL，振荡混匀；②30℃ 200 rpm 振荡培养 30 分钟后，加入 DMSO 700 μL，轻轻混匀；③42℃水浴热休克 15 分钟后，冰浴 2 分钟，室温 1000 rpm 离心、5 分钟。去除上清液；④重悬细胞沉淀于 10 mL TE 缓冲液。

3）铺板筛选转化细胞：铺板及培养：在每个 150 mm 直径的含 X – α – gal 或相应营养缺陷型培养基平板上铺 200 μL 转化细胞悬液，30℃ 培养至出现酵母细胞集落。

4）阳性克隆鉴定：首先，依据载体和宿主菌的遗传特点可以确定"诱饵"蛋白和"猎物"文库是否进入酵母细胞；其次，如果表达的"猎物"蛋白存在与"诱饵"蛋白的相互作用，载体中的报告基因即可表达，通过对报告基因的检测，可以确定融合蛋白相互作用的阳性克隆。

①阳性克隆的报告基因检测 取足够数量的含有"诱饵"质粒和文库质粒的酵母共转化子铺于 SD/-Ade/-His/-Leu/-Trp/X-α-Gal 平板上，置于 30℃ 孵箱中培养 3~5 天至菌落生成。通过观察报告基因的激活筛选与"诱饵"蛋白相互作用的文库蛋白质。如果酵母共转化子中的"诱饵"蛋白与文库蛋白之

间存在相互作用,则酵母共转化子可以在营养缺陷的培养基上生长,同时筛选克隆呈现蓝色。

挑取 SD/-Ade/-His/-Leu/-Trp/X-α-Gal 平板上直径 ≥ 2 mm 呈蓝色的菌落,在 SD/-Ade/-His/-Leu/-Trp/X-α-Gal 平板上划线 3 次,让含有多个文库质粒的共转化子随着分裂分布到不同的酵母菌中去,减少筛选的假阳性。最后仍然在 SD/-Ade/-His/-Leu/-Trp/X-α-Gal 平板上呈现蓝色的即为阳性克隆。

②β - 半乳糖苷酶活性检测:另一种检测显示报告基因的方法是用滤纸贴附菌落来检测 β - 半乳糖苷酶活性,而在培养基中不加底物。将无菌的 Whatman 滤纸小心覆盖到 培养平板表面,使所有的待测菌株都有部分沾到滤纸上,用注射器在滤纸上打三个不对称的孔,以标志方向。取出滤纸放入液氮中 0.5 ~ 1 分钟,再放置于室温融化,反复冻融 3 次。将带有菌株的滤纸在培养板内放到预浸泡(含 X-α-gal 的缓冲液)过的滤纸上吗,有菌株一面向上,滤纸中间不能有气泡,30℃培养。一般筛选文库所得的阳性克隆在 0.5 ~ 8 小时内会变蓝,超过 8 小时容易产生假阳性结果。为进一步证明阳性克隆的可靠性,还可以将上述蓝色菌落再接种到液体培养基中扩大培养,然后测定酵母裂解液中的 β - 半乳糖苷酶活性,活性的高低可以作为筛选的标准。

5)酶切鉴定:进一步的鉴定需要从阳性克隆酵母菌中提取质粒,通过限制性内切核酸酶酶切片段的存在与否确定是否为有意义的克隆,同时也可以用这一方法依据酶切片段的大小对阳性克隆进行初步分类,选择出代表性的克隆进行序列分析。

酵母中质粒的拷贝数很低,电泳往往不可见,而且此法得到的质粒不纯,可能有一些抑制剂的存在,不适用于 PCR 测序反应,所以需要重新转化到大肠埃希菌中扩增再测序。在此可以使用高效率的电转化法。

6)重转化验证:从阳性克隆获得的质粒一方面可以进行序列分析以确定基因的性质,另外可同时再重新转化酵母进行验证。即将每个捕获质粒与"诱饵"质粒共转化酵母,如果仍然可以检测到相互作用,则可进一步确定这些克隆的可靠性,同时也可以排除假阳性克隆。

7)阳性克隆的生物信息学分析:测序结果分别用蛋白质和核酸序列在 NCBI 提供的基因库中做 BLAST 分析。

酵母双杂交方法得到的相互作用是在酵母体内得到的,而且是认为地使两个蛋白质表达在一起。而在高等动物体内,二者未必会在细胞内同时同区域表达,所以要用其他方法对筛选的结果进行验证。体内环境的复杂使得酵母双杂交系统文库筛选的结果在可重复性上不如其他一些生物化学方法。

【注意事项】

酵母双杂交试验虽然对蛋白质相互作用研究具有重要的相互推动作用，但是具体实施时也存在许多问题，需要在试验设计和实施中予以注意。

（1）假阳性问题：酵母双杂交试验带来的最大困惑是假阳性，一般称为自激活。引起假阳性的主要原因是 BD 融合"诱饵"蛋白，甚至 AD 融合靶蛋白本身单独存在时即可激活报告基因的转录。解决假阳性的干扰，一方面是在载体方面进行改进。现在实验室使用的均已是商品化的载体，各公司几经换代的各种酵母双杂交系统采用了多个报告基因，且每个报告基因的上游调控区又各不相同，这可减少大量的假阳性。如该融合蛋白能激活报告基因，则应去除诱饵蛋白基因表达序列中可能的转录激活域后重新构建 BD/诱饵蛋白融合表达质粒。同时为消除假阳性及混合克隆对后续分析的影响，应以高严紧度营养缺陷型平板对阳性集落进行反复划板筛选（一般需筛选 3 ~ 5 轮），并严格设立对照即已知相互作用蛋白质的阳性对照和已知无相互作用蛋白质的阴性对照。某些依赖于遍在蛋白质的蛋白酶解途径的蛋白质成员，它们具有普遍的蛋白质间的相互作用能力；另外一些实际上没有任何相互作用但有相同序列的蛋白质，如两个亲 α－螺旋的蛋白质间可以发生相互作用。

（2）假阴性问题：在酵母双杂交的应用中有时也会遇到假阴性现象，即两个蛋白质本应发生相互作用，但报告基因不表达或表达程度甚低以至于检测不出来。造成假阴性的原因主要有：①BD 或者 AD 的融合蛋白部分没有包括相互作用的位点，或者破坏了融合蛋白的正确折叠，或者不能转入细胞核；②融合蛋白的表达对细胞有毒性，这时应该选择敏感性低的菌株或拷贝数低的载体；③蛋白质间相互作用较弱，应选择高敏感的菌株及多拷贝载体。

（3）转化效率问题：在双杂交鉴定过程中要经过两次转化，工作量相当大，特别是寻找新的作用蛋白质时尤其如此。而且酵母细胞的转化效率比细菌要低约 4 个数量级。因此，转化步骤就成为双杂交技术的瓶颈。一般来说，文库质粒酵母转化应保证 10^4 左右。

（4）其他需要注意的问题：酵母平板上的菌落在 30℃下培养 1 周左右要及时转接，4℃放置 1 个月左右也要及时转接，否则失去活性。

（汤立军）

36 GST pull – down 实验

GST pull – down 实验也是一种研究蛋白质相互作用的技术，检测的是细胞外的蛋白质相互作用。其先决条件是能够得到足够多的保持生物活性的靶蛋白 – GST(Glutathione – S – transferase 谷胱甘肽 – S – 转移酶) 融合蛋白，所以前期还包括基因克隆、融合蛋白的原核表达以及细菌或细胞蛋白样品的制备等工作。被融合的靶蛋白也可以是某个具体蛋白的一个结构域，据此来寻找确定相互作用蛋白的靶位点。利用融合蛋白捕获与之相互作用的目的蛋白后，再通过 Western blot 技术检测确定目的蛋白，或进行进一步的质谱鉴定，而筛选出多个可能的相互作用蛋白。GST 标签及其融合蛋白利用谷胱甘肽亲和树脂固定分离。除此以外，蛋白 A 及 6 × His 的融合蛋白也常用于类似的实验，它们各有各自对应的亲和纯化树脂。

【实验原理】 利用靶蛋白 – GST 融合蛋白所带的 GST 标签将融合蛋白固化在谷胱甘肽亲和树脂上，作为与目的蛋白亲和的固相支持物。这时，融合蛋白充当"诱饵蛋白"，从含有与之相互作用蛋白的细胞裂解液中捕获目的蛋白。再利用低盐溶液或细胞裂解缓冲液漂洗去除未结合的非特异性蛋白质，然后用高盐溶液或 SDS 溶液洗脱结合在固相上的所有蛋白。所得到的洗脱产物既包括了与靶蛋白相结合的目的蛋白，用于下游的进一步鉴定实验。

【仪器和试剂】

(1)仪器: 离心机。

(2)试剂: 富含靶蛋白 – GST 融合蛋白的细菌蛋白上清液(诱饵蛋白)、富含 GST 蛋白标签的细菌蛋白上清液(阴性对照)、含有目的蛋白的细胞裂解液(蛋白样品)、谷胱甘肽 – 琼脂糖树脂。

【实验步骤】

(1)谷胱甘肽亲和树脂的预处理(4 份)

1)轻轻颠倒树脂成初始匀浆。

2)取 50 μL 初始匀浆(对应从 10 mL 细菌培养物得到的 GST 蛋白上清液)放入离心管中，4℃2500 rpm 离心 5 分钟后弃上清液。

3)加入 400 μL 预冷(4℃)的 PBS，颠倒混匀后，4℃2500 rpm 离心 5 分钟后弃上清液。

4)加入 40 μL 预冷(4℃)的 PBS，制成 50% 的使用匀浆，颠倒混匀置冰上放置待用。

（2）GST 标签或融合蛋白与谷胱甘肽亲和树脂的结合（前者 3 份，后者 1 份）

1）分别加入两种细菌蛋白上清液于以上 50% 的使用匀浆，4℃ 轻摇混合 30 分钟（也可过夜让其充分结合）。

2）4℃，2500 rpm 离心 5 分钟后弃上清液。

3）加入 400 μL PBS 颠倒混匀以洗去未与树脂结合的杂蛋白（每次可震荡混匀 5 分钟）。

4）4℃，500g 离心 5 分钟后弃上清液。

5）重复步骤 3 和 4 两次，共漂洗沉淀 3 次。

6）用手指拨散沉淀待用。

（3）预清除细胞裂解液的制备

1）将含有目的蛋白的细胞裂解液分别加入到 2 份上一步骤制备的 GST 标签–亲和树脂的沉淀中，在 4℃ 震荡混合孵育 2 小时。

2）4℃，13000 rpm 离心 2 分钟。

3）将上清液转移到新的离心管中，制备 2 份等量的预清除细胞裂解液。

（4）目的蛋白与诱饵蛋白的结合

1）将两份等量的预清除细胞裂解液分别加入到结合上 GST 标签和 GST 融合蛋白的谷胱甘肽–琼脂糖树脂（步骤 2 的沉淀产物）中，4℃ 翻转混合孵育 2 小时（时间可适当延长，如过夜以让其充分结合）。

2）4℃，13000 rpm 离心 2 分钟，弃上清液。

3）用 1 mL 冰冷的细胞裂解缓冲液洗涤沉淀。4℃，13000 rpm 离心 2 分钟，弃上清液。重复漂洗三次。

4）加入 50 ul 的 2×Western blot 上样缓冲液。轻弹混匀，沸水煮 5~10 分钟，离心后收集上清液，用于下游的 Western blot 鉴定分析（参考前文 Western blot 实验内容）。

【注意事项】

（1）Pull–down 实验开始前，要确定融合蛋白是否有效体外表达，以确保亲和树脂能固化足够多的诱饵蛋白，否则很难捕获到目的蛋白。

（2）设定 GST 标签蛋白 pull down 这个阴性对照，将有利于识别因为 GST 标签本身带来的非特异性结合。预清除细胞裂解液的制备则可以在目的蛋白与诱饵蛋白结合之前，有效去除只与 GST 标签部分结合的其他蛋白的干扰。

（3）需要检测相互作用的细胞裂解液的量是高度可变的。开始时可用相当于 $1\times10^6\sim1\times10^7$ 个细胞的裂解液，之后根据实验的结果再逐步调整蛋白样品的使用量。

（陈慧勇　周卫华）

参考文献

[1]（美）F. M. 奥斯伯. 精编分子生物学实验指南(第五版). 北京：科学出版社，2008.
[4] 陶永光. 肿瘤分子生物学与细胞生物学实验手册. 长沙：湖南科学技术出版社，2014.

37 细胞免疫荧光染色

细胞免疫荧光染色(immunofluorescence technique)是在免疫学、生物化学和显微镜技术的基础上建立起来的一项技术,可以直接显示蛋白在细胞水平上的表达定位。用荧光抗体示踪或检查相应抗原的方法称荧光抗体法;用已知的荧光抗原标记物示踪或检查相应抗体的方法称荧光抗原法。这两种方法总称免疫荧光技术,因为荧光色素不但能与抗体球蛋白结合,用于检测或定位各种抗原,也可以与其他蛋白质结合,用于检测或定位抗体,但是在实际工作中荧光抗原技术很少应用,所以人们习惯称为荧光抗体技术,或称为免疫荧光技术。其基本反应是抗原 - 抗体反应,荧光标记的方法包括直接法和间接法。直接法是利用荧光标记的特异性第一抗体(一抗),直接直接识别标记抗原的存在。间接法是先用未标记的一抗与抗原标本进行反应,再用荧光标记的抗抗体(二抗)与抗原标本反应,使之形成抗原—抗体—抗体复合物。间接法不需要对每个不同抗原进行标记,而标记较为公用的二抗,所以抗体成本相对较低;另外由于二抗的接连放大,间接法灵敏度相对更高。所以间接法应用更广,以下即是利用该方法以贴壁细胞为例进行荧光免疫染色。

【实验原理】 细胞经过多聚甲醛等固定剂的固定后,细胞的形态和结构得以保持,同时细胞里各种蛋白酶的活性被抑制,各种蛋白的抗原特性及定位可以长期维持。细胞里的抗原再通过荧光标记抗体的特异性免疫识别反应,形成带有一定量的荧光素复合物。在荧光显微镜下,我们就可以观察到发出荧光的抗原抗体结合部位,以检测出某种蛋白抗原的存在。

【仪器和试剂】

(1)仪器:荧光显微镜(或激光共聚焦荧光显微镜)

(2)试剂:特异性一抗、荧光标记的二抗、4% 多聚甲醛、0.5% Triton X-100、胎牛血清、PBS 缓冲液、封片液、5 mg/mL DAPI (使用时用 PBS 稀释到 0.5 ~ 10 μg/mL)、1‰ Tween

【实验步骤】

(1)将细胞接种于放置有盖玻片或激光共聚焦显微镜专用的培养皿里,贴壁培养过夜或到达给定状态后,用冰预冷的 PBS 洗 3 遍,每次 5 分钟。

(2)细胞半干时,覆盖以冰预冷的 4% 多聚甲醛,固定 15 分钟,避光。

(3)吸去多聚甲醛后,用冰 PBS 洗三遍,每次 5 分钟。

（4）用 0.5% Triton X－100 覆盖细胞 10 分钟，冰 PBS 洗 3 遍，每次 5 分钟。（选做，此步骤针对非膜表面蛋白的检测）

（5）选用 5% 胎牛血清（FBS）或与二抗相同宿主的血清进行室温封闭 30 分钟。

（6）配制一抗：用 5% FBS 稀释一抗，具体倍数须根据前期实验及抗体效价决定。

（7）加入一抗覆盖细胞，锡纸包裹 4℃ 避光，1 小时至过夜。

（8）取出细胞复温至室温约 1 小时。

（9）用冰 1‰ Tween 于摇床洗 2 次，每次 5 分钟。再用冰 PBS 于摇床洗 1 次，5 分钟。

（10）用 PBS 或 FBS 配制荧光标记二抗。稀释浓度 1:200。

（11）加入二抗，室温孵育 1 小时（避光）。

（12）用冰 1‰ Tween 洗 2 次，每次 5 分钟，于摇床。冰 PBS 洗一次，5 分钟，于摇床。

（13）用 DAPI 染核，每皿 1 滴，完全覆盖住细胞即可（选做）。

（14）用冰 PBS 于摇床洗 1 次，5 分钟（选做）。

（15）封片（可选，如培养皿中的玻片是额外加入的则须取出封片，否则细胞样品可直接放于 PBS 中）后避光保存，并尽快在普通荧光显微镜或激光共聚焦荧光显微镜下检测。

【注意事项】

（1）Triton X－100 的使用是为了部分溶解细胞膜，增加细胞膜的通透性，便于抗体进入细胞内，以识别非膜表面蛋白。对于只检测细胞膜表面蛋白的实验，则无须进行此步。

（2）染色完不要耽误太长时间才观察，否则荧光会淬灭。另外，部分须重新取出培养皿里盖玻片倒置于载玻片再封片的样品，可选用加有防淬灭剂的封片液封片，以延缓荧光的淬灭。

（3）荧光的片子一定要避光保存，保存的好的话，过一段时间仍然能照出很好的片子。

（4）二抗使用之前一定离心，不然有的时候取到沉淀，则会在片子上出现很大的非特异性荧光光点。

（5）利用 1‰ Tween 和 PBS 缓冲液漂洗时，如果结果背景较高可以延长漂洗的次数和时间。而对于部分非常特异的染色反应，可以只选用 PBS 缓冲液进行漂洗。

（6）玻片上的细胞密度控制好。细胞不能过多，否则之间会有重叠或成团而影响结果观察。也不能过少，一个视野下细胞过少会削弱结果的可靠性。

（7）对于不同的细胞，固定用的多聚甲醛及透膜用的 Triton X – 100 使用浓度及处理时间可适当调动。细胞固定剂除了多聚甲醛外，常用的还有甲醇、乙醇及甲醛等。

【背景知识】

（1）悬浮细胞免疫荧光染色样品的制备：对于悬浮细胞的处理，可以先在离心管里进行固定和免疫荧光染色。步骤基本同上，只是细胞需要低速离心收集才能弃去上一步废液。然后再进行细胞悬液的滴片或细胞甩片，最后镜检。也可以先制片，再固定和免疫荧光染色。不管那种方法，细胞悬液的密度控制在 $10^4/\text{mL} \sim 5 \times 10^5/\text{mL}$，具体取决于细胞的大小。选用多聚赖氨酸包被的玻片可防止细胞的脱落丢失。

（2）常用抗体标记荧光素细胞免疫荧光检测技术之所以能对特定蛋白进行免疫荧光着色，关键在于使用了与抗体偶联的荧光素。常见抗体及蛋白标记的荧光染料主要有 CFTM 系列（BIOTIUM，USA）；Alexa Fluor Ⓡ系列（Life technology，USA）；DyLight 系列；Cy 系列和 IR Dye 系列等。每个系列均有不同颜色选择，如发蓝色的有 CF 350 和 Alexa Fluor 350 等；发绿色的有 CF 488A、Alexa Fluor 488、Cy3、FITC 和 FAM 等；发红光的有 CF 568、Alexa Fluor Ⓡ 568 和 Cy5 等。在进行多色细胞免疫荧光检测，应注意荧光标记颜色的区分以及各荧光染料的最大激发光和发射光波长。

（3）细胞亚定位常用荧光标记：细胞膜、细胞骨架蛋白、高尔基体、内质网、线粒体、溶酶体及细胞核等不同细胞亚结构都有各自对应的特异荧光标记探针或荧光染料，可以帮助我们精确定位靶蛋白的分布。如荧光标记的鬼笔环肽（Phalloidin）可以高度选择性结合于丝状肌动蛋白 F – actin，用于 F – actin 的定性和定量检测。而细胞核更有多种不同的荧光染色方法，能满足多种实验需要，具体如下：

1）Hochest，是一种可以穿透细胞膜的蓝色荧光染料，用于普通细胞核染色，或常规的 DNA 染色，对细胞的毒性较低。有不同系列，其最大激发波长和最大发射波长稍有不同。

2）DAPI（2 – （4 – Amidinophenyl） – 6 – indolecarbamidine dihydrochloride，也称 DAPI dihydrochloride），一种可以穿透细胞膜的蓝色荧光染料。和双链 DNA 结合后可以产生比 DAPI 自身强 20 多倍的荧光。DAPI 的最大激发波长

为 340nm，最大发射波长为 488nm；DAPI 和双链 DNA 结合后，最大激发波长为 364nm，最大发射波长为 454nm。

3）PI（Propidium Iodide，碘化丙啶），一种溴化乙啶的类似物，在嵌入双链 DNA 后释放红色荧光。尽管 PI 不能通过活细胞膜，但却能穿过破损的细胞膜而对核染色。PI – DNA 复合物的激发和发射波长分别为 535 nm 和 615 nm。

4）7AAD（7 – a 分钟 o – actinomycin D），是一种核酸染料，它不能通过正常质膜，随着细胞凋亡、细胞死亡过程，质膜对 7 – AAD 的通透性逐渐增加。与 PI 类似，因此可替代 PI。激发和发射波长分别为 546 nm 和 655 nm。

（陈慧勇　周卫华）

参考文献

[1]（美）F. M. 奥斯伯. 精编分子生物学实验指南（第五版）. 北京：科学出版社，2008.

38　免疫组化

免疫组化(Immunohistochemistry，IHC)是应用免疫学基本原理，即抗原抗体反应，通过化学反应使标记抗体的显色剂(荧光素、酶、金属离子、核素)显色来对组织切片上特定抗原进行定位、定性及定量分析，广泛应用于临床和基础生命科学研究。基于酶标的结果显示技术中，用的最多的是辣根过氧化物酶(HRP)对底物3′3′二氨基联苯胺(DAB)的生色反应。HRP可以标记于抗体，也可以偶联在链霉亲和素(streptavidin)或抗生物素蛋白(avidin)上。后者可以识别生物素标记的二抗，在此基础上形成常见的AP和ABC染色法，用于免疫组化的结果显示。现以常规组织石蜡切片的SP染色法为例介绍免疫组织实验技术

【实验原理】　组织切片经过一抗和生物素标记的二抗孵育后，再进行辣根过氧化物酶(HRP)标记的链霉亲和素的孵育，利用链霉亲和素对生物素的特异性识别，形成抗原－一抗－二抗－生物素－链霉亲和素－HRP这样的复合物，之后根据辣根过氧化物酶对底物3′3′二氨基联苯胺(DAB)的显色反应，生成褐色沉淀，以最终显示样本抗原的存在。此原理技术即SP染色法，具有较强的特异性，操作步骤也比较简单，目前应用范围最为广泛。

【试剂和器材】

(1)仪器：免疫组化笔或蜡笔、显微镜。

(2)试剂：第一抗体(适用于IHC)、生物素标记的二抗、辣根过氧化物酶标记的链霉亲和素、柠檬酸－磷酸氢二纳抗原修复液、PBS缓冲液、封片液、二甲苯、无水乙醇、DAB溶液(0.3 mg/mL)、30% H_2O_2、苏木精染液

【实验步骤】

(1)组织片脱蜡水化

1)将组织片垂直放置于60℃烤箱1小时或过夜，至石蜡融化。若玻片上有多个组织，注意玻片放置方向，组织下方不能有其他组织块。

2)将烤好的组织片依次浸入2个装有二甲苯的染色缸中，每次10分钟。

3)将脱蜡的玻片依次浸入100%乙醇(2×)、95%乙醇(1×)、80%乙醇(1×)、70%乙醇(1×)、H_2O(1×)及PBS(2×)，每次各2分钟。

（2）抗原修复：将切片浸入沸腾的 1×柠檬酸钠－磷酸氢二钠缓冲液中 20 分钟，后放置室温自然冷却至少 30 分钟。

（3）封闭内源性过氧化物酶

1）将玻片浸入 3% H_2O_2 溶液中 15 分钟。

2）将玻片浸入 PBS(3×)，每次 2 分钟。

（4）抗体孵育

1）用湿纸巾平铺底部准备湿盒。

2）配置封闭液：500 μL 二抗宿主血清 + 0.2 g BSA + 10 μL Triton X－100 + 9.5 mL PBS

3）将玻片垂直于干的纸巾上，尽可能除去多余 PBS 后平放于湿盒中。利用蜡笔在组织样周围画圈，后滴加 200 μL 封闭液于组织样部位，封闭 1~2 小时。

4）用封闭液稀释一抗。

5）去除玻片上多余封闭液，加入足够稀释一抗，室温孵育 1 小时，或 37℃ 半小时，也可 4℃ 过夜。

6）将玻片浸入 PBS 缓慢震荡(4×)，每次 5 分钟。

7）用 2.5% 血清稀释生物素偶联的二抗。

8）去除玻片上多余 PBS，滴加二抗，于湿盒中室温孵育 1 小时。

9）将玻片浸入 PBS 缓慢震荡(3×)，每次 5 分钟。

（5）显色

1）去除玻片上多余 PBS，滴加辣根过氧化物酶标记的链霉亲和素，室温孵育半小时。

2）将玻片浸入 PBS 缓慢震荡(3×)，每次 5 分钟。

3）加入 0.1% 体积的 30% H_2O_2 到 DAB 溶液中，配置新鲜的 DAB 工作液。

4）去除玻片上多余 PBS，滴加 DAB 工作液，放置观察反应部位呈黄褐色时(3~5 分钟)及时浸入 PBS 中，反复浸洗 3 次。

（6）复染

滴加苏木精溶液，放置 30 秒至 5 分钟，镜检，着色合适后用自来水冲洗至液体无色

（7）脱水透明与封片

依次将玻片放入 95%(2×)、100%(2×) 与二甲苯(2×)，每次 2 分钟。晾干，滴加封片液封片。

【注意事项】

(1)整个染色过程中组织要保持湿润,不能太干,负责会产生非特异性染色,影响结果显示。

(2)对于石蜡切片的免疫组化实验,必须采用高温加热抗原修复,这将有助于暴露抗原决定簇,从而增加免疫组化染色的强度。对于不同的组织,不同的抗原,不同的抗体,所采用的方法应不一样,可进行热修复、胰酶消化、既不修复也不消化。胶原还可以用胃蛋白酶消化等。

(3)抗体孵育及显色反应过程中,相关封闭液、抗体及显色液等试剂用量要充足,能覆盖到整个组织,尤其要注意边缘部位。湿盒的使用可部分防止长时间孵育后的液体蒸发。

(4)加入显色底物后,要及时观察终止反应,否则会导致过度着色。若着色过浅,则可适当延长时间。因此为了增加结果的可对比性,对照与实验样本往往须放于同一张玻片上,并做好标记。

(5)DAB 溶液是一种致癌剂,使用时必须小心。如果配置较大量,须分装冻存。

(6)好的免疫组化结果应是样品着色部位与背景对比清晰,且定位正确。为了排除假阳性及假阴性结果,实验最好设置阴性和阳性对照。

(陈慧勇)

参考文献

[1] (美)F. M. 奥斯伯. 精编分子生物学实验指南(第五版). 北京:科学出版社,2008.

39 激光共聚焦荧光显微镜检测技术

常规的宽视野的荧光显微镜得到的影像较为模糊且缺少反差。激光共聚焦荧光显微镜(laser confocal fluorescence microscopy,LCFM)检测技术是一种高分辨率的荧光显微成像技术,可进行高空间分辨率、非介入无损伤连续光学切片、可对固定的细胞、组织或活体样本进行亚细胞水平的结构功能研究。LCFM 基本结构包括荧光显微镜系统、样品台、激光发射器、扫描器、检测器、图像存储处理和输出设备及计算机控制系统。激光扫描共聚焦显微镜可测定的样品种类很多,样品中荧光的来源包括自发荧光(autofluorescence)、荧光染色、免疫荧光、荧光蛋白、诱发荧光(induced fluorescence)及酶致荧光(enzymatically produced fluorescence)等。

【实验原理】 激光共聚焦荧光显微镜(LCFM)是在荧光显微镜的基础上借助激光逐点、逐行、逐面地快速扫描成像。扫描的激光与荧光共用一个物镜,物镜的焦点即扫描激光的聚焦点,也是瞬间成像的物点。由于激光束的波长较短,光束很细,分辨力因而更高。经过调焦后,系统选择性地收集标本上单层焦点平面的光线,排除焦点以外光线的干扰,观察更为清晰。通过每个焦平面的成像,可以精确检测荧光信号在组织细胞中的存在。调焦深度不一样时,就可以获得样品不同深度光切面的图像。这些图像存储于计算机内,再通过计算机的分析和模拟,就可以可以重建样本的三维视图。

【仪器和材料】 激光共聚焦荧光显微镜、已完成细胞免疫荧光染色的细胞组织切片(参考前文相关实验)

【实验步骤】

(1)确定样品荧光标记的所需要的激发光和发射光波长。

(2)观察步骤及仪器操作:

1)开启仪器电源及光源:一般先开启显微镜和激光器,再启动计算机,然后启动操作软件,设置荧光样品的激发光波长,选择相应的滤光镜组块,以便光电倍增管(photo multiplier tube,PMT)检测器能得到足够的信号结果。使用汞灯的注意事项同普通荧光显微镜。

2)将样品放入载物台上。

3)设置相应的扫描方式:在目视模式下,调整所用物镜放大倍数,在荧光显微镜下找到需要检测的细胞。切换到扫描模式,调整双孔针和激光强度参数,即可得到清晰的共聚焦图像。

4）获取图像：选择合适的图像分辨率，将样品完整扫描后，保存图像结果即可。

5）关闭仪器：仪器测定样品结束后，先关闭激光器部分，计算机仍可继续进行图像和数据处理。若要退出整个激光扫描共聚焦显微镜系统，则应该在激光器关闭后，待其冷却至少 10 分钟后再关闭计算机及总开关。

（3）如若获取三维图像，只需选用"Z-Stack"成像模式：

1）开启"Z-Stack"选项，确定光学切片的位置及层数。

2）启动模式，获得三维图像。

【注意事项】

（1）样品制备：首先样品的荧光激发光和发射光波长应在所选用 LCFM 仪器识别的范围内，另外样品必须制备在 LCFM 激光扫描系统所能穿透范围内的玻片上，如选用激光共聚焦专用的培养皿。

（2）仪器周围环境控制：要远离电磁辐射源；环境无震动，无强烈的空气扰动；室内具有遮光系统，保证荧光样品不会被外源光漂白；环境清洁；控制工作温度在 5 ~ 25℃。

（3）LCFM 一般还带有"Time-Series"功能，以获取时间序列图像，可以自动在实验者规定的时间内按照设定的时间间隔获取图像。只需设定所需的时间间隔以及所需图像数量，开启"Start T"功能键，即可进行实验。"Time-Series"功能大大减轻了实验者的劳动强度，可以满足一些特殊实验的需要。

（陈慧勇）

参考文献

[1]（美）F. M. 奥斯伯. 精编分子生物学实验指南(第 5 版). 北京：科学出版社，2008.

40 基因启动子区 CpG 岛预测及甲基化 PCR 引物设计

CpG 岛（CpG islands）为基因组 DNA 中富含连续 CG 序列的区域，其基本单元为 CpG 二聚核苷酸，"p"指连接 C 和 G 间的磷酸基团。在大多数染色体上，平均每百万碱基含有 5~15 个 CpG 岛，人类基因组上预估有 4.5 万个。

CpG 岛形成与 DNA 甲基化（DNA methylation）现象相关，后者指通过 DNA 甲基转移酶的作用、将一个甲基添加到碱基上的修饰反应，最常见为加至胞嘧啶上形成 5′–甲基胞嘧啶（5mC）。启动子及转录起始域周围的甲基化常受到抑制，因此，这些区域逐渐形成了 CpG 簇集串联排列，而在其他区域中 CpG 二核苷酸常因 C 易被甲基化而形成 5mC，并进而脱氨基形成胸腺嘧啶 T，不易被修复，在进化过程中被淘汰。因此，CpG 在基因组中更易以"岛"的形式分布在基因 5′端调控区内，多见于启动子及第一外显子中，长度多为 300~3000 bp。

CpG 岛常呈现于脊椎动物基因 5′区域，是一种基因标志。据此可区分出富含 CpG 岛（CpG-rich promoter）和不含 CpG 岛（CpG-poor promoter）启动子两类基因；人类全部看家基因及约半数组织特异性基因启动子中均包含 CpG 岛。因此，CpG 岛在基因组注释中是查找潜在基因的一种重要信息。

功能上，CpG 岛及其甲基化变化参与调控基因表达和影响染色质的结构：CpG 岛未甲基化状态为基因转录活跃所必需，如所有看家基因均未甲基化；相反，CpG 岛发生甲基化将导致基因转录被抑制，如启动子区高甲基化导致抑癌基因失活是人类肿瘤的共同特征之一，且高甲基化是抑癌基因失活的一个机制。

因此，基因组 CpG 岛分布的分析在基因表达调控、基因结构与功能、疾病发生发展机制及生物进化研究等各方面均具有重要价值。目前常通过生物信息学软件进行 CpG 岛的预测，然后进一步通过甲基化 PCR 等实验研究加以验证。

（一）生物信息学分析的方法与原则

（1）CpG 岛预测

CpG 岛分析软件通过简单的滑动窗口算法（sliding window algorithm）进行预测。该算法通过扫描 DNA 序列检测 GC 含量及 CpG 序列比值；CpG 岛被定义为长度至少 200bp、GC 含量 >50% 且 CpG 二核苷酸的比值 >0.6 的一段 DNA。

一般可从发表的文献和 Genbank 数据库中获得待分析 DNA 序列信息，对于新基因则需要通过实验研究对启动子进行克隆和鉴定；通过生物信息学软件分析 CpG 岛位置，必要时结合人工判别，找出全部 CpG 位点即潜在的甲基化位点。

（2）甲基化 PCR 引物设计

模板 DNA 样品经亚硫酸氢盐处理，未甲基化 C 将转变为尿嘧啶 U，而 5mC 不改变，据此推断处理后甲基化和非甲基化 CpG 岛的 DNA 序列，进行甲基化 PCR 引物的设计。以下列某预测的 CpG 岛为例说明之（仅显示用于引物设计部分的序列）。

野生型 CpG 岛序列：

CGGGCTCCCCGCCCCGGTGGGCG…CGGCGCCTACGGTCCCGGCGGCGG

非甲基化 CpG 岛经 Bisulfite 处理后序列（在 PCR 反应中模板中的 U 将被 T 所替代）：

UGGGUTUUUUGUUUUGGTGGGUG…UGGUGUUTAUGGTUUUGGUGGUGG

甲基化 CpG 岛经 Bifulfite 处理后序列（下划线示意推测的甲基化位点）：

CGGGCTUUUCGUUUCGGTGGGCG…CGGCGUUTACGGTUUCGGCGGCGG

③根据推断的 DNA 序列分别设计非甲基化 PCR 引物和甲基化 PCR 引物。

因此，针对上述 CpG 岛甲基化检测的 MS-PCR 引物可选择如下：

非甲基化引物对：5'-TTTTTTGTTTTTTGGTGGGTG-3'（上游）和 5'-CACCAAAACCATAAACACCA-3'（下游）；

甲基化引物对：5'-TTTTTCGTTTTCGGTGGGCG-3'（上游）和 5'-CGCCGAAACCGTAAACGCCG-3'（下游）

以预测的 CpG 岛为靶标区域设计和选择引物时，应注意以下要点：

1）如找到一个以上 CpG 岛，则预测的任意一个都应是扩增靶标区域。

2）如果 CpG 岛小于最小扩增产物，则引物应扩展覆盖整个岛区；如果 CpG 岛大于最大产物，则引物应收缩至岛区内；如果 CpG 大小介于最小与最大扩增产物之间，则引物应覆盖至少该岛区 2/3。

3）引物覆盖的序列（野生序列）含较多的 C，最大程度地避免因 Bisulfite 处理不完全导致的假阳性结果。

4）引物的 3'末端最后一个碱基为 CpG 中的 C，以增加 PCR 特异性。

5）上下游引物之间的距离不要太长，以 PCR 产物～100bp（一般不大于 200bp）为宜。较短的 PCR 片段设计尤其有利于特殊样品如石蜡包埋组织和陈旧样品来源 DNA 的分析。

6）需要注意的是，Bisulfite 处理后，DNA 的两条链将不再互补，引物依据其中一条链（通常用有意义链）的碱基序列来进行设计。

7）可在在线网站 methBLAST（http://medgen. ugent. be/methBLAST/）中或使用 Oligo6 软件等验证和评价所设计引物的质量。

（二）预测软件应用举例

甲基化 PCR 引物不能遵循常规 PCR 引物选择方式和原则，通常需提交待扩增 CpG 岛序列至专门的设计软件来进行；目前大多数软件已将 DNA 序列的 CpG 岛搜索与甲基化 PCR 引物设计相整合，因此只需直接提交靶基因 DNA 序列或其 5'端调控序列。

以下介绍中国医学科学院北京协和医院李氏实验室的在线甲基化引物设计软件的使用（http://www. urogene. org/methprimer/）。

（1）软件首页界面如下，可见功能软件"找甲基化引物（附加 CpG 岛预测）"，单击进入。

（2）在操作窗口直接粘贴待分析靶基因的 DNA 序列

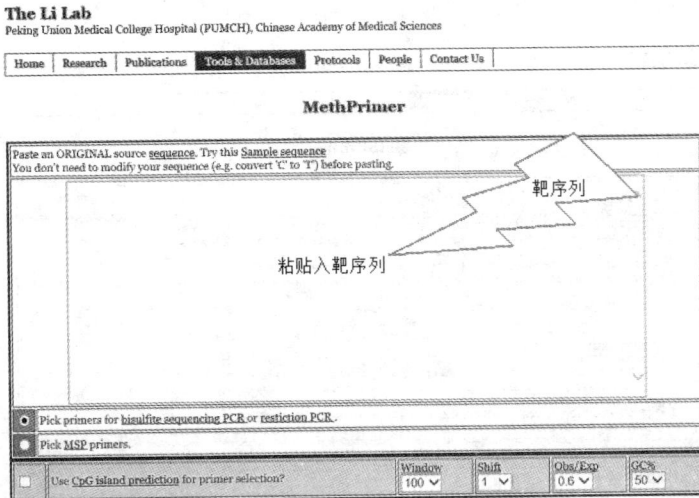

（3）以下以示范序列为例进行后续操作。首先单击对话框上端"Sample sequence"，获得"人 E – 钙黏蛋白基因启动子及 5'端区序列"，复制至对话框内，出现如下界面：

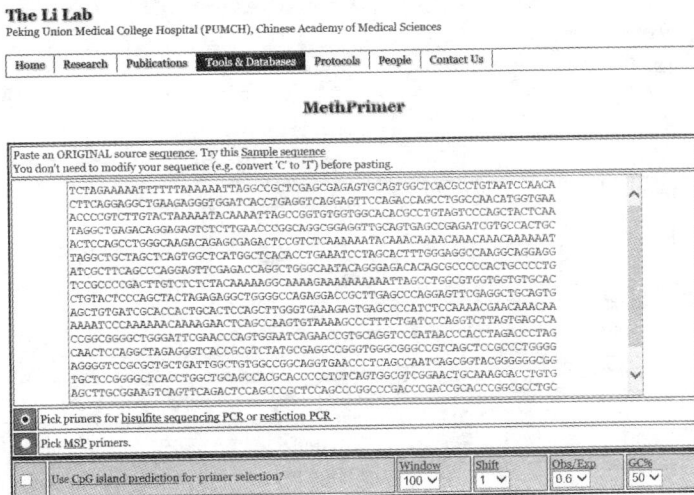

（4）界面下端为"CpG岛预测（为引物选择目的）"功能，右侧为软件运行参数：

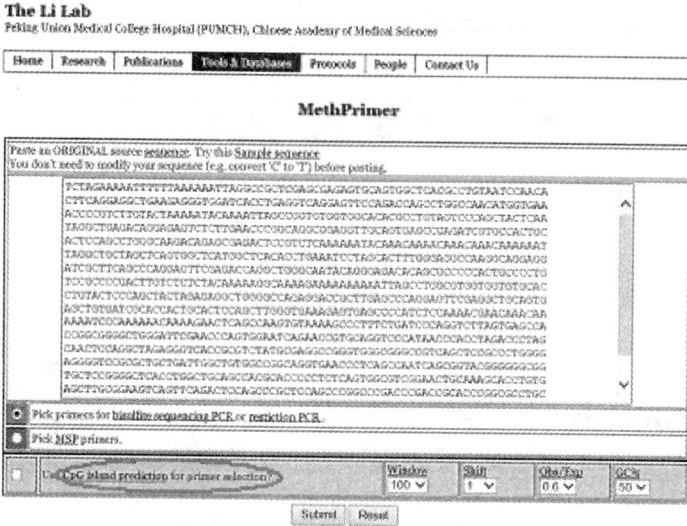

（5）默认软件运行参数，点击界面下端"递交"，结果页面的第一部分为CpG岛分析，如范例序列比对后获得两个满足定义的CpG岛：

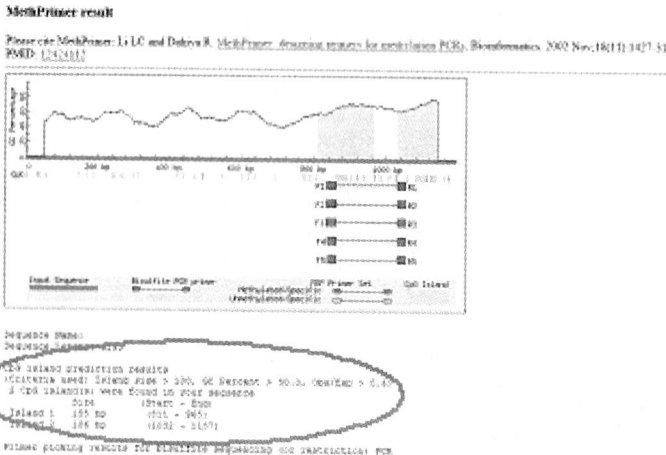

（6）结果页面的第二部分为针对此两个CpG序列设计的甲基化特异性

PCR 引物对：

```
2 CpG island(s) were found in your sequence
             Size         (Start - End)
 Island 1   155 bp        (811 - 965)
 Island 2   106 bp        (1032 - 1137)

Primer picking results for bisulfite sequencing (or restriction) PCR

  Primer            Start  Size  Tm     GC%    'C's  Sequence
1 Left  primer      836    27    54.28  59.26   9    TTTAGTAATTTTAGGTTAGAGGGTTAT
  Right primer      1055   25    55.10  52.00   6    AAACTCACAAATACTTTACAATTCC
  Product size: 220, Tm: 69.1, CpGs in product: 17

2 Left  primer      837    26    53.03  57.69   8    TTAGTAATTTTAGGTTAGAGGGTTAT
  Right primer      1055   25    55.10  52.00   6    AAACTCACAAATACTTTACAATTCC
  Product size: 219, Tm: 69.1, CpGs in product: 17

3 Left  primer      835    28    55.44  60.71  10    TTTTAGTAATTTTAGGTTAGAGGGTTAT
  Right primer      1055   25    55.10  52.00   6    AAACTCACAAATACTTTACAATTCC
  Product size: 221, Tm: 69.1, CpGs in product: 17

4 Left  primer      838    25    51.66  56.00   7    TAGTAATTTTTAGGTTAGAGGGTTAT
  Right primer      1055   25    55.10  52.00   6    AAACTCACAAATACTTTACAATTCC
  Product size: 218, Tm: 69.0, CpGs in product: 17

5 Left  primer      839    24    51.39  58.33   7    AGTAATTTTAGGTTAGAGGGTTAT
  Right primer      1055   25    55.10  52.00   6    AAACTCACAAATACTTTACAATTCC
  Product size: 217, Tm: 69.0, CpGs in product: 17


  1 TCTAGAAAAATTTTTTAAAAAATTAGGCCGCTCGAGCGAGAGTGCAGTGGCTCACGCCTG
    ||:||||||||||||||||||||||||||||||::++:|++||++|||++|||||:|:|++::||
  1 TTTAGAAAAATTTTTAAAAAATTAGGTCGTTCGAGCGAGAGTGTAGTGGTTTACGTTTG

 61 TAATCCAACACTTCAGGAGGCTGAAGAGGGTGGATCACCTGAGGTCAGGAGTTCCAGACC
    ||||::||:||:||||||||||||||||||::|::|||||||:||||||||:::||::
 61 TAATTTAATATTTTAGGAGGTTGAAGAGGGTGGATTATTTGAGGTTAGGAGTTTTAGATT

121 AGCCTGGCCAACATGGTGAAACCCCGTCTTGTACTAAAAATACAAAATTAGCCGGTGTGG
    |||::|||::|||:|:||||||||||::++|:|||||:||||||||||::++|||||
121 AGTTTGGTTAATATGGTGAAATTTCGTTTTGTATTAAAAATATAAAATTAGTCGGTGTGG

181 TGGCACACGCCTGTAGTCCCAGCTACTCAATAGGCTGAGACAGGAGAGTCTCTTGAACCC
    ||||:|:++::|||||||:::|:|||||||:||||||||||:|:||||||::+
181 TGGTATACGTTTGTAGTTTTAGTTATTTAATAGGTTGAGATAGGAGAGTTTTTTGAATTC

241 GGCAGGCGGAGGTTGCAGTGAGCCGAGATCGTGCCACTGCACTCCAGCCTGGGCAAGACA
    +|:|||||++|||||||:||||||:++|||||++|||::|:|||:::||:|::::::||||||||:|
```

　　（7）此软件功能还包括获得"亚硫酸氢盐化测序 PCR 或限制性酶分析 PCR 的引物（标注 1）"、"直接获取甲基化特异性 PCR 引物（标注 2）"；此外还可更改所有引物设计参数，以便结合操作者经验进行合理、可行的引物设计和选择。

Please send bug reports, feature requests using this Feedback form

How to cite MethPrimer: Li LC and Dahiya R. MethPrimer: designing primers for methylation PCRs. Bioinformatics. 2002 Nov;18(11):1427-31. PMID: 12424112

附：常用 CpG 岛分析及甲基化特异性 PCR 引物设计站点

①http：//www. urogene. org/methprimer/index1. html

②http：//www. bioinfo. de/isb/2003030021/main. html

③http：//www. ploscompbiol. org/article/info：doi/10. 1371/journal. pcbi. 0030110

④http：//l25. itba. mi. cnr. it/cgi-bin/wwwcpg. pl

⑤http：//bisearch. enzim. hu/

（朱敏）

参考文献

［1］ HATADA I, MUKAI T. Methylation-sensitive genome scanning［J］. Methods Mol Biol, 2001；181；83 - 100.

［2］ LUQUE - ESCAMILLA PL, MARTíNEZ - AROZA J, OLIVER JL, etc. Compositional searching of CpG islands in the human genome［J］. Phys Rev E Stat Nonlin Soft Matter Phys. 2005；71(6 Pt 1)；061925. Epub 2005 Jun 29.

［3］ CROSS SH, CLARK VH, BIRD AP. Isolation of CpG islands from large genomic clones ［J］. Nucleic Acids Res. 1999；27(10)；2099 - 107.

［4］ BRANDES JC, CARRAWAY H, HERMAN JG. Optimal primer design using the novel primer design program：MSPprimer provides accurate methylation analysis of the ATM promoter［J］. Oncogene. 2007；26(42)；6229 - 37. Epub 2007 Mar 26. Erratum in：Oncogene. 2007 Oct 11；26(46)；6684

［5］ LI LC, DAHIYA R. Methprimer：designing primers for methylation PCRs［J］. Bioinformatics. 2002；18(11)；1427 - 31.

41　甲基化特异性 PCR

　　DNA 甲基化是一种表观遗传修饰，是由 DNA 甲基转移酶（DNA methyl - transferase，DNMT）催化 S - 腺苷甲硫氨酸（S - adenosyl - methionine，SAM）作为甲基供体，将一分子甲基转移至胞嘧啶含氮杂环 5 位使之转变为 5 - 甲基胞嘧啶（5mC）的过程（图 41 - 1）。在高等真核生物中，很多基因启动子区分布着由 CpG 二核苷酸簇集形成的 CpG 岛，DNA 甲基化主要发生在 CpG 的 C 上。

　　由于 DNA 甲基化状态与基因转录活性密切相关，如抑癌基因启动子区高度甲基化将导致基因功能的封闭，从而促进肿瘤的发生于发展；相反，DNA 的低甲基化或去甲基化将使得基因转录活跃，因而了解 DNA 甲基化情况对于理解正常和病理条件下的基因表达及其与疾病发生和发展之间的关系具有重要意义。

　　甲基化特异性 PCR（methylation - specific PCR，MS - PCR）是分析基因启动子区甲基化最常用方法，兼具高灵敏性和高特异性，一般需先设计甲基化引物（见前面所述实验），本实验主要介绍甲基化 PCR 实验及注意事项。

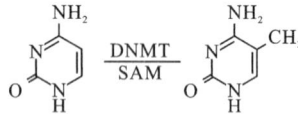

图 41 - 1　胞嘧啶氮杂环上的 5' - 甲基化修饰
DNMT：DNA 甲基转移酶　SAM：S - 腺苷甲硫氨酸

　　【实验原理】　MS - PCR 是通过重亚硫酸氢盐处理以暴露模板 DNA 中的胞嘧啶甲基化状态、结合 PCR 特异性扩增进行特定 DNA 位点甲基化分析的过程：①用重亚硫酸氢盐（Bisulfite）处理 DNA 样品时，所有未甲基化胞嘧啶 C 将发生脱氨基变为尿嘧啶 U，而 5 - 甲基化 C（5mC）则不变，仍保持其与鸟嘌呤 G 互补配对的性质；②因甲基化状态不同，不同样本中的相同 CpG 岛在 Bisulfite 处理后碱基序列发生改变，据此可针对靶标 CpG 岛特定位点 C 分别设计一对甲基化（C-G 碱基对）和一对非甲基化（U-A 碱基对）序列的引物；③以 Bisulfite 处理的 DNA 样品为模板进行 PCR 扩增，通过琼脂糖凝胶电泳或荧光扫描分析，以是否获得相应 PCR 产物来确定靶基因 CpG 岛的甲基化状况。如果仅甲基化引物得到预期产物，表明所针对位点 C 发生甲基化，相反，仅非甲基化引物获得产物表明该位点 C 未被甲基化；若两对引物均得到扩增产物，表明原 DNA 样品中存在部分甲基化。MS-PCR 的原理可参考图 41 −2 所示。

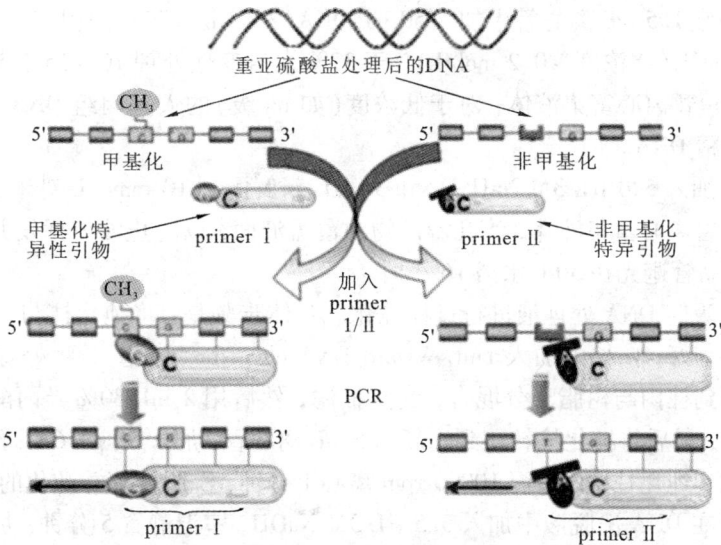

图 41 −2 MS −PCR 原理示意

MS-PCR 具有检测灵敏度高、操作相对简便等优点，但也存在一些前置条件：①要预先了解靶标 DNA 特定 CpG 岛序列；②引物设计至关重要，有时除了利用软件外，还要结合实践经验进行基因特异性设计；③待测 DNA 中 5 −甲基胞嘧啶分布不簇集时检测较为困难；④适合判断 DNA 甲基化存在与否的定性分析，定量检测则需进一步结合其他的方法进行，如甲基化敏感性限制性酶切及甲基化芯片检测等。此外，存在 Bisulfate 处理不完全导致假阳性的可能性，要求修饰处理过程中 pH 精准、所有试剂应新鲜配置，且需要反复摸索找出合适的反应条件，等。

【仪器和试剂】

（1）仪器：核酸分析仪、普通或荧光定量 PCR 仪、离心机、恒温水浴箱等。

（2）试剂：待检测 DNA 样品；亚硫酸氢钠、对苯二酚（氢醌）、DNA clean

up 纯化试剂盒(Promega)、80% 异丙醇、3M NaOH、2M NaOH、5mg/mL G 糖原、石蜡油、7.5M 醋酸铵、无水乙醇和 75% 乙醇;热启动聚合酶的 PCR 扩增试剂盒及引物等。

【实验步骤】

(1)DNA 样本的 Bisulfite 处理

1)在 1.5 mL 离心管中加入 50 μL DNA(2~5 μg)溶液,然后加入 5.5 μL 2mM NaOH(终浓度~0.2 mol/L),于 37℃ 水浴变性处理 10~15 分钟,然后低速、短暂离心富集液体;对于低浓度(如 ng 级)的人基因组 DNA,可加入 2 μg 鲑精 DNA。

2)加入 520 μL 3M NaHSO₃ 和 30 μL 新鲜配制 10 mmo/L 对苯二酚,混合后短暂离心富集液体,滴几滴矿物油覆盖液面,以防止液体挥发并隔绝空气,样品管避光在 50℃ 水浴 16 小时。

3)吸转 DNA 处理液进行过柱纯化。具体步骤是:将纯化柱与 1.5mL 离心管装配好,向柱内加入 1mL Wizard DNA clean up(树脂),将处理的 DNA 样品加到柱内与树脂充分混合,真空抽滤,然后用 2 mL 80% 异丙醇清洗柱子 1 次,最后将纯化柱转移到一新 1.5 mL 离心管,加入 50 μL 60℃ 预热灭菌双蒸水到纯化柱中,室温 10000 rpm 离心 1 分钟,洗脱处理并纯化的 DNA。

4)在 DNA 洗脱液中加入 5.5 μL 3M NaOH,室温静置 5 分钟;加 1μL 核酸助沉淀剂 G 糖原、7.5M 醋酸铵 18 μL 和 2~3 倍体积无水乙醇,颠倒混匀,于 -80℃ 放置至少 30 分钟。

5)取出样品,4℃、13000 rpm 离心 30 分钟,小心倾去上清液;加入 1 mL 新鲜配制的 75% 乙醇洗涤沉淀:室温下放置 10 分钟,每 2~3 分钟颠倒数次,保持沉淀重悬;室温 13000 rpm 离心 5 分钟,小心倾去上清液。

6)管口朝下倒置离心管于洁净滤纸上,室温下干燥 10 分钟;加入~25 μL 灭菌双蒸水溶解 DNA 沉淀(室温下放置约 10 分钟),可立即用作 MS-PCR 的模板(否则置 -20℃ 保存)。

如使用试剂盒,则请按照说明书要求进行操作。

(2)体外甲基化 DNA(IVD)的制备(阳性对照)

1)甲基化反应总体积 250 μL,含 50ug 正常人淋巴细胞 DNA、0.32 mol/mL SAM、40U CpG 甲基化酶和 1×甲基化反应缓冲液,37℃ 温育 4 小时后,适当补充 SAM 和 CpG 甲基化酶,继续 37℃ 水浴 4 小时。

2)取出样品短暂离心富集液体,加入等体积的酚/氯仿,充分振荡混匀,静置分层后,室温 13000 rpm 离心 10 分钟,吸转上层水相至一新的 1.5 mL

离心管中。

3）加入 1/10 体积 7.5M 醋酸铵、2～3 倍体积冰预冷无水乙醇，颠倒混匀，4℃13000 rpm 离心 10 分钟，小心倾弃上清液，此时可见管底的白色 DNA 沉淀；同上操作，加入 75% 乙醇洗涤沉淀 1 次。

4）样品干燥后加入灭菌双蒸水溶解 DNA，测定浓度后 −20℃冻存备用。

（3）甲基化 PCR 及结果分析：引物稀释、PCR 反应体系建立及参数最优化、产物检测与分析等按常规 PCR 操作，可参见本书相关实验项目。

【注意事项】

（1）3M 亚硫酸氢钠（pH5.0）和 10mM 对苯二酚需要临用前新鲜配制。

（2）Bisulfate 处理后的 DNA 样本易降解，应尽快使用，尽量减少反复冻融，使用时样品保持在冰上，使用后剩余样品尽快放回至 −20℃冻存；若较长期保存应放置在 −80℃。

（3）每次 PCR 反应都应设置甲基化阳性对照（IVD）和非处理样品对照（非甲基化阳性对照）。

（4）不同基因和不同样本的 MS－PCR 反应参数往往不相同，尤其是退火温度和反应循环数等，有时需要通过反复的预实验确定最佳反应参数。

（朱敏）

参考文献

[1] HUANG Z, BASSIL CF, MURPHY SK. Methylation – specific PCR[J]. Methods Mol Biol. 2013；1049：75 – 82. doi：10.1007/978 – 1 – 62703 – 547 – 7_7.

[2] HERNÁNDEZ HG, TSE MY, PANG SC, etc. Optimizing methodologies for PCR – based DNA methylation analysis. Biotechniques［J］. 2013；55（4）：181 – 97. doi：10.2144/000114087.

[3] HERMAN JG, GRAFF JR, Myöhänen S, etc. Methylation – specific PCR：a novel PCR assay for methylation status of CpG islands[J]. Proc Natl Acad Sci U S A. 1996 Sep 3；93（18）：9821 – 6.

42 miRNA 的提取和富集

微小 RNA(microRNA, miRNA)是一类长度为 21~23nt、进化上相对保守的非蛋白质编码性小 RNA 分子,广泛地存在于哺乳动物、线虫、果蝇和植物等生物中。miRNA 通过与靶标 mRNA 相互作用,能关闭或抑制基因的表达,同时,miRNA 在不同组织、不同发育阶段具有差异性,因而 miRNA 在基因表达调控中具有重要作用,与细胞增殖、分化和凋亡等过程相关,参与机体分化、发育、组织生长、脂肪代谢等生理过程。

近年来,miRNA 表达图谱(芯片检测)分析、过表达和抑制表达分析、miRNA 克隆及功能研究等研究广泛开展,其中 miRNA 的提取是最基础的步骤。传统的 RNA 提取方法虽然能获得细胞内不同大小、不同种类的 RNA 分子,但为了提高较大 mRNA 分子的得率,往往会忽略或弃去较小的 RNA 分子,如标准的玻璃纤维滤膜或者硅胶滤膜纯化系统,均不能有效地回收小分子 RNA,从而导致 miRNA 的损失。为此,各大公司纷纷推出了专门的 miRNA 提取方法和试剂。

42.1 常规分离方法

作为 RNA 分子的一种,miRNA 可经由传统细胞总 RNA 分离方法进行提纯,尤其在需要评价核酸质量的实验如 miRNA 表达谱芯片检测中,通常先提取总 RNA、获得细胞内全部各类 RNA 分子。现行的 RNA 提取方法主要有有机溶剂抽提/异丙醇(或乙醇)沉淀法和基于核酸特异性吸附的硅胶膜离心柱法等,其原理及详细操作参见本书相关实验项目,以下仅对其有利于 miRNA 分离的一些调整加以简介。

42.1.1 TRIzol 法

对于数量充足的组织或细胞,常规 TRIzol 法就能高效分离并纯化其中 miRNA,不需进一步处理,即提取的总 RNA 直接用于 Northern blot 杂交或定量 RT – PCR,都能成功检测 miRNA,结果重复性好。miRNA 提取中的关键问题之一是有效沉淀小 RNA 组分,因此,在 RNA 沉淀步骤可进行一些改进:

(1)添加核酸的助沉淀剂如糖原。糖原是惰性物质,可使核酸分子凝聚,在醇类中共沉淀下来。Ⅱ 型糖原可用 TE 或无 RNase 水配成 5~20 mg/mL 的溶液,使用终浓度为 50~150 μg/mL;先将常规需用量的 0.5M 醋酸铵(或醋酸钠)与糖原混匀结合,然后加至 DNA 溶液中,最后加入常规需用量的异丙醇或乙醇(如果先加乙醇,糖原将直接析出);低温沉淀,离心时可见白色物。糖原中不含有 RNA 和 DNA,不会造成污染或影响 A260/A280 数值。

(2)传统用70% ~75% 乙醇洗涤核酸沉淀将降低 miRNA 得率,应提高乙醇浓度至80% ~85%。

尤其当原始材料中细胞数量有限或从质量差的组织样品中分离 miRNA 时,采取上述促进 miRNA 沉淀措施能有效提高提取效率。

可以看到,有机溶剂抽提法虽能较好地保留小分子 RNA,但后续沉淀步骤较费时费力。

42.1.2　离心柱法

抽提总 RNA 的另一种常用方法是使用硅胶膜离心柱,但常规试剂盒并不适用于小分子 RNA 的分离纯化,因为它们的目标是较大分子的 RNA (200nt 以上),小分子 RNA 往往在处理过程中未被特意关注而大量丢失;而经特定改良的玻璃纤维滤膜(glass fiber filter, GFF)离心柱方法是不错的选择,既能快速获得包括 miRNA(小至10mer)在内的细胞总 RNA,又兼备离心柱法操作快速方便的优点,特别对于拷贝数低的分子,由于大量无关 RNA 会导致高背景,还可针对性富集 10 mer 至 200 bp 范围的小分子 RNA 来提高检测灵敏度。

如最早上市的 Ambion 公司"mirVana miRNA Isolation Kit",每次样品量为 10^2 ~10^7 个细胞或 0.5 ~250 mg 组织,先通过变性裂解液裂解样品、灭活 RNase,使 RNA 稳定,随后经苯酚/苯酚∶氯仿逐级萃取,去除大部分细胞成分,留下半纯的 RNA 样品,然后再通过玻璃纤维滤膜来进行纯化。纯化总 RNA 的步骤与一般的 RNA 纯化类似;而纯化小分子 RNA 则需先用 25% 乙醇将大的 RNA 固定,同时小分子 RNA 以滤出液形式收集,然后将乙醇浓度提高至 55%,进行小分子 RNA 的固定,最后是洗涤和洗脱,此法可富集分子大小在 200nt 以内的小分子 RNA 片段(包括 miRNA)。

在需要特定研究细胞中的 miRNA 时,如构建小 RNA 文库进行测序或高可信赖度的 miRNA 表达谱芯片检测,均需先纯化总 RNA,再用胶纯化富集 miRNA,这样既能准确地定量 RNA、评估其质量,又能保障较好的检测灵敏度。

从总 RNA 中富集小 RNA 的得率一般可达 3 ~6 μg 小 RNA /50 μg 总 RNA。

42.1.3　用于不同类型样品的方法选择

总体上,miRNA 的提取依赖样本中核酸的充分裂解和释放,目前有分别针对培养细胞、血清(或血浆)、新鲜组织、石蜡包埋组织、植物样品等不同类型样品的商用试剂盒,以下简要介绍这些 miRNA 提取方法的要点。

(1)培养细胞及新鲜组织样品:如上所述两种方法,均基于酚/胍盐裂解,加入苯酚抽提、氯仿分层,然后可通过两种吸附柱分别提取大、小分子 RNA,继 Ambion 公司后 QiaGen、Invitrogen 等各大公司也推出了此类硅胶膜离心柱分离纯化试剂盒,结合各种优化缓冲液的使用,能从多种动物组织和细胞中纯化 18mer 以上的 miRNA 和总 RNA 分子。

(2)全血或血清(血浆):可使用各品牌的全血总 RNA 提取试剂盒,同样,采用上述直接裂解法的试剂盒也可达成目的。如 Ambion 的"RiboPure – Blood Kit"可处理 ~0.5mL 人抗凝全血,针对 miRNA 的提取步骤进行了调整,有利于更好地提取小分子 RNA;鼠血样品可选用"Mouse RiboPure – Blood RNA Isolation Kit"。Invitrogen 公司的 TRIzol LS 试剂本质与 TRIzol 一样,但裂解液成分浓度更大,更适用于液体样品,实验证明直接用 TRIzol 时血样小 RNA 的产率较 TRIzol LS 要低。

Ambion 公司"LeukoLOCK Total RNA Isolation System"中采用新型过滤柱来分离白细胞,不需离心,一次可处理 9~10 mL 血液;然后再加入 RNAlater 保护分离的 RNA 不被降解,室温时可以放置 3 天,低温下则可以保存几个月;之后通过磁珠来提取 RNA。将该分离柱与 TRIzol 结合使用,能得到含小分子 RNA 的总 RNA,产量则显著提高,较离心分离白细胞升高 50% ~100%。

(3)石蜡包埋组织(FFPE):从石蜡包埋组织中提取 miRNA 较困难,但很多具有临床意义的样本都被保存在石蜡切片中,且即使经甲醛固定,组织中 miRNA 也不易发生降解,研究显示脑、食管、胃、乳腺等多组织石蜡切片标本中 miRNA 的表达与新鲜组织具有很大的相似性(相关性可在 0.85 以上),因此提取石蜡切片中的 miRNA 具有重要价值,可采用专用试剂盒进行。

用保存在石蜡切片中的组织分析 RNA,首先要用有机溶剂把 RNA 抽提出来,然后把小分子 RNA 分离出来进行荧光标记。其中一般还包含脱蜡处理相关试剂。

Roche 公司的"High Pure miRNA Isolation Kit"不仅能从细胞、动植物组织中提取 miRNA,也适用于 FFPE 样品,可处理 5~10 μm(1cm×1cm)切片。先经常规二甲苯脱蜡、乙醇洗涤,再用裂解液、SDS 和蛋白酶 K 处理,后面的流程就与普通的组织一样了。提取效率与裂解和蛋白酶 K 消化的程度直接相关,因此这些步骤的操作需要认真严谨。

QiaGen 公司的"miRNeasy FFPE Kit"用特定方法去除 RNA 与甲醛的交联,使 RNA 的暴露更为充分;另外还使用一独特的 gDNA 去除柱,无需 DNase 消化即可充分去除 DNA。

Ambion 公司的"RecoverAll Total Nucleic Acid Isolation Kit"同时适用于分离 FFPE 样品中的 DNA 和 RNA,后者包括全部 miRNA 成分,配合其"flash-PAGE Fractionator"系统进行 miRNA 的凝胶回收,用于 miRNA 表达图谱分析。

(4)植物:一般裂解液对植物样品难以达到去除多糖和多酚的功效,所以很多公司开发了专用的植物 miRNA 提取试剂盒,在去除多糖多酚基础上达到较好的分离提取效果。

对于了解 miRNA、mRNA 和蛋白水平的关联性,可用 2 合 1 的"mirVana PARIS Kit"即一种蛋白与 RNA 联合分离系统,能同时提取样品中的天然蛋白质和所有的 RNA,包括小分子 RNA,如 miRNA、snRNA 和 snoRNA。该试剂盒使用一种特殊的细胞裂解液,能使蛋白保持其完整性,直接用于双向电泳、Western Blot 或酶分析;剩余的裂解液就继续用于提取 RNA,得到的RNA 可用于 RT-PCR、杂交或芯片分析。

此外,Sigma - Aldrich 公司推出的"mirPremier microRNA Isolation Kit"提取小分子 RNA,不需要酚和氯仿,更加安全,且速度快,只需 30 分钟就能得到多达 20ng 的小分子 RNA,用于 RT-PCR 或 Northern blot。哺乳动物细胞、动物组织、植物组织、和微生物培养物都可以用这个 kit 来提取 miRNA,它也可以用来提取总 RNA。

42.2　硅基质离心柱法

【实验原理】　经由适当配比的酚/胍裂解液进行样品中细胞裂解,在低乙醇浓度下将小分子 RNA 洗脱,然后将乙醇浓度提高,使小分子 RNA 固定在特定处理的、专一吸附 miRNA 的材料(如硅基质膜)上,最后洗脱收集小分子 RNA。

以国内天根公司用于血浆或血清 miRNA 提取的试剂盒操作为例。

【仪器和试剂】

(1)仪器:台式高速离心机、涡旋振荡器等。

(2)试剂及材料:裂解液 MZ、漂洗液 RW、去蛋白液 MRD、无 RNase 双蒸水、吸附柱 miRspin、洗脱柱 miRelute、无 RNase 的离心管及收集管等。

【实验步骤】

(1)样品处理：直接吸取凝血样品中血清；对抗凝全血样品，于4℃、3000 rpm×15分钟离心后，轻轻吸转上层血浆；然后按照每200 μL血清或血浆加入等体积裂解液MZ，振荡器振荡混匀30s。

(2)室温静置5分钟，以使核酸－蛋白复合物完全分离。

(3)室温12,000 rpm(～13400 rpm)离心10分钟后，吸转上清液至一洁净的无RNase离心管中。

(4)加入200 μL氯仿，盖紧管盖，剧烈振荡15秒钟后室温静置5分钟。

(5)室温12,000 rpm(～13400 rpm)离心15分钟，可见管内分层，分别为：下层有机相(黄色)、中间层(浑浊)及上层水相(无色)，小心吸转上层至一新管(包括miRNA的各种RNA主要存在于水相中)。

(6)根据转移液体积，缓慢加入约1/3体积的无水乙醇，盖紧管盖，颠倒混匀(此时可能出现沉淀)；吸转全部溶液(含沉淀)至吸附柱miRspin(预先套好一离心管)，室温静置2分钟后12000 rpm离心30秒钟，弃吸附柱、保留离心管内所收集的过柱液。

(7)根据步骤(6)所获过柱液量，缓慢加入约2/3体积无水乙醇，盖紧管盖，颠倒混匀(此时可能出现沉淀)；吸转全部溶液(含沉淀)至洗脱柱 miRelute(预先套好一收集管)，室温静置2分钟后12000 rpm离心30秒钟，此时倒弃收集管内流出液，保留洗脱柱。

(8)向洗脱柱中加入500 μL去蛋白液MRD(预先已按要求加入无水乙醇)，室温静置2分钟后12000 rpm离心30秒钟，同步骤(7)去废液、留洗脱柱。

(9)向洗脱柱中加入600 μL漂洗液RW(预先已按要求加入无水乙醇)，室温静置2分钟后12000 rpm离心30秒钟，同上弃废液、留洗脱柱。

(10)重复步骤9，再次漂洗洗脱柱。

(11)将洗脱柱连接一新的离心管，室温12000 rpm(～13400 rpm)离心1分钟，以彻底去除柱内残留液体；然后将柱室温放置2～3分钟，使柱内液体充分挥发。

(12)将洗脱柱转接到一新的离心管，加入15～30μL无RNase双蒸水，室温静置2分钟后12000 rpm(～13400 rpm)离心2分钟，所获miRNA溶液置－70℃保存。

(朱敏)

参考文献

[1] DUY J, KOEHLER JW, HONKO AN, et al. Optimized microRNA purification from TRIzol – treated plasma[J]. BMC Genomics. 2015; 16: 95. doi: 10. 1186/s12864 – 015 – 1299 – 5.

[2] RIO DC, ARES M JR, HANNON GJ, et al. Purification of RNA using TRIzol (TRI reagent). Cold Spring Harb Protoc. 2010; 2010 (6): pdb. prot5439. doi: 10. 1101/pdb. prot5439.

[3] FROMM B, HARRIS PD, BACHMANN L. MicroRNA preparations from individual monogenean Gyrodactylus salaris – a comparison of six commercially available totalRNA extraction kits[J]. BMC Res Notes. 2011; 4: 217. doi: 10. 1186/1756 – 0500 – 4 – 217.

[4] YOO CE, KIM G, KIM M, et al. A direct extraction method for microRNAs from exosomes captured by immunoaffinity beads. Anal Biochem. 2012; 431(2): 96 – 8. doi: 10. 1016/j. ab. 2012. 09. 008. Epub 2012 Sep 11.

[5] SCHOCH RB, RONAGHI M, SANTIAGO JG. Rapid and selective extraction, isolation, preconcentration, and quantitation of small RNAs from cell lysate using on – chip isotachophoresis[J].
Lab Chip. 2009; 9(15): 2145 – 52. doi: 10. 1039/b903542g. Epub 2009 Apr 28.

43 miRNA 靶基因的生物信息学预测

miRNA 对其靶基因功能的调控是当前研究的热点。随着生物信息学的不断发展,可利用软件预测快速获得 miRNA 靶基因线索,然后根据预测结果进一步进行实验验证(如荧光素酶报告基因检测等),极大地推动了 miRNA 相关研究进展。

43.1 常用 miRNA 靶基因预测软件简介

基于大部分成熟 miRNA 序列高度保守,所以可通过表达序列标签(EST)和基因组序列(GSS)的同源性和/或相似性比对,来搜索或预测不同生物中的未知 miRNA,再根据 miRNAs 与不同 mRNA 完全或部分互补的特性预测其靶基因。目前通过各种不同软件已成功地预测和鉴定了动植物中的大多数 miRNA。

然而 miRNA 靶基因的预测难度较大——尽管植物 miRNA 靶基因预测较简单,因为植物 miRNA 与其靶基因几乎以完全互补配对的方式结合,而对动物基因的预测则由于已知 miRNA 靶基因尚不够多、不能为算法编写提供充足的依据。

目前各种软件仍然遵循 miRNA-mRNA 之间某些高度保守的互作规律性进行预测,表 43−1 总结了目前常用预测 miRNA 及其靶基因的软件及其算法特点,大致可分为第一代和第二代两大类。第一代软件主要侧重以下原则:①miRNA 与靶基因互补性,确保预测的精确度;②靶基因 UTR 区的物种间保守性;③miRNA − 靶基因二聚体的热力学稳定性等;而第二代软件在第一代基础上进行了增加或减少限制条件的补偿和优化设计,如"microTar"、"miTarget"等引入了机器学习方法来提取特征参数,尝试从统计学的角度更好地反映 miRNA − 靶基因相互作用的真实过程,以弥补"种间保守性"这个限制而可能导致丢失靶基因;由于 miRNA 的靶位点一般不具有复杂的二级结构,因此"miRanda"、"RNAhybrid"等同时对 miRNA − 靶 mRNA 间的序列匹配保守性及热稳定性综合评估,能更快速准确地计算 miRNA-mRNA 双链的自由能,具有较好的检出率和降低的假阳性率;"MFold"、"RNAFold"等软件考虑 miRNA 5′端与靶基因结合能力强于 3′端等特定规律对算法进行优化,"DIANAmicroT"则主要考虑 miRNA 调控单个靶基因的情况,同时考虑中央突起以及 miRNA 在 3′端与 mRNA 的结合。RNA22 则不考虑物种间的保守性，检出率较高。

表 43 – 1　常用 miRNA 靶基因预测网站

方法	网址	检索物种	算法特点
MicroInspector	http://bioinfo. uni – plov-div. bg/microinspector/	所有哺乳动物	/
RNA22	http://cbcsrv. watson. ibm. com/rna22. html	哺乳动物	不考虑保守性，基于序列特征、由 mRNA 入手预测相关 miRNA 结合位点
PicTar	http://pictar. mdc – berlin. de/	脊椎动物	区分"完全匹配种子区"与"不完全匹配种子区"
DIANA – microT	http://diana. cslab. ece. nt-ua. gr/microT/	人、小鼠、大鼠、果蝇	考虑 miRNA 调控单个靶位点的情况
RNAhybrid	http://bibiserv. techfak. uni – bielefeld. de/ rnahybrid/sub-mission. html	哺乳动物	快速准确计算 miRNA-mRNA 二聚体自由能
TargetScan/TargetScanS	http://www. targetscan. org/	人、小鼠、大鼠、狗、鸡、黑猩猩、恒河猴、负鼠、牛、蛙	提出"miRNA 种子区"的概念
miRanda	http://www. microrna. org/microrna/home. do	人、果蝇、斑马鱼	序列匹配，双链结合自由能，物种间保守性
miTarget	http://cbit. snu. ac. kr/mi-Target/		基于径向基核函数对 miRNA 和靶基因的二聚体结构、热力学特征及 miRNA 和靶基因作用的碱基位置
TargetBoost	https://demo1. interagon. com/targetboost/	线虫和果蝇	/

方法	网址	检索物种	算法特点
miRGen	http://www. diana. pcbi. upenn. edu/miRGen. html		microRNA 基因和 microRNA 靶标数据库
RNAhybrid	http://bibiserv. techfak. uni - bielefeld. de/rnahybrid/		基于 miRNA-target 配对自由能预测 microRNA 的靶标
miRDB	http://mirdb. org/miRDB/		动物 microRNA 靶标预测和功能注释数据库
MiRNAMap	http://mirnamap. mbc. nctu. edu. tw/		动物的 microRNA 基因及其靶标的数据库
miRGator v2. 0	http://mirgator. kobic. re. kr:8080/MEXWebApp/		整合 microRNA 表达、靶标和疾病相关信息的数据库
miRTarBase	http://mirtarbase. mbc. nctu. edu. tw/index. html		整合实验证实的 microRNA 靶标的数据库
MicroCosm	http://www. ebi. ac. uk/enright - srv/microcosm/htdocs/targets/v5/		EMBL-EBI 的 Enright 实验室开发的 microRNA 靶标数据库
PITA	http://genie. weizmann. ac. il/pubs/mir07/mir07 _ data. html		基于靶位点的可接近性(target-site accessibility)和自由能预测 microRNA 的靶标
miRecords	http:// mirecords. biolead. org/		整合的 microRNA 靶标数据库。整合多个靶标预测软件的调控关系
Tarbase	http://microrna. gr/tarbase/		收集已被实验验证的 microRNA 靶标数据库

方法	网址	检索物种	算法特点
starBase	http://starbase. sysu. edu. cn/		高通量实验数据 CLIP – Seq（或称为 HITS – CLIP）和 mRNA 降解组测序数据支持的 miRNA 靶标数据库，整合和构建多个靶标预测软件的交集和调控关系
miRBase	http://mirbase. org/index. shtml		miRNA 基因注释数据库；但提供"PicTar"和"Tar-getScanS"链接预测 miRNA 靶基因

最常用 miRNA 靶基因预测软件包括如下数种：

43.1.1　TargetScan

"TargetScan"的"miRNA 靶点预测"于 2005 年纳入 TargetScanS 预测系统，是 Lewis 等开发、用于哺乳动物 miRNA 靶基因预测的网络实时软件，为最早期软件之一，至今仍然保持最高的使用频率。它基于靶 mRNA 序列的进化保守等特征，在 mRNA 的 3′非编码区搜索与 miRNA 的 5′端第 2～8 个核苷酸（"种子"序列）完全互补的序列，并以"RNAFold"软件计算结合位点的热力学稳定性，最后得到评分最高的 mRNA 序列。此外，"TargctScan"本质上是 3′UTR 靶标预测，不需计算配对区的自由能，使靶基因的搜索范围进一步缩小，是精确度较高、假阳性率较低的软件。

43.1.2　PicTar

"PicTar"是 Krek 和 Grum 编写的一种更为高级的 miRNA 靶基因预测方法，可用于脊椎动物、线虫和果蝇中。它基于 miRNA 或 miRNA 靶标基因间联合作用等特征，因此所预测靶基因既可以是含单个 miRNA 结合位点的靶基因，也可以是多个小 RNA 协同作用的靶基因 – 即靶基因含有多个不同 miRNA 结合位点。

PicTar 使用复杂的智能配对算法，以精确筛选物种间高度保守的 miRNA 结合位点，并充分考虑 miRNA 的协同表达情况，估计其假阳性率低至 30%。

43.1.3 miRanda(mirSVR)

"miRanda"为 Enright 和 John 等(2003)编写,可用于线虫和人 miRNA 靶基因预测;它主要强调 miRNA 与靶基因连接位点的进化保守性,可揭示 miRNA 的基因组靶点,亦偏重于以 miRNA 的 5′端序列搜索靶基因,并仍然采用 RNAFold 计算热力学稳定性。该算法的预测结果假阳性率估计为 24% ~39%,且使用范围广(脊椎动物),不受物种限制,同时提供 Windows、Linux 和 Macintosh 多平台版本,可下载到本地运行。

43.1.4 DIANA2MicroT

"DIANA2MicroT"是 Kiriakidou 等(2004)编写的一种特殊的 miRNA 靶基因预测软件:主要针对含单一 miRNA 结合位点的靶基因,除了与 miRNA 5′端"种子"序列配对外,还要与 miRNA 3′端配对,并要求配对序列中央最好有"囊泡"存在-即靶基因上 miRNA 结合位点中央未与 miRNA 互补序列所形成的泡状结构。该软件用于线虫的预测成功对应了多个已验证的 miRNA 靶基因。

43.1.5 psRNATarget

"psRNATarget"是用于植物小 RNA(包括 miRNA)的靶点分析服务器,具有两个重要的分析功能:1)使用一已证明的计分系统 miRNA – 靶 mRNA 之间反向互补匹配;2)通过计算为 mRNA 上 miRNA 靶位点所要求的"开放的"二级结构的不匹配能量(unpaired energy, UPE)进行靶位点可接近性评估。软件整合了植物 miRNA 靶点识别的新发现,如它识别转录和转录后抑制,并报告可能影响 miRNA 结合至靶转录物活性的 miRNA/靶点对的数量。psRNA Target 取代了"miRU (Plant microRNA Potential Target Finder)"。

尽管各种方法的基本原理趋于一致或高度相关,但由于动物 miRNA 的作用靶位点很小,而且 miRNA 与靶位点可以不完全互补,因此算法中极小的差别就能导致相去甚远的预测结果;并且对于计算位点保守性的得分标准、3′UTR 的邻位序列定义及对 3′UTR 的长度和其核苷酸组成考虑不同等因素,不同预测软件可产生结果的差异。目前很难评价哪种方法为最好。

数据库更全面、更新较快的为 miRBase、starBase、miRecords 和 miRTarBase 等,预测结果假阳性率较低者为 targetScan 和 PicTar;Sethupathy[1]总结评估了应用最为广泛的 6 个 miRNA 靶基因预测软件,并认为就 3′UTR 区域保守的 miRNA 作用位点预测而言,PicTar 和 TargetScanS 两软件预测结果的交集比较好。此外,由于目前很多研究都针对 miRNA 及其靶基因开展整合的预测分析,miRNA 的靶基因预测一般采用几个软件的交集或并集进行,如

miRANDA，TARGETSCAN，PICTAR 等，这主要是为了控制靶基因的数量。

而 starBase（http：//starbase. sysu. edu. cn/index. php）的一个功能是可查询 5 个主流 miRNA 靶基因预测软件（targetScan、PicTar、RNA22、PITA 和 miRanda）中任意几个的交集（http：//starbase. sysu. edu. cn/clipSeqIntersection. php），因此该站点具有较高的使用频率。

43.2 预测软件使用

43.2.1 "TargetScan"预测 miRNA 的靶基因

通过搜索获得在线分析地址如下：

targetscan

TargetScanHuman 6.2

TargetScan predicts biological targets of miRNAs by searching for the presence of conserved 8mer and 7mer sites that match the seed region of each miRNA (ref. 1). As an option...
www.targetscan.org 2015-05-23 - 快照

TargetScan

TargetScan: prediction of microRNA targets TargetScan: Prediction of microRNA targets Supplementary material for: Prediction of Mammalian MicroRNA Targets Benjamin P Lew...
genes.mit.edu/tscan/... 2012-05-25 - 快照 - 麻省理工

TargetScan: Prediction of microRNA targets, release 3.1

TargetScanS predicts biological targets of miRNAs by searching for the presence of conserved 8mer and 7mer sites that match the seed region of each miRNA. TargetScan Relea...
www.targetscan.org/mamm_31/ 2012-06-11 - 快照

怎样利用TargetScan预测miRNA的靶基因? Enter a human Entrez G...

怎样利用TargetScan预测miRNA的靶基因? Enter a human Entrez Gene symbol (e.g. "LIN28A") 输入什么? 不是在这里输 这的话是输入一个基因 看有哪些miRNA预测调控它...
wenda.haosou.com/q/1... 2013-08-15 - 快照 - √ 好搜问答

【targetScan】targetScan内容大全/生物技术研究-生物帮

targetScan. 基于靶mRNA序列的进化保守等特征搜寻动物的microRNA靶基因。是预测microRNA靶标假阳性率较低的软件。

打开软件进入操作界面：

选择 miRNA 或基因种属（如人类"Human"）

根据个人的搜索要求输入 miRNA 或基因名(如人 EPB41L1 基因):

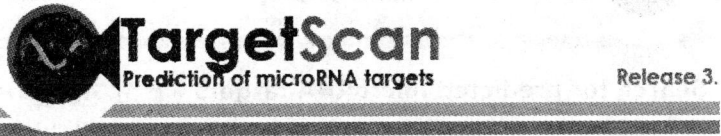

此软件具有查找"miRNA 的靶基因"或"预测靶基因全部 miRNA"的双向功能,两者既可单独使用,也可针对某 miRNA 或功能基因交叉使用,从而可提高预测的确定性,如下所述。

进行不同要求的搜索;如查找目标基因人 EPB41L1 的"全部保守性 miRNA 家族":

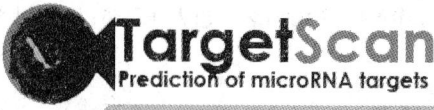

Search for predicted microRNA targets 　　[Go to the

1. Select a species 　Human ▾

AND

2. Enter an Entrez Gene symbol (e.g. "LIN28") 　EPB41L1

AND/OR

3. Do one of the following:

* Select a conserved* microRNA family 　All conserved microRNA families

* Select a nonconserved* microRNA family 　▾

43.2.1 　结果页面将显示该基因 3' UTR 结构：

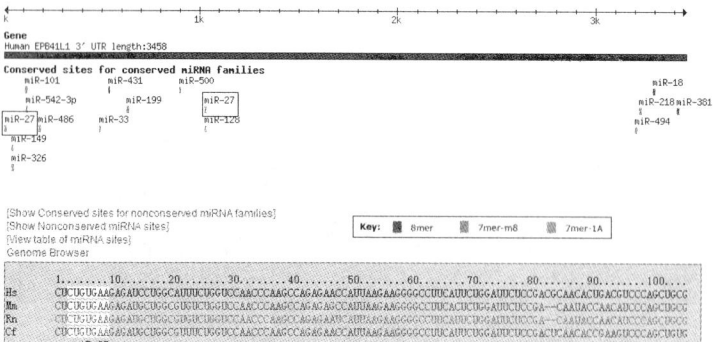

43.2.2　同时显示目的 miRNA 的搜索结果

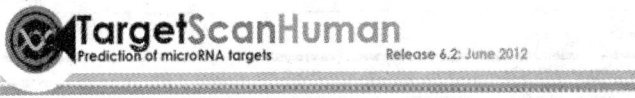

Conserved

	predicted pairing of target region (top) and miRNA (bottom)	seed match
Position 1-10 of EPB41L1 3' UTR	5' ...CUCUGUGAAG...	7mer-1A
hsa-miR-27a	3' CGCCUUGAAUCGGUGACACUU	
Position 1-10 of EPB41L1 3' UTR	5' ...CUCUGUGAAG...	7mer-1A
hsa-miR-27b	3' CGUCUUGAAUCGGUGACACUU	
Position 1007-1031 of EPB41L1 3' UTR	5' ...AAAUUAUAAUUAUCUGACUGUGAU...	7mer-m8
hsa-miR-27b	3' CGUCUUGAAUCGG-UGACACUU	
Position 1007-1031 of EPB41L1 3' UTR	5' ...AAAUUAUAAUUAUCUGACUGUGAU...	7mer-m8
hsa-miR-27a	3' CGCCUUGAAUCGG-UGACACUU	

Nonconserved

predicted pairing of target region (top) and miRNA (bottom)	seed match

43.2.3　当目标基因有多种转录产物时，还可对其不同剪接异构体进行预测

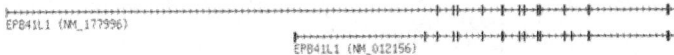

The gene EPB41L1 (erythrocyte membrane protein band 4.1-like 1; Entrez Gene 2036) has multi length.
Choose one to see in detail:

NM_012156　(3459 nt)
NM_177996　(3459 nt)

EPB41L1 (NM_177996)

EPB41L1 (NM_012156)

43.3.1　异构体之一

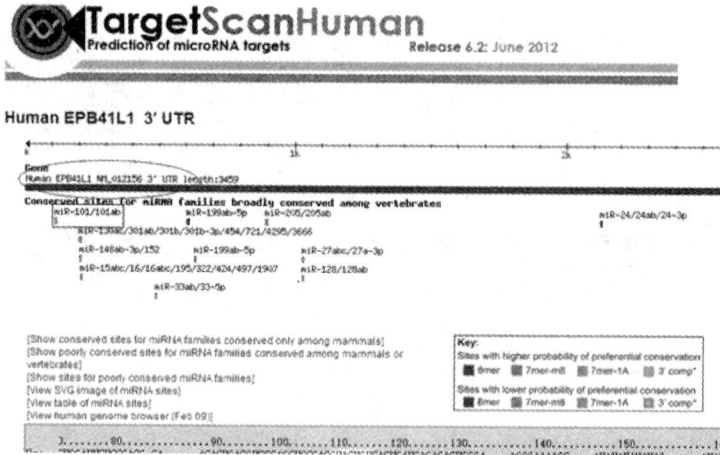

43.3.2　异构体之二

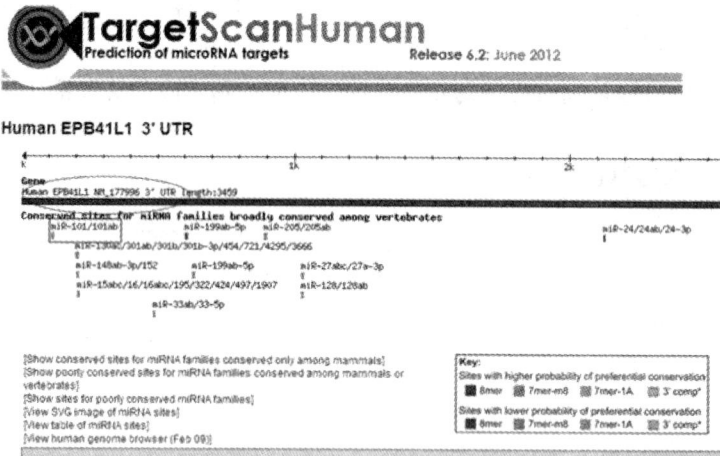

根据已知 miRNA 的靶基因预测（以人 miR150 为例）：

1. Select a species　　Human ▾

AND

2. Enter a human Entrez Gene symbol (e.g. "LIN28A")　[　　　]

AND/OR

3. Do one of the following:

- Select a broadly conserved* microRNA family　Broadly conserved microRNA families

- Select a conserved* microRNA family　Conserved microRNA families ▾

- Select a poorly conserved microRNA family　Poorly conserved microRNA families ▾

- Enter a microRNA name (e.g. "mmu-miR-1")　hsa-miR-150

Submit　Reset

43.3.4　结果如下

（1）"PicTar"预测 miRNA 的靶基因

如不明确网址，可直接搜索获得：

(2)打开进入界面：

PicTar

PicTar

PicTar is an algorithm for the identification of microRNA targets. This searchable website provi
des details (3' UTR alignments with predicted sites, links to various public databases ...
pictar.mdc-berlin.de 2015-05-23 - 快照

如何快速找出targetscan、PicTar、miRanda所预测靶基因的交集？

发贴时间：2012年10月31日
我想用targetscan、PicTar、miRanda三个软件预测某个miRNA的靶基因,并找出它们三者所预
测的交集,但是每个软件预测出来的靶基因都为数众多,尤其是miRanda,预测出来的有...
www.dxy.cn/bb...24139777 2014-11-18 - 快照 - 丁香园

PicTar

For your convenience, doRiNA offers a link for downloading PicTar target site predictions: sim
ply run a doRiNA query for all miRNA targets, setting the search options to 100% unde...
www.mdc-berlin.de/...s/pictar 2012-03-01 - 快照

求miRNA靶标预测软件PicTar的使用方法,流程,详解,万谢。_好搜问答

求miRNA靶标预测软件PicTar的使用方法,流程,详解,万谢。选好种属 输入miRNA名称 点确定
。。。。。这还要啥详解 去用targetscan吧 界面更好看懂一些
wenda.haosou.com/q/1... 2013-03-16 - 快照 - v 好搜问答

(3)选择所预测基因种属：

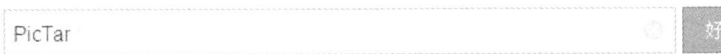

Welcome To PicTar

PicTar is an algorithm for the identification of microRNA targets. This searchable
website provides details (3' UTR alignments with predicted sites, links to various
public databases etc) regarding:

(1) microRNA target predictions in vertebrates (Krek et al, Nature Genetics 37:495-
500 (2005))
(2) microRNA target predictions in seven *Drosophila* species (Grün et al, PLoS Comp.
Biol. 1:e13 (2005))
(3) microRNA targets in three nematode species (Lall et al, Current Biology 16, 1-12
(2006))
(4) human microRNA targets that are not conserved but co-expressed (i.e. the
microRNA and mRNA are expressed in the same tissue) (Chen and Rajewsky, Nat Genet
38, 1452-1456 (2006)) co-expressed targets

New: co-expressed human microRNA target predictions are now available

New: PicTar miRNA target site predictions for the human (hg17), mouse (mm7), *D.
melanogaster* (dm2) and *C. elegans* (ce2) genomes can be obtained from the UCSC Genome
browser via the 'tables' feature. Thanks to the UCSC database team, especially to
Hiram Clawson.
Updated predictions for human (hg18), mouse (mm9) and *C. elegans* (ce6) are available
on our own UCSC mirror at http://dorina.mdc-berlin.de . For your convenience, doRiNA
offers a link for downloading PicTar target site predictions: simply run a doRiNA
query for all miRNA targets, setting the search options to 100% under step 3, and
follow the link on the top of the results page.

（4）输入 miRNA 及所调控基因名（以小鼠 mi7a 对 EPB41L1 基因的靶位点为例）：

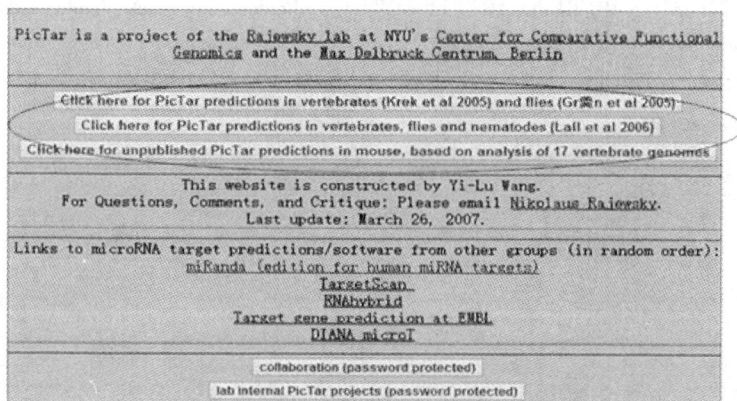

与"TargetScan"相同，此页中同样可执行两个功能，左为"查找某一 miR-NA 的靶基因"，右为"搜索某功能基因的全部预测 miRNAs"。

结果显示：

（朱敏）

参考文献

[1] SETHUPATHY P, MEGRAW M, HATZIGEORGIOUS A G. A guide through present computational approaches for the identification of mammalian microRNA targets [J]. Nature Methods, 2006, 3(11): 881 – 886.

[2] N RAJEWSKY, N SOCCI. Computational identification of microRNA targets[J]. Dev Biol,

2004, 267(2): 529 – 35.

[3] J BRENNECKE, A STARK, RB RUSSELL, et al. Principles of microRNA – target recognition[J]. PLoS Biol. 2005, 3(3): e85.

[4] MW RHOADES, BJ REINHART, LP LIM, et al. Prediction of plant microRNA targets[J]. Cell, 2002, 110(4): 513 –520.

[5] A KREK, D GRUEN, MN POY, et al. Combinatorial microRNA target predictions[J]. Nat Genet. 2005, 37(5): 495 –500. Epub 2005 Apr 3.

44 文库构建

某个生物的基因组 DNA 或 cDNA 片段与适当的载体在体外通过重组后，转化宿主细胞，并通过一定的选择机制筛选后得到大量的阳性菌落（或噬菌体），所有菌落或噬菌体的集合就称为基因文库。

44.1 基因组 DNA 文库构建

基因组文库（genomic library）是含有某种生物所有随机基因片段的重组 DNA 克隆群体。

【实验原理】 构建文库时，先提取、纯化染色体 DNA，再通过机械剪切或酶切使之成为一定大小的 DNA 片段，然后与适当的克隆载体（如 λ 噬菌体）连接，经体外包装，转染宿主菌，得到一组含有不同 DNA 片段的重组噬菌体颗粒；含有目的基因片段的重组子，可通过标记探针与基因组文库杂交或者其他如 PCR 方法筛选出来，用于进一步的研究。

【仪器和试剂】

（1）仪器：恒温培养箱、恒温振荡摇床、恒温水浴箱、离心机。

（2）试剂：20 mg/mL 蛋白酶 K、10～15 U/μL *Mbo* I 限制性核酸内切酶、3～5 U/μL T4 DNA 连接酶、0.5 μg/μL λGEM – 11/*Bam*H I 载体 DNA、琼脂糖凝胶回收试剂盒、λ 噬菌体包装抽提物、TBS 缓冲液、抗凝剂 ACD、PBS 缓冲液、DNA 抽提缓冲液、λ 噬菌体缓冲液、SM 缓冲液、LB 培养液、LB 上层琼脂糖、适当的宿主菌如 LE392、KW251。

【实验步骤】

（1）真核细胞 DNA 的制备：构建基因组 DNA 文库必须获得高分子质量的外源 DNA，以便部分降解为所需长度的 DNA 片段，用于与载体连接。常用的提取方法是在 EDTA 和 SDS 存在下，用蛋白酶 K 消化细胞，然后用酚抽提蛋白质，透析除去低分子质量杂质，这样得到的 DNA 100 kb～150 kb。

1）对不同细胞及血液样品的处理：①贴壁细胞：用细胞刮子刮下细胞，4℃ 1500 rpm 离心 10 分钟收集细胞，用 TBS 多次洗涤后重悬于 TE 中，至浓度为 5×10^7 个细胞/mL；然后每毫升细胞悬浮液加 10 mL 抽提缓冲液，37℃消化 1 小时。②悬浮细胞：直接从培养液离心收集细胞，其余处理同上。③组织样品：新鲜组织样品放在不锈钢容器中，于液氮中冷冻，用匀浆器快速将其研成细粉，待液氮挥发后，把组织粉末一点点地加入有 10 倍体积 DNA

抽提缓冲液的 50 mL 离心管中，混合均匀，37℃ 保温 1 小时。④血液样品：在预先加有 3.5 mL ACD 抗凝剂溶液的试管中收集 20 mL 新鲜血液，轻摇混匀；在 1300 rpm 离心 15 分钟，去掉上层血浆，用吸管小心地吸取淡黄色的一层，转移至一个新管中，再次离心；第 2 次离心获得的淡黄色细胞层，加 15 μL 抽提缓冲液，37℃ 保温 1 小时。

2）加蛋白酶 K 至终浓度为 100 μg/mL，用玻璃棒温和地搅拌粘稠的溶液。

3）50℃ 水浴中保温 3 小时并不断轻摇溶液。

4）室温冷却，加等体积平衡酚，缓慢地上下颠倒离心管 10 分钟，使两相温和地混匀，或把离心管放在旋转台上缓慢混合 1 小时，至形成乳浊液；室温 5000 rpm 离心 15 分钟。

5）用粗吸管（直径 0.3 cm）转移黏稠水相至新管中，重复酚抽提 2 次。

6）经酚抽提的上层水相，室温下加 1/5 体积 10 mol/L 醋酸铵和 2 倍体积乙醇，旋转离心管使溶液充分混匀。DNA 沉淀出来后，用玻璃棒挑出染色体丝状物或室温 5000 rpm 离心 5 分钟收集沉淀，70% 乙醇洗涤 1 次，再次离心，室温下晾干，至乙醇挥发完全。按每 5×10^6 个细胞加 1 mL TE（pH 8.0）溶解，所获 DNA 大小为 100 ~ 150 kb。

7）测定 DNA 的 OD_{260} 及 OD_{280}，A_{260}/A_{280} 应大于 1.75，如小于此值，说明样品中蛋白质含量过高，可加 SDS 至 0.5%，然后重复 2）~ 7）步。

8）紫外分光光度计测定 DNA 样品的浓度（$1\ OD_{260} \approx 50\ \mu g/mL$ DNA）；并在 1% 琼脂糖支持物上倒 0.4% 琼脂糖凝胶，电泳检验 DNA 片段的大小是否符合要求。大于 100 kb 的 DNA 在电泳中比二聚体 λDNA 迁移慢。样品于 4℃ 保存。

（2）限制性内切酶部分酶解高分子质量真核 DNA：构建基因组文库时，一般用识别 4 个核苷酸的限制性内切酶对染色体 DNA 片段进行部分酶切，产生大小合适的 DNA 片段，其末端与载体粘性末端相匹配，可直接与处理过的载体相连接。下面以 MboⅠ 为例，介绍染色体 DNA 的部分降解（见表 44 - 1）。

1）小量酶切确定部分降解的酶反应条件：①取 20 μg 染色体 DNA 配制 DNA 稀释液，加 40 μL 10 × MboⅠ 酶切缓冲液，加水至总体积为 400 μL，此混合液称为溶液 D，冰浴放置。②取 10 个 1.5 mL 离心管，编号 1 ~ 10；1 号加 DNA 稀释液 40 μL，2 ~ 10 号各加 20 μL。③如表 44 - 1 中所示，在 1 号管中加适量 MboⅠ（使酶浓度与 DNA 之间比值为 1 U/μg DNA）。混匀后换吸头吸取 20 μL 1 号管中的溶液加入 2 号管中，混匀，然后依次转移 20 μL 溶液至下一管中，9 号管中弃去 20 μL 溶液，10 号管加 20 μL D 溶液作为不加酶的空白对照。④同时将 1~10 号管放入 37℃ 水浴中，保温 1 小时，立即放入冰浴中并加 1 μL 0.5 mol/L EDTA 终止反应。加 4 μL 6 × 上样缓冲液，于 1% 琼脂糖凝胶支持 0.4% 琼脂糖凝胶中电泳分离样品，2 V/cm 电泳至溴酚蓝出胶；同时加 DNA 分子质量标准如 λDNA/*Hind* Ⅲ 酶解产物；紫外线灯下观察结果并照相。⑤20~23 kb 范围内片段产量最多的即为最适酶浓度；通常根据上述小量酶切的最适酶浓度决定大量酶切反应条件，但一般实验室难以控制非常稳定的酶切条件，如温度、移液器误差等，使得大量酶切结果有时与确定条件相去甚远，因此，我们的经验是以平行多份小量酶切来代替大量酶切。

表 44-1 基因组 DNA 的部分降解

管号	加入的溶液	酶终浓度(U/μg)
1	40 μL D 溶液 + 适量 *Mbo* Ⅰ	1.0
2	20 μL D 溶液 + 20 μL 1 号溶液	0.500
3	20 μL D 溶液 + 20 μL 2 号溶液	0.250
4	20 μL D 溶液 + 20 μL 3 号溶液	0.125
5	20 μL D 溶液 + 20 μL 4 号溶液	0.063
6	20 μL D 溶液 + 20 μL 5 号溶液	0.031
7	20 μL D 溶液 + 20 μL 6 号溶液	0.015
8	20 μL D 溶液 + 20 μL 7 号溶液	0.007
9	20 μL D 溶液 + 20 μL 8 号溶液	0.003
10	20 μL D 溶液 + 20 μL 溶液 D	0

（3）部分酶切产物的纯化回收：许多试剂公司如 Gibco、Gene 和 Roche 等均提供系列玻璃粉末回收试剂盒，选择其中适合 20 kb 左右 DNA 大片段者，可将上述酶切产物的小部分经 0.4% 琼脂糖凝胶电泳分离后，进行纯化回收。这种方法比传统蔗糖或氯化钠密度梯度离心法要简便快捷得多，而回收率差别不大。

紫外分光光度法测定回收产物浓度，并调节至 0.3 μg/mL 备用

（100 ng≈0.01 pmol）。

（4）连接：通过系列连接反应测试连接条件时，每份含有固定量的 λ 载体 DNA 为 0.5～1.0 μg（1 μg≈0.035 pmol），而插入片段 DNA 浓度变化的。载体两臂与插入片段的摩尔数比在 1:3～1:0.5 之间，如果载体及 DNA 量较多，也可扩大比例范围至 1:4～1:0.25（同时可设置只有载体没有插入片段，以及没有载体只有插入片段的阴性对照，以确定背景的水平），一般经验认为 1:1 连接效率为最佳。

1）在反应管中加入：2 μL 载体 DNA、1 μL 插入片段（0.3 μg/mL）、2 μL 10×连接酶缓冲液及 1 μL T4 DNA 连接酶（3～5 U）补水至 10 μL，轻敲混匀，离心数秒。

2）16℃保温 4～6 小时。

（5）包装：λDNA 体外包装抽提物已有商品出售，且包装效率很高，如美国 Stratagene 公司、Promega 公司等，这不仅减少了实验人员的工作量，而且也节约了时间。

1）从 -70℃取出一管包装抽提物（50 μL），置冰上放至融化（10 分钟左右）。

2）取连接反应物 2.5 μL，加入到包装抽提物中，轻轻敲打管底使之混匀。

3）22℃保温 2 小时。

4）加噬菌体缓冲液至 500 μL，加 25 μL 氯仿。上下颠倒温和混匀，静置使氯仿沉至管底。此包装好的噬菌体可以在 4℃存放 3 周。

（6）倒平板法测定包装的噬菌体效价（滴度）

1）10 mL LB 培养液中加入 20%麦芽糖、1 mol/L MgSO₄各 100 μL，接种一个 LE392 单菌落。

2）37℃振荡培养至 OD₆₀₀为 0.5 时，3000 rpm 离心 10 分钟，收集菌体用 10 mmol/L MgSO₄ 5 mL 重悬，即为倒平板的受体菌，在 4℃至少可保存 1 周。

3）把前述包装好的噬菌体稀释 1000～10000 倍。

4）取 100 μL 稀释液加 100 μL 培养好的受体菌，37℃放置 30 分钟使噬菌体吸附。

5）加 3 mL 融化的上层琼脂糖（置 45℃水浴中），立即混匀倒在 LB 平板上。待上层琼脂糖凝固后，37℃倒置培养过夜。

6）计算噬菌体效价：在培养平板表面划成方格，计数其全部噬菌斑数目，推算噬菌体原液的效价。

如平板上有 50 个噬菌斑，其稀释倍数为 10000，则效价为 $50 \times 10000/0.1 \, \text{mL} = 5 \times 10^6 \, \text{pfu/mL}$。对于高等真核生物而言，噬菌斑形成率应 $> 10^6$ pfu/μg 才能保证基因组文库的完整性。

（7）基因组文库的保存：基因文库的保存比较简单，包装产物经离心除去沉淀，上清液中加少量（几滴）氯仿，4℃可长期保存，滴度保持在 10^{10} pfu 左右。一般可将文库液分小份分装，冻存于 −70℃，需要时逐份取用。

（8）基因组文库的扩增：由于不同重组子生长速度各不相同，一般构建好的基因文库不进行扩增，直接筛选目的基因，有利于那些生长缓慢的克隆的捡出。但如果所需文库量很大，必须进行文库扩增，则需注意以下几点：①选用固体培养基平板培养法，以减少液体培养环境中的竞争生长，造成生长速度较慢的重组子丢失；②每个平板上噬菌斑数目不要太大，培养时间控制在 8～10 小时，防止不同噬菌斑相互融合；③控制噬菌体与受体菌的比例，噬菌体密度不宜过大，防止 2 个以上噬菌体同时感染一个宿主菌；④采用新鲜宿主菌，防止噬菌体吸附于死细胞。

基因组文库扩增方法：

1）根据包装混合物的效价，取混合物使噬菌体的量达到 10000～20000 个，与 0.2 mL 受体菌液混合（根据文库规模，计算所需平板数），37℃吸附 20 分钟。

2）加 65 mL 融化的上层琼脂，混匀后倒于预先铺有底层琼脂的 150 mm 平板上。

3）37℃培养 8～10 小时，勿使噬菌斑互相接触。

4）加 12 mL SM 液（150 mL 大盘），4℃浸泡过夜，将上清液吸入离心管中。

5）平板中加 4 mL SM 液，0.2 mL 氯仿，室温放置 15 分钟，并不断摇动。

6）合并 2 次 SM 液，4℃ 4000 rpm 离心 5 分钟。

7）移取上清液置玻璃管中，加 1～2 滴氯仿，4℃保存，其滴度可在几年内保持稳定。

【注意事项】

（1）常用构建基因组文库的载体

1）λ 噬菌体：分为插入型和取代型两类。前者在 λ 噬菌体非必需基因内有限制性内切酶单位点供外源基因片段插入，重组子不丢失载体上序列，容量较小，最多为 9 kb 左右；取代型载体在中央非必需区具有同种限制性内切酶的两个位点，则一种酶可将载体切割成左、右两臂和中央区三段，用适当方法分离得到左、右两臂与外源 DNA 片段连接,产生中央区被外源基因取代的重组子,插入片段的长度范围为 9～22 kb(最适值 19～20 kb)。

如 λEMBL3 和 λEMBL4 载体中央区左右两侧均对称分布 3 个酶切位点 Sal Ⅰ、BamH Ⅰ 和 EcoR Ⅰ(二者次序相反);来源于 λEMBL3 的 λGEM 11/12 中间可取代区两侧各有 6 个限制性内切酶的识别位点:Sac Ⅰ、Xho Ⅰ、BamH Ⅰ、Avr Ⅰ、EcoR Ⅰ 和 Xba Ⅰ,此外还有不对称的限制性内切酶 Sfi Ⅰ 的识别位点及方向相对的 SP6、T7 RNA 聚合酶的启动子(λGEM 12 与 λGEM 11 的差别仅在于一个酶切位点,即它具有 Not Ⅰ 位点而缺少 Avr Ⅱ 位点),因此,两种噬菌体的启动子能在体外转录条件下产生与插入片段两条链相对应的 RNA 探针,可用于染色体"作图"(mapping)及"步移"(walking)分析。Sfi Ⅰ 酶切位点的识别序列多达 13 个核苷酸,因而容易产生足够大的 DNA 片段应用于染色体作图,较 λDNA cos 位点作图法更为方便。

Charon 系列噬菌体用于克隆小片段,可做插入型载体,用于克隆大片段可做取代型载体用。特别是 Charon 40,具有其他载体所没有的优点:其可取代部分中间片段具有多个 NaeⅠ酶切位点,因而可被降解成小的寡核酸片段,通过简单的异丙醇沉淀就可有效地与载体两臂分离,因而重组背景很低。

2)黏性质粒兼有质粒和 λ 噬菌体的性质,如质粒的复制起始点及药物抗性筛选标记,能像质粒一样复制及转化入细菌中;同时又具有 λ 噬菌体的 cos 位点,能包装成病毒颗粒,并感染适当的宿主菌。进入细胞后,其增殖过程与质粒复制相同,因而产生的重组子为菌落而不是噬菌斑。粘性质粒本身长度 4～6 kb,其优点在于能容纳较大片段的外源基因,其最大长度可达 46 kb,因而可以缩小基因文库的规模。

3)酵母人工染色体克隆系统(yeast artificial chromosome cloning system):简称 YACS,是容量更大的载体,其克隆步骤与 λ 噬菌体载体相似。DNA 大片段与人工染色体两"臂"相连接,然后将连接混合物转化入酵母细胞中。人工染色体的每一个臂带有选择性标记,同时又是 DNA 序列的起始点,在酵母中行使端粒的功能。两臂之一还带有一段 DNA 顺序,作为染色体复制的起始点,行使着丝粒的功能,也称为 ARS(自主复制序列 autonomously replicating sequences)。利用酵母人工染色体的一臂和两臂上的营养标记进行筛选。含有稳定的人工染色体的酵母克隆能在缺乏某种营养的平板上生长;或利用颜色筛选,含有插入片段的 DNA 克隆使 tRNA 基因的抑制子失活,在带有琥珀 ade2 基因的酵母菌株中生长形成红色菌落而不是白色菌落。

(2)获得高分子质量染色体 DNA 是构建完整的 DNA 文库的基础。构建真核基因组文库常用 λ 噬菌体 DNA 做载体，其插入片段大小要求在 18～22 kb 范围内，其所需染色体 DNA 的大小 >100 kb 即可满足要求，如果抽提的染色体 DNA 大小在 100 kb 以下，当用限制性内切酶进行部分酶解时，产生的合适大小的片段中会有相当一部分片段的一端不能被有效地包装，因此，这样的文库是不完整的文库。

(3)电泳分离部分酶切 DNA 片段时，电压应较低，一般 <2 V/cm，且应在低温下进行。为防止凝胶融化及 DNA 条带扩散，可在 4℃冰柜中进行电泳，也可用能通冷凝水的电泳槽进行电泳。

(4)噬菌体的效价(滴度)定义：与宿主菌共同加至固体(上层琼脂糖)培基的噬菌体，其感染细胞后使细菌裂解，一个噬菌体可反复多次感染与裂解，最终在一很小的菌苔区内形成一个清晰的噬菌斑，每个最初感染细胞的噬菌体代表一个噬菌斑形成单位(pfu)；单位体积噬菌体原液可形成噬菌斑的数目叫噬菌体效价(pfu/mL)，它表明原液中含有活性噬菌体的数量，多通过倒平板法测定。

(5)如果噬菌体效价(滴度)较低，可通过以下几种处理方法解决：

1)如果使用的宿主菌为 LE392，则更换为 KW251。因为有些真核重组子不能在 rec + 菌株中生长，而 KW251 是 rec-D，且能在 15 μg/mL 四环素环境中生长。

2)在阳性对照连接实验中，噬菌体两臂与噬菌体中央片段连接体系中，加入基因组 DNA 插入片段，连接后电泳检验是否对连接反应有影响，如果抑制连接反应，则基因组 DNA 片段需经酚/氯仿抽提，氯仿抽提，乙醇沉淀再次纯化。

3)基因组 DNA 片段之间的连接效率很低，说明样品中含有外切酶，破坏了互补的黏性末端。需重新提取 DNA 片段，或重新酶切。

(6)λ 噬菌体对螯合剂非常敏感，为防止噬菌体外壳蛋白质解聚，在操作中必须加入镁离子(10～30 mmol)。

(7)将宿主菌和噬菌体混合物在 LB 液体或上层琼脂糖培基中共同培养时，因起始噬菌体数量较少，细菌的总体增殖速度大于噬菌体，一般 3～5 小时左右可观察到培养液变浑浊或固体培基上菌苔生长；随后，随着噬菌体逐步增多，至其增殖速度超过宿主菌，可观察到培养液转而逐渐变清亮和固体培基上噬菌斑产生并由小变大(应注意勿使其互相融合)。

44.2 cDNA 文库构建

一般质粒文库包含的 cDNA 克隆数目较少,适于较高丰度的 mRNA 用;噬菌体文库包含的克隆数目较多,适用于低丰度 mRNA。由于 cDNA 不含内含子结构,因此从 cDNA 文库中筛选的目的基因可直接用于表达研究。

cDNA 文库本身又可分为表达型和非表达型两类。前者采用表达型载体,插入的 cDNA 片段可表达产生融合蛋白,具有抗原性或生物活性,适用于氨基酸序列尚不清楚、不能采用核苷酸探针筛选的基因(可用特异性抗体或化合物筛选),最常用的是 λgt11 cDNA 文库。非表达型 cDNA 库可用相应的核苷酸探针筛选目的基因,最常用的是 λgt10 cDNA 库。因此,若准备用核苷酸探针进行杂交筛选,可构建表达型或非表达型文库;如利用蛋白质的生物活性或免疫原性进行筛选,则只能构建表达型的 cDNA 文库。

【实验原理】 cDNA 是指以 mRNA 为模板、由逆转录酶催化形成互补DNA(complementary DNA, cDNA)第一链,其核苷酸序列完全互补于模板mRNA;再以此单链 cDNA 为模板,由 DNA 聚合酶合成第二链,得到互补双链 DNA。由于模板 mRNA 含有该种细胞的各种 mRNA 分子,因而合成的 cD-NA 产物是各种 mRNA 拷贝的混合物;然后将双链产物与载体(质粒或噬菌体)DNA 重组,并转化到宿主细菌或包装成噬菌体颗粒,得到一系列重组的克隆混合体,每个克隆含单独一种 mRNA 分子,克隆总和则包含细胞的全部mRNA 信息,此即为 cDNA 文库(cDNA library)。

【仪器和试剂】

(1)仪器:恒温培养箱、恒温振荡摇床、恒温水浴箱、离心机。

(2)试剂:polyAT tract^R 磁性球珠 mRNA 分离系统、1 mg/mL Oligo (dT)$_{18}$、25 U/μL RNasin(RNase 抑制剂)、200 U/ml 逆转录酶、1000 U/ml RNase H、10000 U/ml 大肠埃希杆菌 DNA 聚合酶 I、50 mmol/L 辅酶 I、3000 U/ml T4 噬菌体多聚核苷酸激酶、20 mmol/L S - 腺苷甲硫氨酸、80000 U/ml EcoR I 甲基化酶、10 ~ 12 U/μL EcoR I 限制性内切酶、T4 DNA 聚合酶、3 ~ 5 U/μL T4 DNA 连接酶、0.5 μg/μL 磷酸化 EcoR I 连接子、Sephadex G-50、TSE 缓冲液、10 μci/μL(α-^{32}P)dCTP、0.5 μg/μL λgt10 或 λgt11 载体、噬菌体包装蛋白、5 mmol/L dNTP、10 mmol/L ATP、100 mmol/L DTT、1 mol/L Tris - Cl(pH 7.6)、2 mol/L Tris - Cl(pH 7.4)、2 mol/L Tris - Cl(pH 8.0)、1 mol/L KCl、5 mol/L NaCl、250 mmol/L MgCl$_2$、1 mol/L(NH$_4$)$_2$SO$_4$、0.5 mol/L EDTA(pH 8.0)、TE 缓冲液(pH 7.6)。

【实验步骤】

(1)mRNA 的分离：一般需先从组织或培养细胞中分离总 RNA，其方法可参见本书相关内容。真核细胞 mRNA 分子 3′末端的 poly(A)尾提供了从总 RNA 中分离 mRNA 的选择标志，下面介绍 Promega 公司的 polyAT tract^{R}磁性球珠分离系统。该系统用生物素标记 Oligo(dT)，通过它与 mRNA 3′端 poly(A)退火形成杂交体，然后用标有亲合素的顺磁球珠和磁性分离架捕获并洗涤"生物素 Oligo(dT)/mRNA"杂交体，最后用无 RNase 的去离子水洗脱，获得分离纯化的 mRNA。以下是分离不足 1 mg 总 RNA 的操作程序：

1)在 1.5 mL Eppendorf 管中，加入 0.1 ~ 1 mg 的总 RNA 和无 RNase 水至总体积 500 μL，65℃保温 10 分钟。

2)加入 3 μL 生物素标记 Oligo(dT)和 13 μL 20 × SSC，混匀后室温放置约 10 分钟冷却，以使 Oligo(dT)和 mRNA 的 poly(A)尾充分退火。

3)将磁珠(SA-PMPS)轻轻摇匀，放入试管中，使磁珠集中于试管一侧(约 30 秒)，小心吸去上清液；以 0.3 mL 0.5 × SSC 漂洗后，用分离架集中磁珠，去除上清液，重复漂洗 3 次。

4)将磁珠重新悬浮于 0.1 mL 0.5 × SSC 中，然后将步骤 2)中退火反应物全部加入到含漂洗好的磁珠的 1.5 mL Eppendorf 管中，轻轻混匀，室温放置 10 分钟。

5)重新用分离架捕获已与 Oligo(dT)上标记的生物素相连的磁珠，小心吸去上清液。

6)用 0.1 × SSC 洗涤磁珠 3 次，每次 0.3 mL。注意轻晃管底使颗粒完全悬浮。

7)尽可能吸去水相后，将磁珠重新悬浮在 0.1 mL 无 RNase 水中，盖紧管盖后反复颠倒数次以充分洗脱 mRNA。

8)用分离架捕获磁珠，小心吸取洗脱 mRNA 的水相至一新 Eppendorf 管。

9)将磁珠重新悬浮于较少量(如 0.15 mL)水中，重复洗脱 1 次，与前洗脱液合并。

10)若 mRNA 浓度较低，可加 0.1 体积 3 mol/L NaAc(或 KAc、NH$_4$Ac 等)和 1.0 体积的异丙醇于洗脱液中，-20℃沉淀过夜，然后 12000 rpm 离心 10 分钟；1 mL 预冷的 75% 乙醇洗涤沉淀，离心去上清液，真空干燥后重新溶于与所需浓度相应体积的无 RNase 去离子水中。

其他常规方法如寡聚(dT)-纤维素柱层析等也是利用 mRNA 3′端 poly(A)尾进行 mRNA 分离。

(2)合成 cDNA 第一链

1)取 1 个 Eppendorf 管，向其中加入约 10 μg mRNA、10 μg Oligo – dT$_{12~18}$，混匀后离心片刻，置 65℃水浴 3~5 分钟，室温冷却 5 分钟。

2)向管内再加入 2.5 μL Tris – Cl(pH 7.6)溶液、3.5 μL KCl 溶液、2 μL MgCl$_2$溶液、5 μL dNTP 溶液，2 μL DTT 溶液和 5~10 U RNA 酶抑制剂。

3)加水至 48 μL，最后加入 2 μL 逆转录酶，轻轻混匀。

4)为计算第一链的合成率，取出 2.5 μL 混合液置于 1 个小管中，然后加入 0.1 μL α-^{32}P – dCTP。将两管反应液于 37℃保温 1 小时，再将大量反应管置于 4℃条件下。

5)从小量反应管取出 0.5 μL 反应液，分别计算其总放射性及沉淀的放射性。由于在反应体系中已加入 200 mmol/L 的 dNTP，以平均分子质量为 330 计算，共能产生 66 μg 的 DNA。则第一链的实验产率为：

$$\frac{掺入的\ cpm\ 值}{总\ cpm\ 值} \times 66(\mu g)$$

(通常第一链的合成率不太高，产量最高可达模板 mRNA 的 50%)

(3)合成 cDNA 第二链：以第一链反应产物 RNA/DNA 杂交分子中第一链 cDNA 分子为模板，在 DNA 聚合酶作用下合成 cDNA 第二链有两种方法：第一种需先变性(煮沸或加碱)降解除去 DNA/RNA 杂交分子中的 RNA；然后单链 cDNA 3′末端自身环化，形成发夹结构，进行第二链合成。由于双链 cDNA 合成完后，要采用 S1 酶降解"发夹"结构，常导致部分序列丢失。因此，这种方法已较少使用。

第二种方法是先用 RNase H 酶使杂交体中的 RNA 水解为小片段，并以此为引物起始第二链合成，随后通过 DNA 连接酶作用，形成完整的第二链分子。其主要操作步骤如下：

1)向第一链合成产物中加入 70 μL MgCl$_2$溶液、5 μL Tris – Cl(pH 7.4)溶液、10 μL α-^{32}P-dCTP 溶液、1.5 μL(NH$_4$)$_2$SO$_4$溶液、1 μL RNase H、0.5 μL 大肠埃希杆菌 DNA 聚合酶 I 溶液，混匀后离心片刻，16℃放置 4~6 小时。

2)再加入 1 μL 辅酶 I 溶液，1 μL DNA 连接酶溶液，1 μL T4 多聚核苷酸激酶溶液，室温下放置 15 分钟(连接酶修复 DNA 链中的缺口，T4 多聚核苷酸激酶使 Oligo dT 的 5′端磷酸化)。

3)加入 5 μL EDTA 溶液终止反应。取 0.5 μL 反应液测定总放射性和 TCA 沉淀的放射性。其余样品用等体积酚/氯仿抽提。

4)用 Sephadex-G50 柱层析除去未掺入的 dNTP, 平衡液为 TE(pH 7. 6)10 mmol/L NaCl。用两倍体积的无水乙醇进行沉淀, 回收 cDNA, 重溶于 80 μL TE 中。

第二链合成产率为:

$$\frac{\text{掺入第二链的 cpm}}{\text{总 cpm}} \times \text{第一链产量}\%$$

(第二链合成产率一般可达第一链的 70% ~80%)

(4)cDNA 的甲基化: 常用构建 cDNA 文库的 λgt10 和 λgt11 载体都有供外源 cDNA 片段插入的 EcoR I 位点, 而上一步得到的双链 DNA 为平末端, 需加上 EcoR I 连接子, 以通过 EcoR I 酶切产生 EcoR I 黏性末端, 才能与载体相连接。但 cDNA 内部的 EcoR I 位点必须先通过甲基化加以保护, 以免酶切时 cDNA 在这些位点被切断。

1)向 cDNA 溶液中加入 5 μL Tris - Cl 溶液、2 μL NaCl 溶液、2 μL EDTA 溶液和 1μL S - 腺苷甲硫氨酸溶液。

2)加水到终体积为 98 μL, 再加入 2 μLEcoR I 甲基化酶溶液, 冰上混匀后离心片刻; 37℃保 1 小时; 68℃ 15 分钟终止反应。

3)等体积酚/氯仿、氯仿分别抽提一次, 乙醇沉淀并洗涤, 回收的 cDNA 溶于 29 μL TE 中。

(5)cDNA 的末端补平: 在与连接子连接之前, cDNA 需进行末端补平。

1)cDNA 溶液于 68℃加热 5 分钟(展开 DNA 末端单链结构), 室温冷却 5 分钟。

2)加入 5 ×T4 DNA 聚合酶缓冲液 10 μL, 5 μL dNTP 溶液。

3)加入 1~2 U T4 噬菌体 DNA 聚合酶, 补足水至 50 μL, 混匀后于 37℃保温 15 分钟。

4)加入 1μL 0. 5 mol/L EDTA(pH 8. 0)终止反应。

5)等体积酚/氯仿抽后, 经 SephadexG-50 柱层析除去游离 dNTP。

6)乙醇沉淀洗涤后, cDNA 重溶于 13 μL 无菌水中。

(6)cDNA 与连接子连接

1)向 cDNA 溶液中加入 2 μL 10 ×连接缓冲液、2 μL 连接子溶液、1 μL T4 DNA 连接酶溶液及 2 μL ATP 溶液, 混匀后, 16℃保温 8 ~12 小时。

2)68℃ 15 分钟灭活连接酶, 冰浴 2 分钟。

(7)EcoR I 消化 cDNA - 连接子反应物: cDNA 内部可能存在的 EcoR I 位点已被甲基化保护, 只有连接子上的 EcoR I 位点被识别切割, 产生所需的黏性末端。

1)在上述连接产物中加入 20 μL 10 × *Eco*RI 酶切缓冲液，20 μL *Eco*RI 酶溶液，并补足水至总体积 200 μL；混匀后 37℃保温 2 小时。

2)等体积酚/氯仿抽提、乙醇沉淀后，cDNA 重溶于 20 μL TE 中，68℃ 10 分钟终止反应。

(8)cDNA 的分部分离：cDNA 与连接子反应后，分离除去未连接的*Eco*RI 连接子和 500 bp 以下小片段的过程，许多试剂盒提供的 Sepharose CL-4B 分离纯化柱方法如下：

1)向上一步 cDNA 溶液中加入 2 μL 上样缓冲液，混匀。

2)用 TSE 缓冲液彻底洗涤 Sepharose CL-4B 层析柱后上样。

3)分部收集流出液，每管约 200 μL，至收集管无放射性为止。

4)从各管中取出 2 μL 进行放射性测定，绘制洗脱液曲线。收集洗脱液峰值中间部分进行乙醇沉淀，再将样品溶于 20 μL Tris – Cl 缓冲液中。

测定 cpm 值，可得出与载体连接的 cDNA 含量：

$$\frac{用于连接的}{cDNA\ 的量(\mu g)} = \frac{回收\ cpm}{插入第二链\ cDNA\ 的\ cpm} \times 第二链合成量(\mu g) \times 2$$

(如果实验顺利，10 μg mRNA 可获得长度大于 500bp 的 cDNA 250 ~ 400 ng)

(9)cDNA 与噬菌体载体连接：经上述处理的 cDNA 片段与载体 λgt10 或 λgt11 连接时，两者比例是关键，可通过不同浓度比例的预实验来确定最佳条件。就一般经验而言，50 ~ 100 ng cDNA 与 1 μg 去磷酸化 λ 噬菌体载体连接的效率最高。

1)向反应管中加入 cDNA 约 100 ng、载体 DNA 溶液 2 μL、10 × T4 DNA 连接酶缓冲液 2 μL，并加水至 19 μL 混匀，42℃保温 15 分钟，使 cDNA 与载体 DNA 退火。

2)冰浴 2 分钟，加入 1 μL 连接酶，混匀后于 14℃连接过夜。

(10)噬菌体的包装、转染(或质粒 DNA 的转化)：若采用噬菌体载体，连接产物必须经体外包装、形成重组噬菌体颗粒以感染宿主菌，包装后应进行效价测定、扩增、保存，并可用于杂交筛选。

如采用质粒 DNA 载体，可将 cDNA 与载体连接产物直接转化感受态大肠埃希杆菌，建立 cDNA 库。

上述操作可参见本书"基因组文库的构建"及其他相关实验。

【注意事项】

(1)对于只在特定细胞和组织内表达的基因，要选择合适的细胞和组织提取总 RNA，否则将不能得到所要求的 cDNA 克隆；分离 mRNA 的所用试剂和器具的处理要求与一般 RNA 提取一致。

(2)mRNA 分离的原则首先是保证完整性，一要 mRNA 种类齐全，二是不能降解，构建的 cDNA 库才能完整(可用已知基因为探针进行 Northernblot 检测，杂交条带应清晰、无拖尾)；其次应保证无 DNA 污染，即使 1 ppm DNA 也会造成严重影响。可用变性凝胶电泳检测分离获得的 mRNA 的完整性和有无 DNA 污染：mRNA 应该在双链 DNA 0.5 ~ 8.0 kb 之间均匀着色，无明显区带，但在 1.5 ~ 2.0 kb 间应着色较强；另外，第一链合成后其产物经 1% 琼脂糖凝胶电泳，cDNA 长度应为 0.7 ~ 8 kb。

此外，由于后续步骤多而易造成损失，故要求起始 mRNA 量较大，一般 10 μg mRNA 可建立 1 个较大的 cDNA 文库。

(3)一般逆转录酶均同时具有 DNA 聚合酶和 RNase H 酶两种活性。后者在反应中起副作用，使 cDNA-RNA 杂交分子中的 RNA 分子降解成小片段，继而作为引物、逆转录产生小片段 DNA，干扰全长 cDNA 合成；另外，RNase H 酶活性还可使 mRNA 分子末端的 poly A 序列降解，当使用 oligo-dT 作引物时，使分离出来的 mRNA 成为无效模板，降低 cDNA 的合成产率。因此应尽量去除它的活性。现有许多公司如 Gibco-BRL 出品的基因工程反转录酶产品，已去除其 RNase H 酶活性而保持完整的 DNA 聚合酶的活性，在购买前应详细了解产品性能。

(4)第一链的合成起始于与 mRNA 退火的引物。常用引物有两种：oligo-dT 和 6 聚体随机引物。Oligo-dT 可与各种 mRNA 分子的 poly A 尾序列结合，但缺点是合成起始于 mRNA 的 3′末端，对于较长的 mRNA(>3 kb)分子，可能要越过较长的 3′非编码区才能达到编码区，较难得到全长 cDNA；若采用随机引物，第一链的合成可起始于 mRNA 上多个部位，这样就保证能够得到 mRNA 的编码区及 5′末端的序列。

(5)在构建表达型 cDNA 库时，由于插入片段方向及阅读框架的影响，必须采用 3 种长度的连接子，每种长度相差两个核苷酸，以保证插入片段能有一种正常的阅读框架，表达出融合蛋白。因此，经连接后真正表达融合蛋白的 cDNA 克隆只占 1/6，若在 Oligo-dT 引物的 5′末端加上相应的限制性内切酶识别位点，使得产生的 cDNA 片段可定向插入载体，便可将这一比率提高一倍。

(6)连接子的浓度应该很大(> cDNA 浓度 100 倍)，以保证每个 cDNA 分子的末端都有连接子相连，而不是自身连接；同时连接子磷酸化可通过合成过程中化学修饰获得，效率较高。

（7）连接效率的检查：取连接后样品进行 1.4% 琼脂糖凝胶电泳，若在凝胶底部出现弥散性着色区，表明连接效果良好。经 EcoRI 酶切后，连接子形成的着色区消失。

（8）由于 cDNA 大小不均一，很难确定其克隆分子浓度，因此，在与载体连接时需要进行摸索试验，以确定 cDNA 与载体的最佳摩尔数比，保证有最佳的克隆效率。另外，为防止自身连接，使用去磷酸基团的噬菌体左右臂效果更好。

（9）对于 λgt10 选用 E. coli BNN102 宿主菌，没有外源基因插入的载体在此菌中不能生长。对于 λgt11 载体则选用 E. coli Y1090 为宿主菌，通过蓝白斑确定有无外源基因插入。

（10）克隆效率问题：一般每微克 cDNA 应得到 $1 \times 10^7 \sim 5 \times 10^7$ 个克隆（对于 λgt11 的蓝白斑筛选，蓝斑应少于 1/10）。一个完整的 cDNA 库应包含的克隆数为 N：

$$N = \frac{\ln(1 - P)}{\ln(1 - n/T)}$$

P 为筛选到某一 mRNA 的概率；n 为细胞内最稀有 mRNA 的拷贝数；T 为细胞中总 mRNA 拷贝数。

一个哺乳动物细胞约含有 560000 个 mRNA 拷贝，若 n 为 8，筛选某个 mRNA 的概率为 99% 时，则克隆数为：

$$N = \frac{\ln(1 - 0.99)}{\ln\left(1 - \dfrac{8}{560000}\right)} \approx 3.3 \times 10^5$$

实际上 1 个完整的 cDNA 库至少含有 1×10^6 个克隆，这样才能保证其中含有每一个单拷贝的 mRNA。

备注：目前 cDNA 文库的应用比较广泛，许多生物技术公司都提供从 mRNA 分离开始的文库构建全套试剂盒，可用于快速构建所需的 cDNA 文库，操作应按照说明书介绍进行。

44.3　文库的筛选与鉴定

文库的筛选有几种不同的方法，如核酸分子杂交、利用抗原抗体结合的免疫学方法等。其中核酸分子杂交筛选法可以同时迅速地分析大量的克隆，灵敏度高，此外，核酸探针可检出所有带目的序列的克隆，而与该序列是否表达无关，因此用放射性标记的 DNA 探针进行噬菌斑原位分子杂交以筛选文库是目前最常用最有效的方法。通过文库筛选,可以获得基因全长、分离出对应稀有 mRNA 的 cDNA 片段及鉴定目的重组子等。

【实验原理】 将噬菌体以一定的密度铺于平板,待噬菌斑长出后,在平板的顶层琼脂糖表面轻铺一张硝酸纤维素滤膜(或尼龙膜),由于毛细虹吸作用,噬菌体颗粒及 DNA 转移至膜上,使菌斑影印在膜上,从而膜上的菌斑与平板的菌斑分布完全一致。碱变性后,经过烘烤或紫外线照射使 DNA 结合于滤膜上,再与 ^{32}P 标记的探针杂交,通过洗膜、显影、冲洗胶片,将胶片与原始的培养平板对比,可以得到阳性噬菌体,以进行进一步分析。

【仪器和试剂】

(1)仪器:恒温振荡摇床、恒温水浴箱、离心机、杂交炉、暗室、压片夹。

(2)试剂:待标记的探针 DNA、随机引物法标记试剂盒、放射性核素、顶层琼脂糖、底层 LB 琼脂、杂交膜(硝酸纤维素膜或尼龙膜)、杂交液、显影液、定影液、SM 溶液、顶层琼脂糖(1L)、LB 底层琼脂、变性液、中和液、预杂交液、杂交液、SM 溶液。

【实验步骤】

(1)选择与制备铺平板细菌:

1)选择:cDNA 文库和基因组文库铺平板时,通常采用 LE392 和 NM538 细菌菌株,有时也用 XL – blue 细菌。

2)制备:

①选择以上任一菌株划线于 LB 平板上,过夜培养后,挑一单个菌落于 50 mL LB 培基中培养过夜。其中 LB 中加入终浓度为 0.2% 的麦芽糖。

②3500 rpm 离心 5 分钟收集细菌沉淀,重悬于 20 ~25 mL 10 mmol/L $MgSO_4$ 溶液中,4℃下可以保存 1 个月。如果检测文库的滴度,最好采用新鲜制备的铺平板细菌。

(2)检测文库的滴度:文库可以自己构建,也可以从公司购买,一般文库筛选前都要进行滴度的检测。

1)建立一系列的文库稀释液:通常文库的滴度为 $10^8 \sim 10^9$ pfu/mL,取 10 μL 文库原液,加入 990 μL SM 溶液,则稀释后的文库滴度为 10^7 pfu/mL,保存滴度为 10^7 pfu/mL 的文库。铺平板时常用滴度为 10^7 pfu/mL 的文库进行一系列的稀释。10^7 pfu/mL 继续稀释 100 倍至 10^5 pfu/mL,再稀释 100 倍至 10^3 pfu/mL,直至 10 pfu/mL。

2)3 个微量离心管中各加入 100 μL 铺平板细菌。再分别加入 2 μL 上述滴度为 10^1、10^3 及 10^5 pfu/mL 的文库稀释液,混匀,37℃培养 15 分钟,让噬菌体吸附在铺平板细菌上。

3)微波炉中溶解顶层琼脂糖,分别取 3 mL 加入到 3 个 15 mL 的灭菌塑料管中。

4)将步骤 2 中的混合物各加入到装有 3 mL 顶层琼脂糖的塑料管中。(装有顶层琼脂糖的塑料管须 50℃水浴,以防凝固)。上下颠倒塑料管数次,充分混匀后,倒入 LB 底层平板中。待顶层琼脂糖变硬后(约 30 分钟),倒置平板于 37℃培养至菌斑出现。

5)菌斑计数,计算文库的滴度,如果滴度为 10^3 pfu/mL 的平板上有 20 个菌斑,其稀释倍数为 10,000,则原文库的滴度为 20×10,000/0.02 mL = 10^7 pfu/mL。

(3)文库铺平板:要从哺乳动物 DNA 文库里筛选目标基因(哺乳动物基因组的大小达 10^9 bp),必须筛选几十万个菌斑,通常根据文库的滴度确定所铺平板的数量。如果文库的滴度为 300,000 ~ 500,000 pfu/mL,一般铺 10 ~ 15 个平板(直径为 150 mm)。铺平板时最好用新鲜制备的铺平板细菌。不同大小的培养皿所能容纳的最大菌斑数不同,具体见表 44 - 2:

表 44 - 2 不同大小的培养皿所能容纳的最大菌斑数

平皿直径 (mm)	总面积 (cm^2)	底层琼脂量 (mL)	铺平板细菌量(mL)	顶层琼脂糖量(mL)	噬菌斑最大数目个/平板
100	63.9	30	0.1	2.5	15,000
150	176.7	80	0.3	6.5	50000

现以文库滴度为 300,000 pfu/mL 共铺平板 12 块(直径为 150 mm)为例介绍具体的操作过程:

1)取 3.6 mL 铺平板细菌,加入到 15 mL 的灭菌塑料管中。

2)根据文库大小,在装有铺平板细菌的塑料管中加入一定数量的文库,如文库滴度为 3,000,000 pfu/mL,则加 0.1 mL,使文库的滴度达到 300,000 pfu/L。

3)37℃,培养 30 分钟。

4)在装有 6.5 mL 融化的顶层琼脂糖的塑料管中(置于 50℃水浴)加入 300 μL 铺平板细菌与噬菌体的混合物,上下颠倒塑料管数次,充分混匀后,倒入装有底层琼脂的平板中。注意:动作要迅速,以防顶层琼脂糖凝固;铺有底层琼脂的平板在使用前于37℃干燥数小时。如果顶层琼脂糖倒入湿的、新铺的平板，则移走滤膜时，顶层琼脂糖会脱落。采用同样的方法铺余下的11块平板。当顶层琼脂糖变硬后，倒置平板于37℃培养。

5）仔细观察细菌的生长，菌斑几乎融合时停止培养。通常cDNA文库需要5～7小时，基因组文库需要6～10小时。菌斑几乎融合时，不会出现菌斑的弥散，对后续实验没有影响。

6）平板于4℃过夜保存，或置于4℃至少1小时，使顶层琼脂糖变硬，便于后续操作。

（4）转膜：转膜通常可采用硝酸纤维素滤膜、尼龙膜作为固相支持物。更多的使用尼龙膜，因为尼龙膜耐用，可反复使用多次。

1）小心将编好号的尼龙膜铺于已变硬的顶层琼脂糖表面，与噬菌体接触，注意膜与顶层琼脂糖之间不能有气泡。用18号针头扎穿膜及其下的琼脂，制备3个不对称的标记点。注意：戴手套操作，因手指上的油脂可使膜不能湿透并影响DNA从顶层琼脂糖向膜转移，此外，穿孔作标记时不移动膜，以免造成平板上的菌斑与膜上的不对应。

2）在一张保鲜膜上加入2～5 mL变性液，另一张保鲜膜上加入2～5 mL中和液，各形成一个小洼。

3）1～2分钟后，用无菌平头镊子剥离第一张膜，将含有噬菌体颗粒的膜面朝上放置于变性液上，使膜浮在液面上，均匀浸湿，放置2～5分钟后，菌落面朝上置于一无菌滤纸上，待膜稍干。

4）膜稍干后，转移至含有2～5 mL中和液溶液的保鲜膜上，有噬菌体颗粒的膜面朝上，5分钟后，膜转移至一张无菌的滤纸上，待膜稍干。

5）2×SSC溶液洗膜2次，室温下干燥。

6）将膜夹于两张滤纸中间，80℃真空烤2小时，也可用紫外交联仪在254 nm波长的紫外线下照射，总照射剂量根据膜而定：湿膜为1.5 J/cm²，干膜为0.15 J/cm²，将DNA固定于膜上，即可用于分子杂交。

7）如果需要制备数张膜，则将第二张膜铺于同一平板上，并在与第一张膜相同的位置处用防水墨水标记，1～2分钟后剥离膜，按步骤6）方法变性、中和DNA，一个平板最多复印7张膜，以后的复印依次延长30～60秒，或直至膜完全湿透。

8）不立即进行杂交的膜可用铝箔松松地包裹起来，室温下干燥保存。平板用石蜡膜封严，于4℃保存，以防平板干涸。文库可在4℃保存数月，但滴度会逐渐降低。

(5)放射性核素[α-^{32}P]dNTP 标记探针,通常采用 50 μCi[α-^{32}P]dCTP,这足以标记 20~50 ng 探针。用随机引物标记试剂盒标记探针,具体操作按照试剂盒的说明书进行。探针标记后用 Sephadex G-50 柱层析纯化,乙醇沉淀后重溶于 500 μL TE 溶液中。纯化的探针可暂时保存于 -20℃,但要注意最好在^{32}P 半衰期(14.22 天)前使用。

(6)预杂交:将膜转入杂交筒中,加入杂交液,并尽量排除膜上的气泡,在适当的温度下于杂交炉中杂交 1~2 小时。如果没有杂交炉,也可以在脱色摇床上进行,将膜放入装有预杂交液的杂交袋中(注意杂交袋要封严),温育,缓慢摇动 1~2 小时。杂交液中含有 50% 甲酰胺溶液,则预杂交的温度为 42℃,杂交液不含甲酰胺则杂交温度为 68℃。对于硝酸纤维素滤膜,在 50% 甲酰胺中于 42℃ 杂交比在不含甲酰胺溶液中于 68℃ 杂交更为温和,但杂交的速率,前者只及后者的 1/3~1/2,所以通常采用不含甲酰胺的杂交溶液,在 68℃ 下进行预杂交及杂交。预杂交液的用量约为 200 μL/cm^{2}膜。

(7)杂交:标记好的探针于沸水浴中变性 2~5 分钟后,以使双链探针变性,单链探针则不需变性。变性后,立即冰浴,倒掉预杂交液,将探针加入到杂交液中,在适当温度下杂交过夜。注意:杂交筒一定要拧紧,杂交袋一定要封严。杂交体系一般为 15~100 mL,要求杂交液达 50~100 μL/cm^{2}膜,探针在杂交体系中的用量为每毫升杂交液 2×10^5~10^{6}计数/分(其放射性比活度不小于 5×10^{7}计数/分)。体系越大,杂交时间也越长。体系小于 50 mL 则过夜即可,反之则需要 1~2 天。杂交温度通常为 68℃,杂交液中不含甲酰胺溶液。

(8)洗膜:杂交完成后,回收杂交液,屏蔽好后,于 -20℃ 保存,该溶液可以反复使用多次。向杂交筒内依次加入 15~50 mL 的 1×SSC,0.5% SDS 混合液、0.5×SSC,0.1% SDS 混合液、0.1×SSC,0.1% SDS 混合液,于 68℃ 分别洗膜 15 分钟。注意将洗膜液倒入污物瓶中。洗膜时,用盖革计数器检测膜的放射活性。膜的放射活性越高则背景也越高。当检测到每张滤膜上有 10~100 个阳性克隆

信号即可停止洗膜。在具体操作过程中,可以根据所需的严谨度,适当调节杂交温度及洗膜条件,具体见表44-2:

表 44 - 2　杂交温度和洗膜条件

严谨度	杂交温度	洗膜条件
高	68℃	$0.1 \times SSC, 0.1\%\ SDS, 68℃$
中	55 ~ 62℃	$0.5 \sim 1.0 \times SSC, 0.1\%\ SDS, 55 \sim 62℃$
低	50 ~ 55℃	$2 \times SSC, 0.1\%\ SDS,\ \ \ 50 \sim 55℃$

(9)压片：洗完膜后，取出滤膜于滤纸上稍置片刻后，放在一张保鲜膜上(编号面朝上)，使用以放射性墨水制作的黏性圆点标签在保鲜膜上作几个不对称的标记，这些标记有助于滤膜与 X 线片对准位置。放射性墨水由少量的 ^{32}P 与防水墨水混合而成，通常用四个半衰期以后的 ^{32}P 制作放射性墨水。用保鲜膜包住滤膜，放入暗盒中，在暗室内于滤膜上压 X 线胶片一张或滤膜上下各压一张，并加上增感屏，于 -70℃ 或 -30℃ 曝光 12 ~ 24 小时。注意 X 线胶片压于膜上后，不要再移动。

(10)显影：在暗室里取出 X 线胶片，室温下进行显影、定影。底片显影后，通常可以看见膜的大概轮廓、黑色的阳性克隆及放射性墨水所作的标记点。

(11)挑取阳性克隆：在阅片灯下或者光亮处，将 X 线胶片与膜及平板的标记点对应好，用无菌牙签挑选阳性菌斑于 1 mL SM 溶液中，再加入一滴氯仿保存于 4℃。通常，滤膜与平板对准后并不能挑选出单独的一个阳性菌斑。在此情况下，可挑取含多个菌斑的琼脂块，取少量从琼脂块洗脱的噬菌体悬液(100 倍稀释后取 50 μL)于 100 mm 的平皿中铺板培养，使平板出斑率大约为 500 个/平皿。然后进行第二轮噬菌斑原位分子杂交，筛选阳性噬菌斑。根据筛选的结果，挑选一个分隔良好的阳性噬菌斑进行进一步分析。如果第二轮不能筛选到一个清晰的噬菌斑，再进行第三轮筛选，挑取的阳性克隆再铺板时，要确保平板上的噬菌斑更少，平板的出斑率要小于 100 个/平皿。第二、三轮的操作基本上与第一轮一样，铺平板时，要求噬菌斑的数量逐轮减少。

(12)制备单个噬菌体原种：通过杂交筛选，从以 λZAP 为载体构建的文库中得到的单个克隆，可以马上制备噬菌体原种保存。而从 DNA 文库(以 λFIX 或类似的载体构建的文库)所得到的阳性克隆须进行纯克隆再筛选，以确保 100% 是纯克隆，然后从中挑取最佳的克隆，制备噬菌体原种保存。单个噬菌体原种的制备方法是将单个阳性克隆重新铺板，生长至菌斑融合后，加入 2 mL 的 SM 溶液，室温振荡平皿数个小时，尽量吸取 SM 溶液，加入微量离心管中，滴加 2 滴氯仿，于 4℃保存。

【**注意事项**】

（1）拿取滤膜时，必须戴手套，因为手指上的油脂有碍于滤膜的浸湿并影响 DNA 的转移。

（2）一定要做好标记及注意对好标记点，以免挑取错误的克隆。

（3）滤膜与平板之间避免产生气泡，以免影响 DNA 的转移。

（4）在滤膜变性中和时，有菌斑面一定要朝上。

（5）双链探针加入到杂交液之前，一定要变性为单链。

（6）在预杂交、杂交和洗膜各个步骤中不要让滤膜干燥，否则非特异性结合的 DNA 探针难以洗脱。

（7）有废弃的洗膜液要倒入专门的回收瓶中，以免造成放射性污染。

（8）杂交过程采用厚度大于 1 cm 的有机玻璃防护屏防止放射性元素对操作者的辐射损伤。

（汤立军）

45　常用生物信息学数据库

近年来,随着分子生物学实验数据的大量积累及生物信息学的发展,产生了许多分子生物学相关数据库。如核酸序列数据库,蛋白质序列数据库,基因组数据库等。这些数据库大致可以分为四类:基因组数据库、核酸和蛋白质一级结构数据库、生物大分子三维空间结构数据库,以及以这些数据库为基础构建的二次数据库。

45.1　常用核酸序列数据库

DNA 测序技术的迅速发展,核酸序列不断增长,在国际上逐渐建立了以GenBank、EMBL、DDBJ 为代表的三大核酸序列数据库(表 45-1)。1988 年,三大数据库共同联合成立了国际核酸序列数据库中心,对数据库的数据每天同步更新。三大数据库综合了 DNA 和 RNA 序列数据,其数据源于众多的研究机构和核酸测序小组及科学文献。数据库中的每条记录代表着一条单独的、连续的、附有注释的 DNA 或 RNA 片段。对于一个特定的查询,三个数据库的查询结果一致,仅在数据格式上有细微的差别。

表 45-1　国际三大核酸序列数据库

数据库	简介	网址
GenBank	由美国国立卫生研究院(National Institutes of Health, NIH)的美国国家生物技术信息中心(National Center for Biotechnology Information , NCBI)建立	http://www.ncbi.nlm.nih.gov/genbank
EMBL	由欧洲分子生物学实验室(European Molecular Biology Laboratory)于 1982 年创建的,其名称也由此而来,目前由欧洲生物信息学研究所负责管理	http://www.embl.org/
DDBJ	DNA Data Base of Japan 的简称,创建于 1986 年,由日本国家遗传学研究所负责管理	http://www.ddbj.nig.ac.jp/

45.1.1　GenBank 数据库

GenBank 是一个综合性的数据库。由美国国立卫生研究院（National Institutes of Health，NIH）的美国国家生物技术信息中心（National Center for Biotechnology Information ，NCBI）建立。它是国际核酸序列数据库协会的三大公共核酸序列数据库之一，大约每 2 个月会更新一次版本。截止到 2015 年 4 月，最新的版本是 release 207.0，收录了 182，188，746 条序列记录，大约包含了 189，739，230，107 个碱基。GenBank 所有的数据记录被划分在若干个文件里，如细菌类、病毒类、灵长类、啮齿类、EST 数据、基因组测序数据、大规模基因组序列数据等 20 类，其中 EST 数据又被分成若干个文件。GenBank 的数据直接源于科研工作者提交的序列以及与其他数据机构协作交换的数据。GenBank 每天都会与欧洲分子生物学实验室（EMBL）和日本的 DDBJ 交换数据，使国际三大核酸序列数据库的数据更新同步。

45.1.1.1　GenBank 数据库的子数据库

目前，GenBank 数据库可以分为 PRI 、ROD 、MAM 等 20 个子数据库（表 45－2），其中 ENV, EST, GSS, HTC, HTG, STS, TSA 为高通量子数据库。在数据库查询时可以根据不同的查询目的选择查某个子数据库以便缩小查询范围，从而加快查询响应速度。GenBank 数据库中测序最多的物种是人、小鼠、大鼠、牛等（表 45－3）。

表 45－2　GenBank 数据库包含的子数据库

数据库简称	数据库全称	说明
PRI	primate sequences	灵长类序列
ROD	rodent sequences	啮齿类序列
MAM	other mammalian sequences	其他哺乳类序列
VRT	other vertebrate sequences	其他脊椎动物序列
INV	invertebrate sequences	非脊椎动物序列
PLN	plant, fungal, and algal sequences	植物、真菌、藻类序列
BCT	bacterial sequences	细菌序列
VRL	viral sequences	病毒序列
PHG	bacteriophage sequences	噬菌体序列
SYN	synthetic sequences	人工合成序列
UNA	unannotated sequences	未经注释的序列

数据库简称	数据库全称	说明
EST	EST sequences（Expressed Sequence Tags）	EST 序列
PAT	patent sequences	专利序列
STS	STS sequences（Sequence Tagged Sites）	STS 序列
GSS	GSS sequences（Genome Survey Sequences）	基因组测序序列
HTG	HTGS sequences（High Throughput Genomic sequences）	高通量基因组序列
HTC	HTC sequences（High Throughput cDNA sequences）	高通量 cDNA 序列
ENV	Environmental sampling sequences	环境样本序列
CON	Constructed sequences	构造序列
TSA	Transcriptome Shotgun Assembly sequences	转录组鸟枪法测序序列

表 45 - 3 GenBank 数据库中测序最多的物种（第 191 版，2012 年 8 月）

物种	通用名	非全基因组鸟枪法测序碱基对数目
Homo sapiens	人	16 310 774 187
Mus musculus	小鼠	9 974 977 889
Rattus norvegicus	大鼠	6 521 253 272
Bos taurus	牛	5 386 258 455
Zea mays	玉米	5 062 731 057
Sus scrofa	猪	4 887 861 860
Danio rerio	斑马鱼	3 120 857 462
Strongy locentrotus purpuratus	黄海胆扇贝	1 435 236 534
Macaca mulatta	恒河猴	1 256 203 101
Oryza sativa Japonica Group	水稻	1 255 686 573
Xenopus（Silurana）tropicalis	非洲蟾蜍	1 249 938 611
Nicotiana tabacum	烟草	1 197 357 811
Arabidopsis thaliana	拟南芥	1 144 226 616
Drosophila melanogaster	果蝇	1 119 965 220
Pan troglodytes	黑猩猩	1 008 323 292
Vitis vinifera	欧洲葡萄	999 010 073

续表 45 – 3

物种	通用名	非全基因组鸟枪法测序碱基对数目
Canis lupus familiaris	狗	951 238 343
Glycine max	大豆	906 638 854
Gallus gallus	鸡	899 631 338
Triticum aestivum	小麦	898 689 329

45.1.1.2 GenBank 数据库中的核苷酸序列

GenBank 数据库中的核苷酸序列条目关键字包括 LOCUS（该序列条目的序列信息，包括这个序列的名称或者序列识别号、序列长度、序列性质、子数据库信息、录入或更新日期），DEFINITION（说明），ACCESSION（序列接受号），VERSION（序列版本号：编号 . 版本号），KEYWORDS（关键词），SOURCE（数据来源），REFERENCE（参考文献），FEATURES（特性表），ORIGIN（碱基排列顺序）。每个序列记录格式参数包含不同的含义（表 45 – 4），GenBank 数据库中的一条核苷酸序列详细记录如图 45 – 1 所示。

表 45 – 4   GenBank 数据库中的核苷酸序列记录格式参数说明

参数	说明
LOCUS	位点信息，包括基因名称或者序列识别号、序列长度、序列性质、子数据库信息、录入或更新日期。LOCUS 记录名在数据库中必须是独立的、唯一的，以保证检索不被重复，具有唯一性和永久性
DEFINITION	序列的简短描述，如序列来源，基因名，是否完整的编码序列
ACCESSION	序列接受号
VERSION	版本号，包括序列接受号和版本号，如：AB021961. 1 GI：GenInfo Identitier 号
KEYWORDS	关键词
SOURCE	数据来源，说明该序列是从什么生物体、什么组织得到的
REFERENCE	序列中的相关文献，一个序列可以有多篇文献，以不同序号表示，并给出该序列中的哪一部分与文献有关。包括 AUTHORS（作者），TITLE（题目）及 JOURNAL（杂志名）等
FEATURES	基因或者其产物的特性表，详细描述序列特性。特性表中带有/db – xref/标志的字符可以链接到其他数据库

续表 45 - 4

参数	说明
ORIGIN	序列本身
//	结束符

```
LOCUS       AB021961               1429 bp    mRNA    linear    ROD 14-APR-2000
DEFINITION  Mus musculus mutant p53 mRNA, complete cds.
ACCESSION   AB021961
VERSION     AB021961.1  GI:5421849
KEYWORDS    P53.
SOURCE      Mus musculus (house mouse)
  ORGANISM  Mus musculus
            Eukaryota; Metazoa; Chordata; Craniata; Vertebrata; Euteleostomi;
            Mammalia; Eutheria; Euarchontoglires; Glires; Rodentia;
            Sciurognathi; Muroidea; Muridae; Murinae; Mus; Mus.
REFERENCE   1
  AUTHORS   Araki,R., Fukumura,R., Fujimori,A., Tatsumi,K. and Abe,M.
  TITLE     Cell cycle in DNA-PKcs knock-out mice
  JOURNAL   Unpublished
REFERENCE   2  (bases 1 to 1429)
  AUTHORS   Fujimori,A. and Abe,M.
  TITLE     Direct Submission
  JOURNAL   Submitted (28-DEC-1998) Masumi Abe, National Institute of
            Radiological Sciences, Dept. of Biology and Oncology; Anagawa
            4-9-1, Inage-ku, Chiba, Chiba 263-8555, Japan
            (E-mail:abemasum@uexs72.nirs.go.jp, Tel:043-206-3219,
            Fax:043-251-4593)
FEATURES             Location/Qualifiers
     source          1..1429
                     /organism="Mus musculus"
                     /mol_type="mRNA"
                     /strain="SCID"
                     /db_xref="taxon:10090"
                     /cell_line="SCGR-11"
                     /cell_type="fibroblast"
                     /note="SCGR-11 cell is a derivative of SC3T3 fibroblast
                     cell line derived from scid (severe combined immune
                     deficiency) mice."
     gene            1..1429
                     /gene="p53"
     CDS             101..1273
                     /gene="p53"
                     /note="Amino acid no.191 leusine (L) in wild-type mouse
                     P53 is substituted to arginine (R)."
                     /codon_start=1
                     /product="P53"
                     /protein_id="BAA82344.1"
                     /db_xref="GI:5421850"
                     /translation="MTAMEESQSDISLELPLSQETFSGLWKLLPPEDILPSPHCMDDL
                     LLPQDVEEFFEGPSEALRVSGAPAAQDPVTETPGPVAPAPATPWPLSSFVPSQKTYQG
                     NYGFHLGFLQSGTAKSVMCTYSPPLNKLFCQLAKTCPVQLWVSATPPAGSRVRAMAIY
                     KKSQHMTEVVRRCPHHERCSDGDGLAPPQHRIRVEGNLYPEYLEDRQTFRHSVVVPYE
                     PPEAGSEYTTIHYKYMCNSSCMGGMNRRPILTIITLEDSSGNLLGRDSFEVRVCACPG
                     RDRRTEEENFRKKEVLCPELPPGSAKRALPTCTSASPPQKKKPLDGEYFTLKIRGRKR
                     FEMFRELNEALELKDAHATEESGDSRAHSSYLKTKKGQSTSRHKKTMVKKVGPDSD"
     variation       672
                     /gene="p53"
                     /note="t in wild-type mouse p53"
                     /replace="t"
ORIGIN
        1 ttcctggnct gtaggtagcg actacagtta gggggcacct agcattcagg ccctcatcct
```

图 45 -1　GenBank 数据库中的一条核苷酸序列记录

45.2 常用蛋白质序列数据库

由于蛋白质序列测定技术先于 DNA 序列测定技术问世，蛋白质序列的搜集也早于 DNA 序列。蛋白质序列数据库的雏形可以追溯到 60 年代。60 年代中期到 80 年代初，美国国家生物医学研究基金会（National Biomedical Research Foundation，NBRF）Dayhoff 领导的研究组将搜集到的蛋白质序列和结构信息以《蛋白质序列与结构图册》（Atlas of Protein Sequence and Structure）的形式发表，主要用来研究蛋白质的进化关系。1984 年，"蛋白质信息资源"（Protein Information Resource，PIR）计划正式启动，蛋白质序列数据库 PIR 也因此而诞生。目前，蛋白质序列数据库种类繁多，各有特色，因此，与核酸序列数据库不同，用户在使用蛋白质序列数据库时，可根据实际情况尽量选择几个不同的数据库，并对结果加以比较。

45.2.1 蛋白质序列联合数据库（Universeral protein resource，UniProt）

UniProt（网址：http://www.ebi.ac.uk/uniprot）是一个信息最丰富的、资源最广的，高质量的，免费使用的蛋白质序列与功能信息数据库，它的数据主要来源于基因组测序项目完成后获得的蛋白质序列，还包含了大量来自研究文献的关于蛋白的生物学功能信息（图 45 - 2）。2002 年，SIB、EBI、PIR 三家联合形成了新型蛋白质数据库 Uniprot。UniProt 包括四个部分：Uniprot-KB、Uniparc、UniRef、UniMES，每个部分优化成有不同的用途（表 45 - 5）。

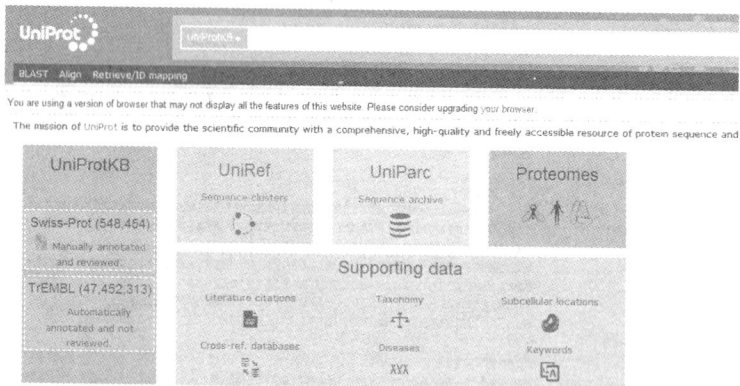

图 45 - 2　UniProt 由 SIB、EMBL - EBI、PIR 共同建立和维护

表 45 – 5　蛋白质数据库 UniProt 包含的 4 个部分

名称	说明
UniprotKB	蛋白质序列知识库（the UniProt Knowledgebase，UniProtKB）。汇聚了蛋白质的主要信息，包括蛋白质功能、分类以及交叉引用。包括 Uniprot-KB/Swiss‑Prot 和 UniprotKB/TrEMBL 两部分。UniprotKB/Swiss‑Prot 建立于 1986 年，由 Swiss Institute of Bioinformatics 和 EBI 共同建立并维护。Swiss‑Prot 的记录是人工注释的记录，该部分注释信息来自于文献信息和在专家监督下进行计算机分析后得到的数据，有低冗余度的特点。UniprotKB/TrEMBL(Translation from EMBL)，由 EBI 建立并维护，是一个直接利用计算机程序获得的记录信息，该类信息尚未进行人工注释。UniprotKB 还提供与其他数据的广泛交叉引用，这样就使得 Uniprot-KB 数据库成了一个蛋白质分子生物学的情报中心
Uniparc	蛋白质序列档案库(the UniProt Archive，UniParc)。广泛存储全部可以公开得到的蛋白质序列数据，提供全面、无冗余的序列信息。包含很多不同公开来源的蛋白质序列，包括 Swiss‑prot、Tr‑EMBL、FlyBase，专利局等。通过非冗余性，给予序列的特异性，非同一物种的相同序列被认为是同一个蛋白质，每一条序列被分配一个特定的标识符。UniParc 记录了蛋白质序列的当前状态以及历史信息。一些标识符用来显示该记录在原来数据库中的状态。"active" 表示该记录在原数据库中依然存在，"obsolete" 表示该记录已经不存在了。记录中不含有注释信息，但此类注释信息可以在 UniProtKB 中找到
UniRef	蛋白质序列参考集(the UniProt Reference Clusters，UniRef)。紧密相关的信息被整合并记录到数据库的一条记录中。数据库包括 UniRef100，UniRef90 和 UniRef50 三个部分，分别包括了相似度为 100%，90% 和 50% 的序列的总和
UniMES	UniMES（the UniProt Metagenomic and Environmental Sequences，UniMES)数据库是一个宏基因组学和环境生物学的序列数据库。其中的数据可能是未知的，UniMES 提供了 UniRef 类似的聚类功能。

45.2.2　InterPro

InterPro（网址：http://www.ebi.ac.uk/interpro/scan.html）是一个包含关于蛋白质家族、域和作用位点信息的整合的数据资源（图 45 – 3）。

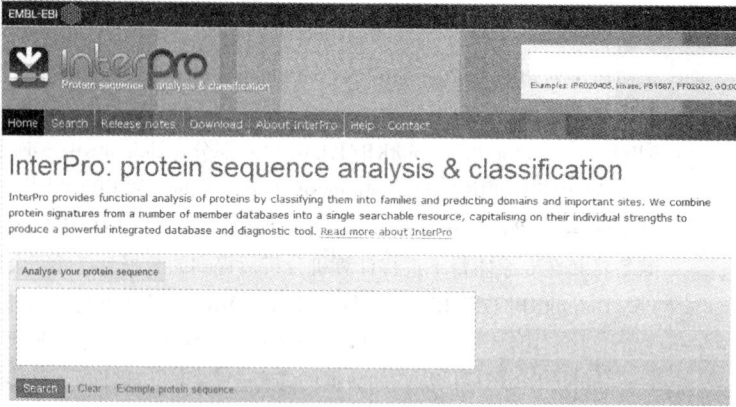

图 45 – 3　**InterPro** 首页

45. 2. 3　蛋白质信息资源库(**Protein Information Resource, PIR**)

PIR(网址: http://pir. georgetown. edu/PIR)是一个集成了关于蛋白质功能预测数据的公共资源的数据库(图 45 – 4),其目的是支持基因组、蛋白质组、系统生物学等研究。PIR 提供了在超家族、域和模体水平上的对蛋白的分类,同时还提供了蛋白的结构和功能信息,并给出了与其他数据库之间的相互参考。在 PIR 网站上还提供了常规的生物信息学工具,以方便用户进行数据发掘。PIR 除了接受研究人员自行提供的蛋白质序列外,还包括了从国际三大核酸序列数据库 GenBank、EMBL、DDBJ 中翻译过来的推导序列。尽管如此,PIR 也是一个全面的,经过注释的、非冗余的蛋白质序列数据库。PIR 中所有序列都经过了分类整理,绝大多数序列按照蛋白质家族进行了分类,50% 以上的还按蛋白质超家族进行了分类。目前 PIR 有 5 个主要数据库: UniProt(通用蛋白质资源库)、iProClass(蛋白质知识整合数据库)、PIRSF(蛋白质家族分类系统数据库)、iProLINK(蛋白质文献、信息和知识整合数据库)、PIR – NRE(非冗余的蛋白质参考资料数据库)。

45. 2. 4　PROSITE

PROSITE(网址: http://prosite. expasy. org/)数据库收集了生物学有显著意义的蛋白质位点和序列模式,并能根据这些位点和模式快速和可靠地鉴别一个未知功能的蛋白质序列应该属于哪一个蛋白质家族。有的情况下,某个蛋白质与已知功能蛋白质的整体序列相似性很低,但由于功能的需要保留了与功能密切相关的序列模式,这样就可能通过 PROSITE 的搜索找到隐含的

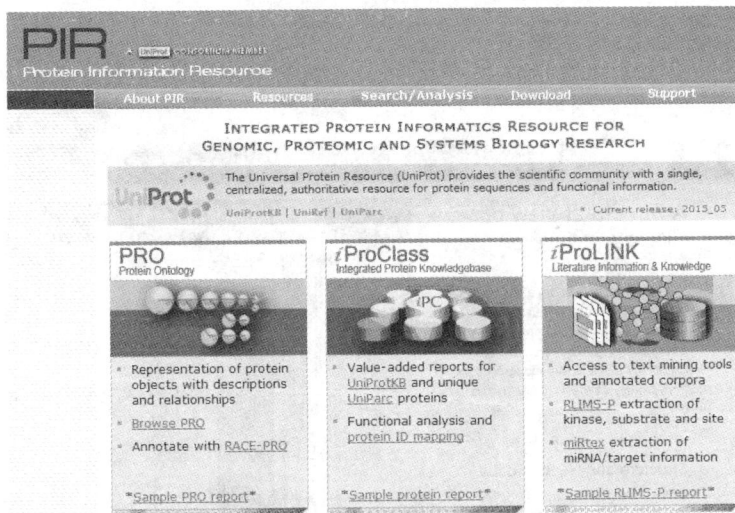

图 45 – 4　蛋白质信息资源库 PIR 首页

功能 motif。PROSITE 中涉及的序列模式包括酶的催化位点、配体结合位点、与金属离子结合的残基、与小分子或其他蛋白质结合的区域等；除了序列模式之外，PROSITE 还包括由多序列比对构建的 profile，能更敏感地发现序列与 profile 的相似性。

45.2.5　蛋白质数据仓库(Protein Data Bank , PDB)

PDB(网址：http://www.rcsb.org/pdb/)是国际上唯一的生物大分子结构数据档案库，由美国 Brookhaven 国家实验室建立(图 45 – 5)。PDB 收集的数据来源于 X 线晶体衍射和核磁共振(NMR)的数据经过整理和确认后存档而成。1998 年起，PDB 数据库的维护由结构生物信息学研究合作组织(the Research Collaboratory for Structural Bioinformatics, RCSB)负责。RCSB 的主服务器和世界各地的镜像服务器提供数据库的检索和下载服务以及关于 PDB 数据文件格式和其他文档的说明，PDB 数据还可以从发行的光盘获得。使用 Rasmol 等软件可以在计算机上按 PDB 文件显示生物大分子的三维结构。

45.2.6　蛋白质结构分类数据库(SCOP)

SCOP(网址：http://scop.mrc – lmb.cam.ac.uk/scop/)数据库详细描述了已知的蛋白质结构之间的关系。分类基于若干层次：家族，描述相近的进化关系；超家族，描述远源的进化关系；折叠子(fold)，描述空间几何结构的

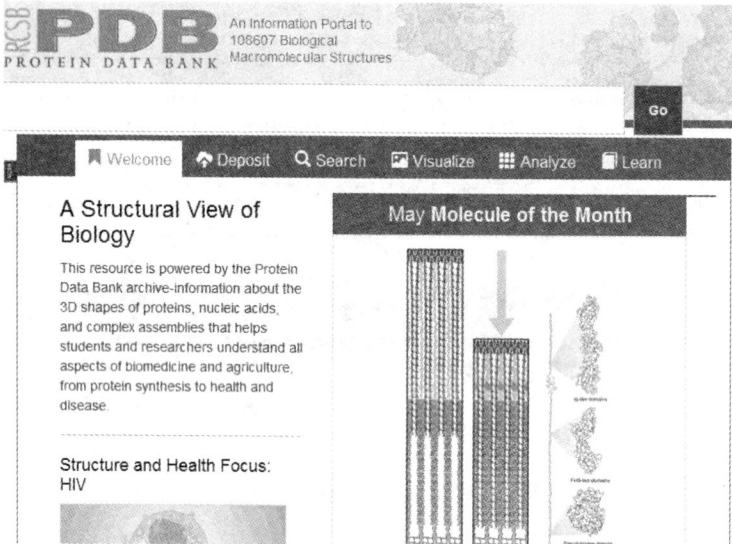

图 45 – 5　PDB 首页

关系；折叠类，所有折叠子被归于全 α、全 β、α/β、α + β 和多结构域等几个大类。SCOP 还提供一个非冗余的 ASTRAIL 序列库，这个库通常被用来评估各种序列比对算法。此外，SCOP 还提供一个 PDB – ISL 中介序列库，通过与这个库中序列的两两比对，可以找到与未知结构序列远缘的已知结构序列。

45.2.7　蛋白质直系同源簇数据库 (Clusters of Orthologous Groups of proteins, COGs)

COGs（网址：http://www. ncbi. nlm. nih. gov/COG/）是对细菌、藻类和真核生物的 21 个完整基因组的编码蛋白，根据系统进化关系分类构建而成（图45 – 6）。COG 库对于预测单个蛋白质的功能和整个新基因组中蛋白质的功能都很有用。利用 COGNITOR 程序，可以将查询蛋白质与所有 COGs 中的蛋白质进行比对，并把它归入适当的 COG 簇。COG 库提供了对 COG 分类数据的检索和查询，基于 Web 的 COGNITOR 服务，系统进化模式的查询服务等。

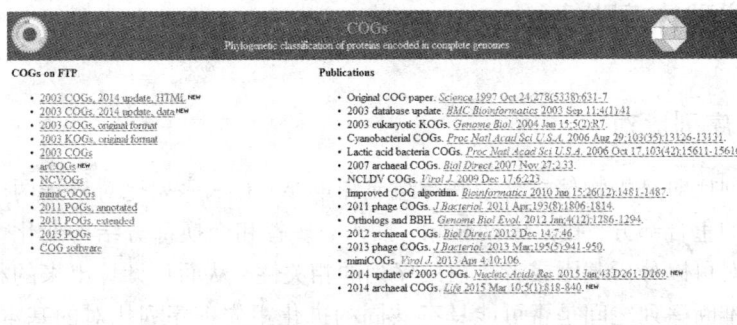

图 45 - 6　COGs 首页

（熊德慧）

参考文献

[1] 乔纳森··佩夫斯纳(孙之荣主译). 生物信息学与功能基因组学. 北京: 化学工业出版社, 2006.

[2] Benson DA, Cavanaugh M, Clark K, et al. GenBank [J]. Nucleic Acids Res. 2013, 41: D36 - D42.

46　核酸序列分析

46.1　序列比对

　　序列比对是生物信息学的基本组成和重要基础，序列比对根据两个或多个序列的重合部分，找出序列删除、插入、缺省和交换部分结构变化。通过序列比对可以分析基因或者蛋白质序列的相关性，从而从计算出来的相似性进一步推断序列之间是否可能具有共同的进化祖先。序列比对的基本思想：基于生物学中序列决定结构，结构决定功能的普遍规律，将核酸序列和蛋白质一级结构上的序列都看成由基本字符组成的字符串，检测序列之间的相似性，发现生物序列中的功能、结构和进化的信息。序列比对的理论基础是进化学说，如果两个序列之间具有足够的相似性，就推测二者可能有共同的进化祖先。序列相似和序列同源是不一样的，序列之间的相似程度是可以量化的参数，而序列是否同源需要有进化事实的验证。一般的序列比对主要是针对序列一级结构上的比较。根据序列比较目的的不同，可以将序列比对分为全局比对(Global Alignment)和局部比对(Local Alignment)。简而言之，全局比对是将序列的全部进行比较，局部比对只考虑序列某些区域的相似性。一般而言，从生物学意义和应用的角度而言，局部比对比全局比对更有实际意义。

46.1.1　基于双序列比对的数据库搜索

　　BLAST (Basic Local Alignment Search Tool, BLAST) 和 FASTA 程序是目前最常用的基于局部相似性比对的数据库搜索程序，它们都基于查找完全匹配的短小序列片段，并将它们延伸得到较长的相似性匹配(表 46－1)。

表 46－1　最常用的基于局部相似性的数据库搜索程序 BLAST 和 FASTA

搜索程序	简介	网址
BLAST	基于局部比对的搜索工具	http: /blast. ncbi. nlm. nih. gov/Blast. cgi
FASTA	FASTA 程序是第一个广泛使用的数据库相似性搜索程序	http://fasta. bioch. virginia. edu/fasta www2/fasta_list2. shtml

　　BLAST 家族包含的成员很多，提供各种不同需要的比对分析，blastn、blastp、blastx、tblastn、tblastx 是最常用的 5 个成员(表 46－2)。

表 46 – 2 BLAST 家族常用工具

数据库	查询序列	查询数据库	搜索方法
blastn	核酸	核酸	用查询序列逐一搜索核酸数据库中的序列
blastp	蛋白质	蛋白质	用查询序列逐一搜索蛋白质数据库中的序列
blastx	核酸	蛋白质	核酸序列翻译成蛋白质序列后逐一搜索蛋白质数据库中的序列
tblastn	蛋白质	核酸	将查询蛋白质逐一搜索核酸数据库中的核酸序列翻译后的蛋白质序列序列
tblastx	核酸	核酸	核酸序列翻译成蛋白质序列后逐一搜索核酸数据库中核酸序列翻译后的蛋白质的序列

46.1.2   基于双序列比对的数据库搜索实例

以小鼠 P53 序列为例(GenBank 序列接受号: AB021961)为例, 说明如何通过 NCBI 提供的 BLAST 程序在线搜索该序列的同源序列。

(1)获取小鼠 P53 序列。

(2)登录 NCBI 的 BLAST 程序界面(网址: http://blast. ncbi. nlm. nih. gov/Blast. cgi), 并选择搜索程序 nucleotide blast(图 46 – 1)。

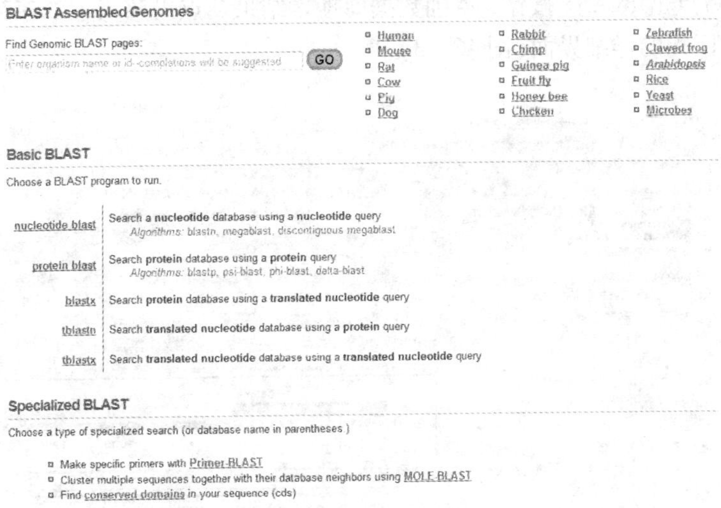

图 46 – 1   NCBI 的 BLAST 程序界面

（3）输入 P53 序列或序列接受号，并选择搜索数据库（图 46 - 2）。

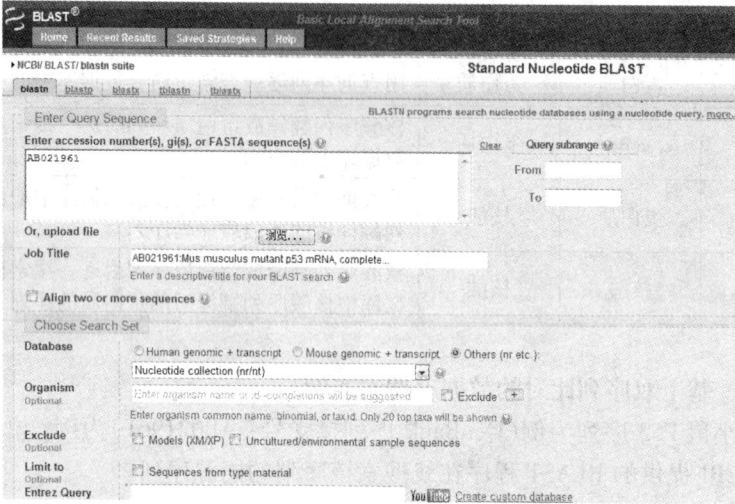

图 46 - 2　输入 BLAST 查询序列、选择数据库

（4）其他参数使用默认参数。

（5）点击 BLAST 按钮，得到数据库搜索结果。点击感兴趣的序列可以得到序列匹配的详细界面（图 46 - 3）。

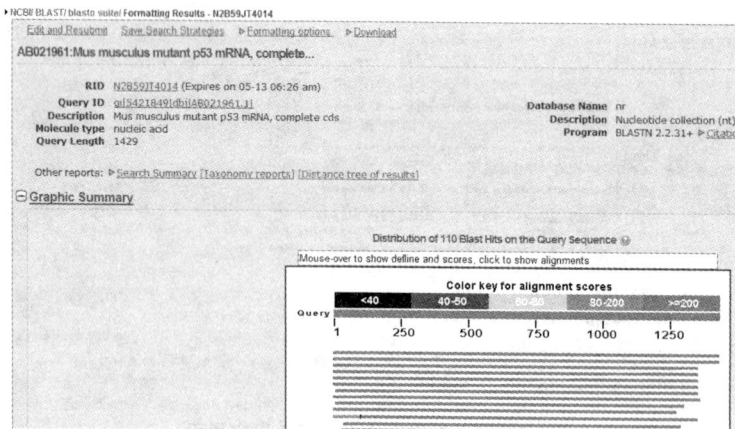

图 46 - 3　BLAST 查询结果

(6)解读 BLAST 数据库搜索结果(图46-4)。可从如下几个方面来评价一个 BLAST 搜索结果：

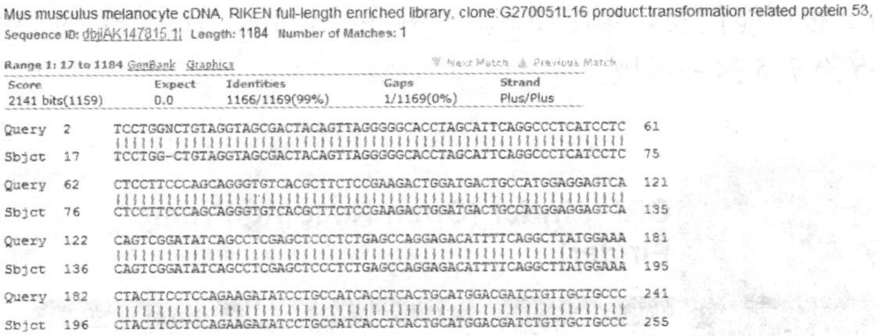

Mus musculus melanocyte cDNA, RIKEN full-length enriched library, clone G270051L16 product:transformation related protein 53,
Sequence ID: dbj|AK147815.1| Length: 1184 Number of Matches: 1

Range 1: 17 to 1184 GenBank Graphics ▼ Next Match ▲ Previous Match

Score	Expect	Identities	Gaps	Strand
2141 bits(1159)	0.0	1166/1169(99%)	1/1169(0%)	Plus/Plus

```
Query  2    TCCTGGNCTGTAGGTAGCGACTACAGTTAGGGGGCACCTAGCATTCAGGCCCTCATCCTC  61
            ||||||| |||||||||||||||||||||||||||||||||||||||||||||||||||||
Sbjct  17   TCCTGG-CTGTAGGTAGCGACTACAGTTAGGGGGCACCTAGCATTCAGGCCCTCATCCTC  75

Query  62   CTCCTTCCCAGCAGGGTGTCACGCTTCTCCGAAGACTGGATGACTGCCATGGAGGAGTCA  121
            ||||||||||||||||||||||||||||||||||||||||||||||||||||||||||||
Sbjct  76   CTCCTTCCCAGCAGGGTGTCACGCTTCTCCGAAGACTGGATGACTGCCATGGAGGAGTCA  135

Query  122  CAGTCGGATATCAGCCTCGAGCTCCCTCTGAGCCAGGAGACATTTTCAGGCTTATGGAAA  181
            ||||||||||||||||||||||||||||||||||||||||||||||||||||||||||||
Sbjct  136  CAGTCGGATATCAGCCTCGAGCTCCCTCTGAGCCAGGAGACATTTTCAGGCTTATGGAAA  195

Query  182  CTACTTCCTCCAGAAGATATCCTGCCATCACTGCCATGGACGATCTGTTGCTGCCC  241
            |||||||||||||||||||||||||||||||||||||||||||||||||||||||||
Sbjct  196  CTACTTCCTCCAGAAGATATCCTGCCATCACTGCCATGGACGATCTGTTGCTGCCC  255
```

图46-4 BLAST 查询结果输出的一个例子

E 值(Expect)：表示随机匹配的可能性，即序列之间相似性偶然发生的概率，E 值越大，随机匹配的可能性越大。E 值接近零或为零时，意味着序列的相似性偶然发生的概率很小。

一致性(Identities)：匹配上的碱基数占查询到的序列长度的百分数。如图中显示，比对到的序列长度为1169，Identitie 值为1166/1169(99%)，匹配到1166bp。

空位(Gaps)：插入或缺失。用"—"表示。

NCBI 服务器上的 BLAST 服务具有操作方便，数据库更新同步等优点，适合处理少量数据。当进行大规模 BLAST 时，可将 BLAST 软件包安装到本地计算机，可以定义自己的数据库，可较大的提高同源分析的准确性和一致性。

46.2 开放阅读框分析

开放阅读框(Open Reading Frame, ORF)是 DNA 上的一段碱基序列，包括从5′端翻译起始密码子(ATG)到3′端终止密码子(TAA、TAG、TGA)的编码蛋白质的碱基序列。每个 ORF 对应一个可能的蛋白质编码区域。当一个新基因被识别，其 DNA 序列被解读，人们仍旧无法搞清相应的蛋白序列是什，因为在没有其他信息的前提下，DNA 序列可能按六种框架阅读和翻译(每条链三种，对应三种不同的起始位点)。在 6 个可能的开放读码框中，通常选择中间没有被终止密码子隔开的最大的读码框作为准确的预测结果。目前，有很多寻找 ORF 的软件，如：ORF Finding、GENSCAN、Gene Mark 等。

以 H - CFL 为例，利用 NCBI 的 ORF Finder 工具预测（图 46 - 5）。这些工具使用的预测方法、针对的物种范围和最终的结果各有不同（表 46 - 3）。由于六框翻译结果中通常只有一条是可读框，随机发现很长的 ORF 很难，因此，长的 ORF 很可能代表着存在 CDS。由图 46 - 6 可知，H - CFL 的 CDS 区可能位于 235 至 735 这一区域。

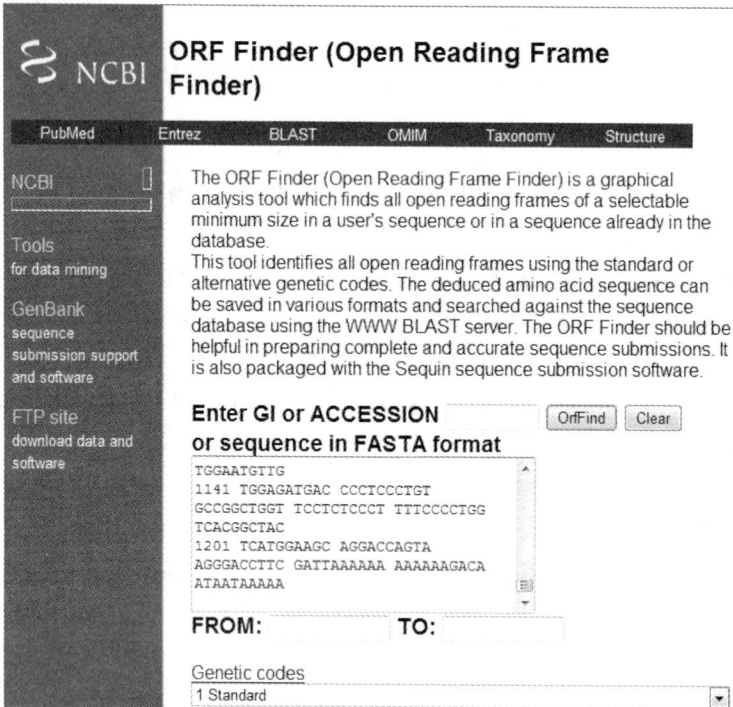

图 46 - 5   NCBI ORF Finder 操作界面

表 46 - 3   ORF 识别常用工具

名称	适应范围	开发者	网址
ORF Finder	通用	NCBI	http://www. ncbi. nlm. nih. gov/projects/gorf/
Gene Mark	通用	GIT	http://topaz. gatech. edu/GeneMark/
GENSCAN	脊椎动物、拟南芥、玉米	MIT	http://genes. mit. edu/GENSCAN. html

名称	适应范围	开发者	网址
Gene Finder	人、小鼠、拟南芥、酵母	Zhang's Lab	http://rulai. cshl. edu/tools/genefinder/
GlimmerM	原核生物	Maryland	http://www. cbcb. umd. edu/software/glimmerm/
NEBcutter	通用	NEB	http://nc2. neb. com/NEBcutter2/
Lasergene (Editseq)	通用	DNAStar	http://www. dnastar. com/

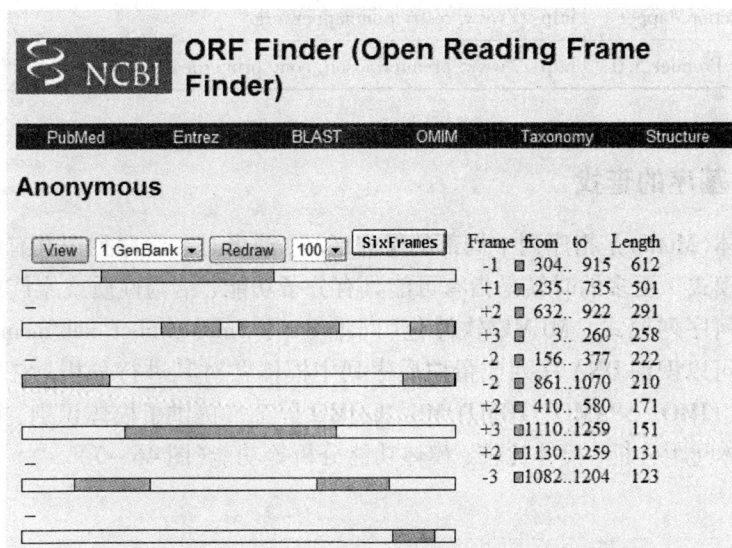

图 46 – 6　NCBI ORF Finder 六框翻译结果

46.3　限制性核酸内切酶酶切位点分析

限制性核酸内切酶是一类能识别双链 DNA 中特定碱基顺序的核酸水解酶(水解磷酸二酯键)。根据酶的识别切割特性、催化条件及是否具有修饰酶活性,可分为Ⅰ、Ⅱ、Ⅲ型三大类。Ⅱ型酶就是通常所指的 DNA 限制性核酸内切酶。Ⅱ型酶分子质量小,仅需 Mg^{2+} 作为催化反应的辅助因子,能在 DNA 分子内部的特异位点识别并切割双链 DNA。Ⅱ型酶的识别顺序一般为

4~6 bp 的回文序列,且富含 GC。目前,许多网站提供了在线的限制性核酸内切酶酶切位点分析工具及服务(表 46-4)。

表 46-4 常用限制性核酸内切酶酶切位点分析工具/网站

工具	网址
NEBcutter	http://nc2. neb. com/NEBcutter2/
Vector NTI	http://register. informaxinc. com/solutions/vectornti/index. html
Bioedit	http://www. mbio. ncsu. edu/BioEdit/bioedit. html
DNAMAN	http://www. lynnon. com/
RestrictionMapper	http://www. restrictionmapper. org/
Primer Premier 5. 0	http://www. premierbiosoft. com/primerdesign/

46.4　基序的查找

模体(Motif)是指序列中局部的保守区域,或者是一组序列中共有的一小段序列模式。更多的时候是指有可能具有分子功能、结构性质或家族成员相关的任何序列模式。MEME 软件包(网址 http://meme. nbcr. net/meme/,图 46-7)可以识别 DNA 序列或蛋白质序列中模体并对其进行分析,它包含的 MEME、FIMO、SPAMO、TOMTOMG、GOMO 等工具提供了模体识别、模体搜索、模体间距分析、模体比较、模体功能分析等功能(图 46-7)。

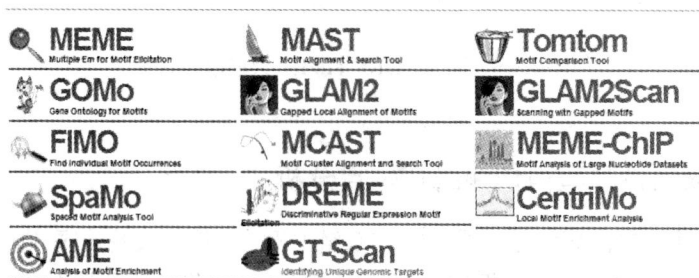

图 46-7　MEME 提供的各种模体识别和分析工具

46.5 外显子、内含子剪切位点分析

真核生物的基因组比较庞大。例如，人类单倍体基因组由 3.2×10^9 bp 组成，按 1000 个碱基编码一种蛋白质计算，理论上约有 300 万个基因。但实际上，人类细胞中含有的基因总数大约为 3 万个。这就说明在人类细胞基因组中有许多 DNA 序列并不转录成 mRNA 指导蛋白质的合成。真核生物大部分结构基因是断裂基因。一个断裂基因含有若干段编码序列，这些可以编码的序列称为外显子(exon)。在两个外显子之间被一段不编码的间隔序列隔开，这些间隔序列称为内含子(intron)。断裂基因被转录成前体 mRNA，经过剪切过程，切除非编码序列即内含子，再将编码序列即外显子连接形成成熟的 mRNA，并翻译成蛋白质。对大多数真核生物而言，只有外显子才携带有编码蛋白质的信息(图 46 - 8)。因此，从基因组入手识别基因的任务就是从 DNA 序列中找出起始密码子、终止密码子和剪切位点，从而将所有外显子拼接成一个完整的编码基因。对内含子/外显子剪切位点进行预测是基于 RNA 剪切的保守型序列"GU - AG"规则，并结合 ORF 等数据就可以对某个基因的成熟 mRNA 进行预测。

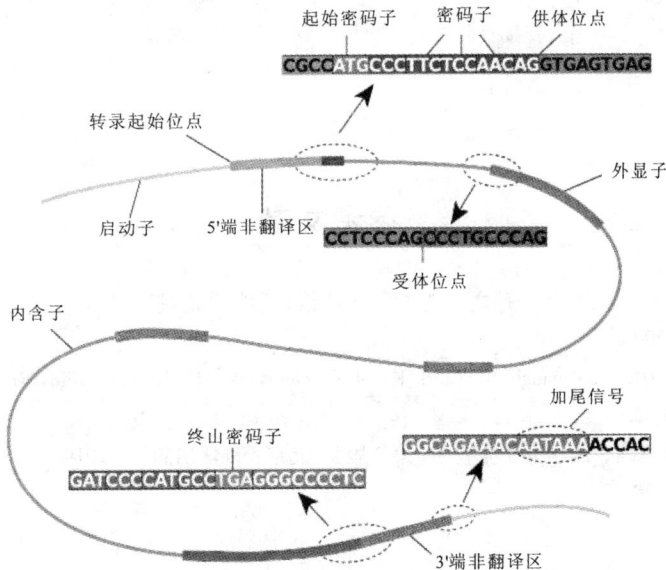

图 46 - 8 真核生物结构基因示意图

基因组核苷酸序列的内含子/外显子剪切位点的预测可以使用 NetGene2 和 Splice View 等工具预测;而 mRNA 或 cDNA 可以使用 Spidy,SIM4,BLAT 等序列比对工具,从相应的基因组序列推断基因结构(表 46 - 5)。

表 46 - 5　常用内含子/外显子剪切位点识别工具

名称	适应范围	开发者	网址
GENSCAN	脊椎动物、拟南芥、玉米	MIT	http://genes. mit. edu/GENSCAN. html
NetGene2	人、线虫、拟南芥	CBS	http://www. cbs. dtu. dk/services/NetGene2/
GenomeScan	脊椎动物、拟南芥、玉米	MIT	http://genes. mit. edu/genomescan. html
Spidey	脊椎动物、果蝇、线虫、玉米	NCBI	http://www. ncbi. nlm. nih. gov/IEB/Research/Ostell/Spidey/
GeneSeqer	通用	ISU	http://deepc2. psi. iastate. edu/cgi - bin/gs. cgi

(熊德慧)

参考文献

[1] 乔纳森·佩夫斯纳(孙之荣主译). 生物信息学与功能基因组学. 北京:化学工业出版社,2006.

[2] Benson DA, Cavanaugh M, Clark K, et al. GenBank [J]. Nucleic Acids Res. 2013, 41: D36 - D42.

[3] 胡维新主编. 医学分子生物学(第 2 版). 北京:科学出版社,2014.

47　蛋白质序列分析

　　获得一个基因序列后，需要对其进行生物信息学分析，从中尽量发掘信息，从而指导进一步的实验研究。通过蛋白质理化性质分析、疏水性分析、跨膜区预测、信号肽预测、亚细胞定位预测、抗原性位点预测等可以对基因编码蛋白的性质作出初步判断和预测。如，通过疏水性分析和跨膜区预测可以预测某个蛋白质是否为膜蛋白。对蛋白质序列进行分析对确定实验研究方向有重要的参考意义。

47.1　蛋白质的理化性质分析

　　目前大部分蛋白质序列是通过 DNA 人工翻译而来，因而许多实验证据很难直接获取，对蛋白质序列进行生物信息学分析可以从蛋白质序列出发，对蛋白质的氨基酸组成、分子质量、等电点、疏水性、亲水性、极性、电荷分布等基本理化特性进行预测。目前，有很多计算分析蛋白质序列理化性质的工具，且大多提供网络服务或者允许自由下载安装（表 47 - 1），如 Prot-Param、Compute pI/Mw、ANTHEPROT、DNAMAN、BioEdit 等。这些工具往往可以计算多种理化性质。

　　ExPASy（网址：http://www. expasy. org/）是由瑞士生物信息研究所（Swiss Institute of Bioinformatics，SIB）维护的蛋白质分析平台，侧重于蛋白质序列、结构及 2 - D 电泳数据的分析。它整合了多种蛋白质数据资源和分析工具。ProtParam 是 ExPASy 提供的计算氨基酸理化参数的常用在线工具（网址：http://web. expasy. org/protparam/，图 47 - 1），它提供的理化性质参数主要包括：氨基酸残基数（number of amino acids）、分子质量（molecular weight）、理论等电点（theoretical pI）、氨基酸组成（amino acid composition）、负电荷氨基酸残基总数（total number of negatively charged residues）、正电荷氨基酸残基总数（total number of positively charged residues）、原子组成（atomic composition）、分子式（formula）、总原子数（total number of atoms）、消光系数（extinction cofficients）、半衰期（estimated half - life）、不稳定系数（instability index）、脂肪系数（aliphatic index）、总平均疏水性（grand average of hydropathicity，GRAVY）。

表 47 – 1　常用蛋白质的理化性质分析工具

工具	使用方式	网址
ProtParam	Web	http://web. expasy. org/protparam/
ComputePi/MV	Web	http://www. expasy. org/tool
FASTA	Web	http://fasta. bioch. virginia. edu/fasta _ www2/fasta _ list2. shtml

以小鼠 P53 蛋白质为例，从 NCBI 网站获取其蛋白质序列（http://www. ncbi. nlm. nih. gov/protein/5421850），并粘贴至 ProtParam 指定对话框中（图 47 – 1），单击 Compute parameters 按钮提交查询序列，得到预测的理化性质分析结果（图 47 – 2）。

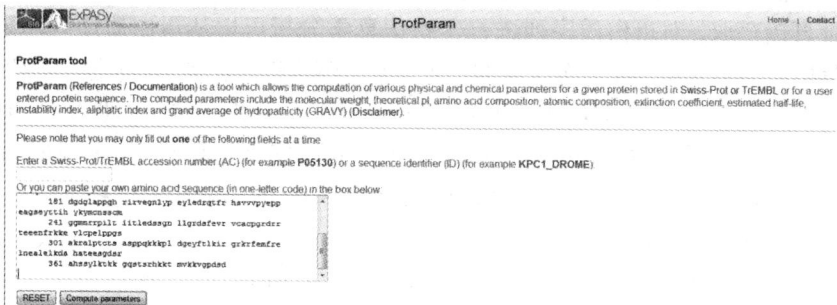

图 47 – 1　ProtParam 访问界面

47.2　蛋白质的疏水性分析

疏水性氨基酸（hydrophobic amino acid）为侧链具有高疏水性的氨基酸的总称，疏水性氨基酸有蛋氨酸、色氨酸、苯丙氨酸、缬氨酸、亮氨酸等。氨基酸侧链的疏水性，是从各氨基酸的疏水性减去甘氨酸疏水性之值来表示（C. Tanford）。疏水性氨基酸在蛋白质内部，由于其疏水的相互作用，在保持蛋白质的三级结构的形成和稳定中上起重要作用，此外，在酶和基质、抗体和抗原间的相互作用等各种非共价键的分子结合方面，也具有重要作用。例如，在抗体的与抗原结合的部位上有很多疏水性氨基酸，它参与与半抗原的结合。Expasy 的 protscale 工具可用于蛋白质的疏水性预测（网址：http://web. expasy. org/protscale/，图 47 – 3、图 47 – 4）。

Number of amino acids: 390

Molecular weight: 43501.4

Theoretical pI: 7.14

Amino acid composition: [CSV format]
Ala (A)   24   6.2%
Arg (R)   25   6.4%
Asn (N)   8   2.1%
Asp (D)   17   4.4%

Total number of negatively charged residues (Asp + Glu): 49
Total number of positively charged residues (Arg + Lys): 49

Atomic composition:

Carbon   C   1908
Hydrogen   H   3004
Nitrogen   N   536
Oxygen   O   582
Sulfur   S   23

Formula: $C_{1908}H_{3004}N_{536}O_{582}S_{23}$
Total number of atoms: 6053

Extinction coefficients:

Extinction coefficients are in units of $M^{-1} cm^{-1}$, at 280 nm measured in water.

Ext. coefficient   35130
Abs 0.1% (=1 g/l)   0.808, assuming all pairs of Cys residues form cystines

Ext. coefficient   34380
Abs 0.1% (=1 g/l)   0.790, assuming all Cys residues are reduced

Estimated half-life:

The N-terminal of the sequence considered is M (Met).

The estimated half-life is: 30 hours (mammalian reticulocytes, in vitro).
                           >20 hours (yeast, in vivo).
                           >10 hours (Escherichia coli, in vivo).

Instability index:
The instability index (II) is computed to be 70.94
This classifies the protein as unstable.

Aliphatic index: 64.03

Grand average of hydropathicity (GRAVY): -0.613

图 47 – 2   ProtParam 分析蛋白质序列理化性质部分结果图

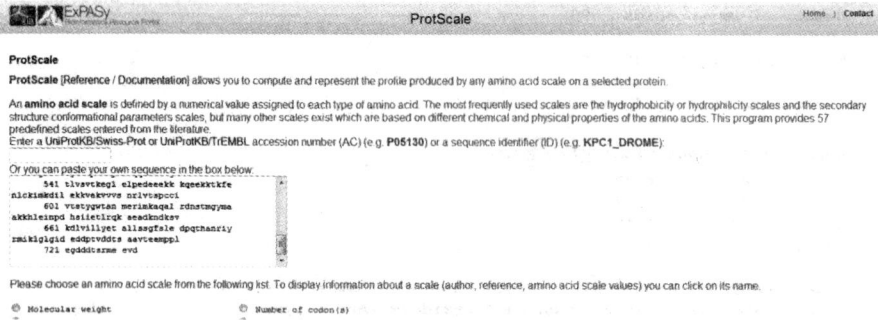

图 47 - 3   protscale 在线操作界面

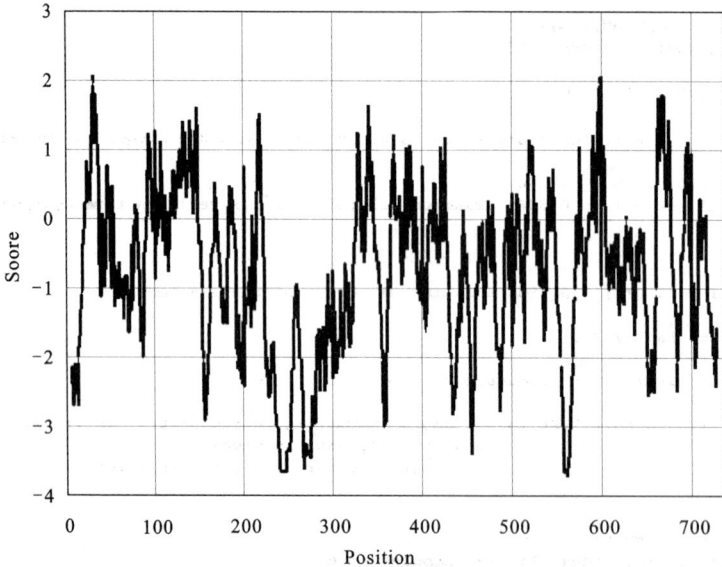

图 47 - 4   用 protscale 分析东方田鼠 HSP90α 疏水性

47.3   蛋白质的跨膜结构分析

跨膜蛋白是由双层脂类组成的生物膜结构，是细胞的基本构成单元。然而，生物膜的大部分功能是由镶嵌在生物膜中的蛋白质来完成的，膜蛋白决定了生物膜的功能特性，因此，不同类型的生物膜，其蛋白构成比例有很大的差别。由于膜蛋白不溶于水，分离纯化困难，不容易生长晶体，很难确定其结构。因此，对膜蛋白的跨膜螺旋进行预测是生物信息学的重要应用。TMHMM 软件(http://www.cbs.dtu.dk/services/TMHMM/)可对蛋白进行跨膜预测。TMHMM 综合了跨膜区疏水性、螺旋长度和膜蛋白拓扑学限制等性质，采用隐马氏模型(Hidden Markov Models)，对跨膜区及膜内外区进行整体的预测。TMHMM 是目前最好的跨膜区预测的软件，它尤其长于区分可溶性蛋白和膜蛋白，因此首选它来判断一个蛋白质是否为膜蛋白。所有跨膜区预测软件的准确性都不超过 52%，但 86% 的跨膜区可以通过不同的软件进行正确预测。因此，需要综合分析不同的软件预测结果和疏水性分析结果，以提高预测的准确度。蛋白质含有跨膜区提示它可能作为膜受体起作用，也可能是定位在膜上的锚定蛋白或离子通道蛋白。

表 47 - 2　常用蛋白质跨膜结构域分析工具网址

工具	使用方式	网址
TMHMM	Web	http://www.cbs.dtu.dk/services/TMHMM/
ProtScale	Web	http://web.expasy.org/protscale/
TMpred	Web	http://www.ch.embnet.org/software/TMPRED_form.html
DAS - TMfilter server	Web	http://mendel.imp.ac.at/sat/DAS/DAS.html
MINNOU	Web	http://minnou.cchmc.org/
PRED - TMR	Web	http://athina.biol.uoa.gr/PRED - TMR/input.html
TMMOD	Web	http://liao.cis.udel.edu/website/servers/TMMOD/scripts/frame.php? p = submit

　　以斑马鱼 CD81 蛋白(GenBank 登录号：AAG37840)为例，预测其跨膜螺旋结构(图 47 - 5)。

　　由图 47 - 6 可知，斑马鱼 CD81 可能存在 4 个跨膜结构区，可能是 1 个四次跨膜蛋白。

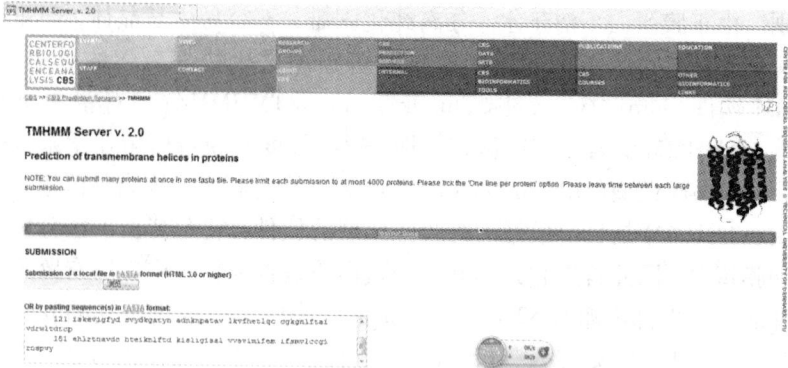

图 47 - 5   TMHMM Server v2.0 在线操作界面

TMHMM result

HELP with output formats

```
# WEBSEQUENCE Length: 236
# WEBSEQUENCE Number of predicted TMHs:  4
# WEBSEQUENCE Exp number of AAs in TMHs: 91.07579
# WEBSEQUENCE Exp number, first 60 AAs: 24.68636
# WEBSEQUENCE Total prob of N-in:        0.58324
# WEBSEQUENCE POSSIBLE N-term signal sequence
WEBSEQUENCE    TMHMM2.0    inside      1     15
WEBSEQUENCE    TMHMM2.0    TMhelix     16    38
WEBSEQUENCE    TMHMM2.0    outside     39    57
WEBSEQUENCE    TMHMM2.0    TMhelix     58    80
WEBSEQUENCE    TMHMM2.0    inside      81    92
WEBSEQUENCE    TMHMM2.0    TMhelix     93    115
WEBSEQUENCE    TMHMM2.0    outside     116   203
WEBSEQUENCE    TMHMM2.0    TMhelix     204   226
WEBSEQUENCE    TMHMM2.0    inside      227   236
```

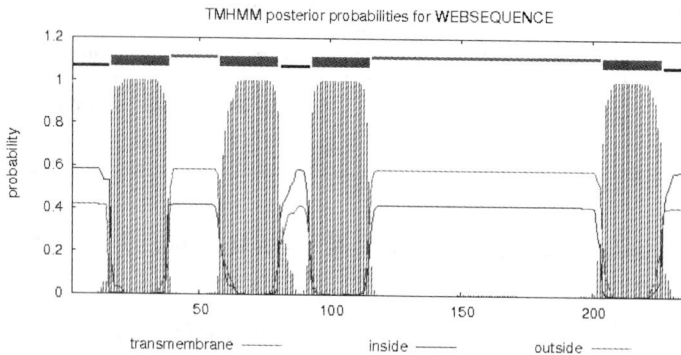

图 47 - 6   用 TMHMM Server v2.0 分析斑马鱼 CD81 跨膜结构

47.4 信号肽的预测和识别

信号肽假说认为,编码分泌蛋白的 mRNA 在翻译时首先合成的是 N 末端带有疏水氨基酸残基的信号肽,它被内质网膜上的受体识别并与之相结合。信号肽经由膜中蛋白质形成的孔道到达内质网内腔,随即被位于腔表面的信号肽酶水解,由于它的引导,新生的多肽就能够通过内质网膜进入腔内,最终被分泌到胞外。翻译结束后,核糖体亚基解聚、孔道消失,内质网膜又恢复原先的脂双层结构。信号肽位于分泌蛋白的 N 端,一般由 15 ~ 30 个氨基酸组成。包括一个正电荷区域、一个疏水性区域和不带电荷但具有极性的区域。SignalP 软件可以对蛋白质的信号肽进行预测(网址:http://www.cbs.dtu.dk/services/SignalP/)。该软件根据信号肽序列特征,采用神经网络方法,对信号肽位置及切割位点进行预测。信号肽切割位点预测用 max. C 来判断,对是否分泌蛋白用 mean S 来判断:如果 mean S – score 大于 0.5,则预测为分泌蛋白,存在信号肽。

利用 SignalP-4.1 对东方肉座菌 EU7-22 木聚糖酶系蛋白质(GenBank 登录号:JQ238610)编码蛋白进行信号肽分析(图 47 – 7),分析结果表明该蛋白质 N 末端前 1 – 19 个氨基酸(MVSFTSLLAGVAAISGVLA)可能为信号肽序列,切割位点位于第 19 与 20 号氨基酸之间(图 47 – 8)。

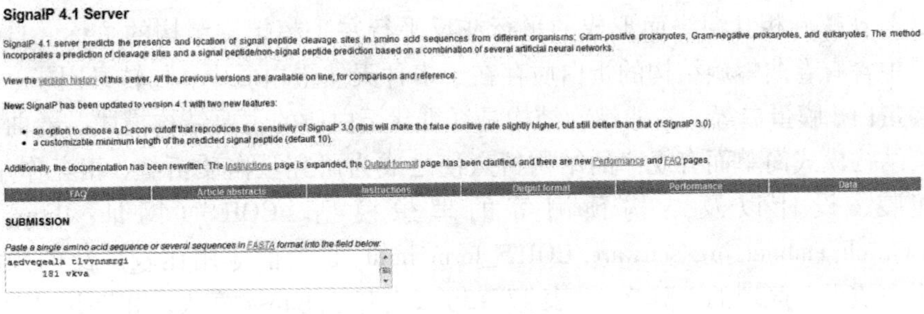

图 47 – 7 SignalP4.1 在线操作界面

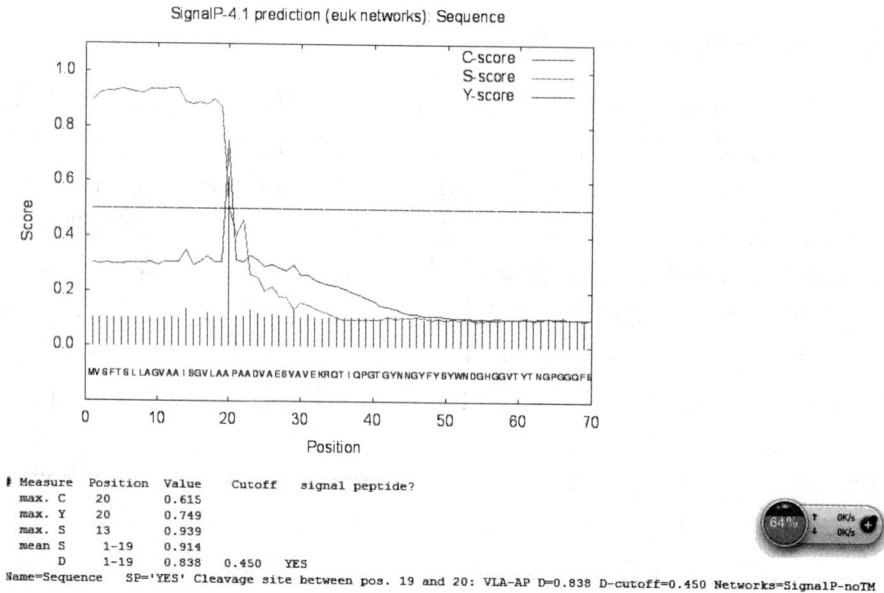

图 47－8　用 SignalP4.1 分析东方肉座菌 EU7－22 内切木聚糖酶 I 信号肽

47.5　蛋白质的卷曲螺旋预测

卷曲螺旋(coiled coil)是存在于多种天然蛋白质中的一类由两股或两股以上 α 螺旋相互缠绕而形成的平行或反平行左手超螺旋结构的总称。自然界中含有卷曲螺旋结构的蛋白质存在于多种天然蛋白质中，如转录因子、结构蛋白、膜蛋白等。卷曲螺旋结构是纤维状蛋白质的主要结构模式。卷曲螺旋结构模式简单而有规律的结构特点使之成为研究蛋白质折叠、相互作用、组装、设计以及结构预测等的理想模型。COILS（网址：http://www. ch. embnet. org/software/COILS_form. html）是目前应用比较广泛的预测蛋白质卷曲区域的工具之一（表 47－3）。它基于 Lupsa 算法，由 Swiss EMB-Net 维护。该方法将查询序列与已知的平行双链卷曲螺旋数据库进行比较，得到相似性得分，并据此算出序列形成卷曲螺旋的概率（图 47－9，图 47－10）。

表47-3　常用蛋白质的卷曲螺旋预测工具

工具	使用方式	网址
COILS	Web	http://www. ch. embnet. org/software/COILS_form. html
paircoil2	Web	http://groups. csail. mit. edu/cb/paircoil2/paircoil2. html
Socket	Web	www. lifesci. sussex. ac. uk/research/woolfson/html/coiledcoils/socket/server. html
2zip – Server	Web	http://2zip. molgen. mpg. de/index. html
TRESPASSER	Web	http://comp. chem. nottingham. ac. uk/cgi – bin/trespasser/trespasser. cgi

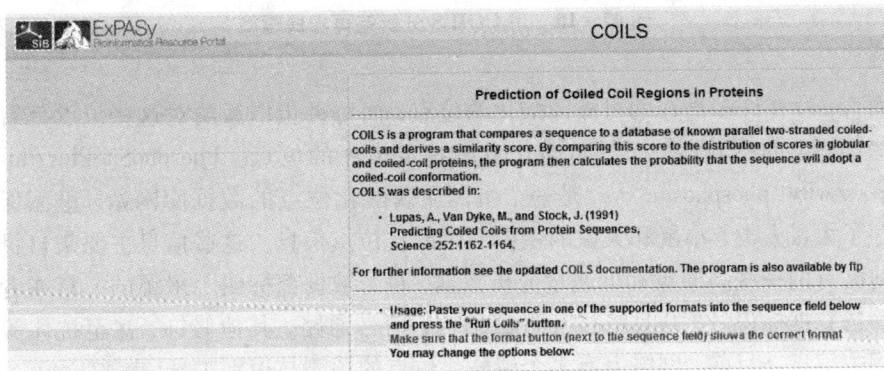

图47-9　COILS在线操作界面

47.6　磷酸化位点的预测与识别

　　磷酸化是蛋白质重要的翻译后修饰，对蛋白质的功能、结构上起重要作用。磷酸化位点的识别是计算生物学的重要内容，磷酸化位点附近存在保守残基片段，而这种保守性与激酶类型相关。蛋白质磷酸化和去磷酸化过程是生物体内普遍存在的信息传导方式，几乎涉及所有的生理及病理过程。真核蛋白质约30% ~50%要经历磷酸化过程，而脊椎动物基因组中有5%的基因编码蛋白激酶或磷酸酯酶，激酶的失活会导致一系列的疾病。磷酸化位点的预测与识别对疾病的相关研究以及药物设计等方面有很大帮助。对一个蛋白

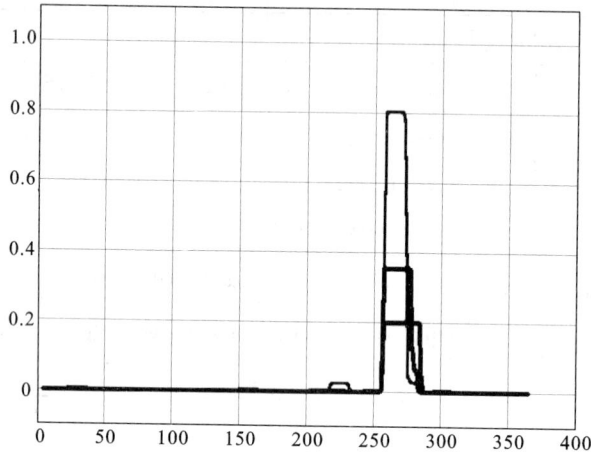

图 47 - 10　用 COILS 分析芜菁卷曲螺旋

而言，存在许多潜在的可被磷酸化的位点，而每种蛋白激酶对这些位点都有些选择上的特异性，即只磷酸化具有特定模序的位点。PhosphoSitePlus（http：∥www. phosphosite. org）是一个蛋白质磷酸化位点的数据库网站，里面保存了大量人类，小鼠和大鼠的蛋白质磷酸化位点信息。这些信息主要来自目前已有的一些高通量和低通量分析数据，每个数据都标明了来源的文章或者筛选数据标识号，并且链接有蛋白结构，信号通路，其他修饰，甚至抗体等相关信息。目前，网络上有多个磷酸化位点的预测与识别工具（表 47 - 4）。

表 47 - 4　磷酸化位点的预测与识别常用网站

工具	使用方式	网址
KinasePhos	Web	http：∥kinasephos. mbc. nctu. edu. tw
PhosphoSitePlus	Web	http：∥www. phosphosite. org/
pkaPS	Web	http：∥mendel. imp. ac. at/sat/pkaPS
NetPhos	Web	http∥www. cbs. dtu. dk/service/NetPhos
GPS	Web	http：∥gps. biocuckoo. org/

（熊德慧）

参考文献

［1］孙之荣主译．生物信息学与功能基因组学．见：乔纳森··佩夫斯纳，北京：化学工业出版社，2006.

［2］胡维新．医学分子生物学(第 2 版)．北京：科学出版社，2014.

图书在版编目(CIP)数据

分子生物学实验指导/刘静主编.
—长沙:中南大学出版社,2015.10
ISBN 978 – 7 – 5487 – 1961 – 8

Ⅰ.分...　Ⅱ.刘...　Ⅲ.分子生物学 – 实验　Ⅳ.Q7 – 33

中国版本图书馆 CIP 数据核字(2015)第 237768 号

分子生物学实验指导

刘　静　主编

□**责任编辑**　谢新元
□**责任印制**　易红卫
□**出版发行**　中南大学出版社
　　　　　　　社址:长沙市麓山南路　　　邮编:410083
　　　　　　　发行科电话:0731-88876770　传真:0731-88710482
□**印　　装**　湖南地图制印有限责任公司

□**开　　本**　730×960　1/16　□**印张** 18.5　□**字数** 330 千字
□**版　　次**　2015 年 10 月第 1 版　　□**印次**　2015 年 10 月第 1 次印刷
□**书　　号**　ISBN 978 – 7 – 5487 – 1961 – 8
□**定　　价**　35.00 元